机器人结直肠手术学

Robotic Approaches to Colorectal Surgery

原　著　［美］Howard Ross

　　　　　Sang W. Lee

　　　　　Bradley J. Champagne

　　　　　Alessio Pigazzi

　　　　　David E. Rivadeneira

主　译　党诚学　袁达伟

译　者　（按姓氏笔画排序）

　　　　　王　莹　王浩南　尹建浩

　　　　　闫　融　李　康　李文翰

　　　　　张　昊　陈　威　周章剑

世界图书出版公司

西安　北京　广州　上海

图书在版编目 (CIP) 数据

机器人结直肠手术学 /（美）霍华德·罗斯（Howard Ross）等主编；党诚学，袁达伟主译 . —西安：世界图书出版西安有限公司，2020.12
书名原文：Robotic Approaches to Colorectal Surgery
ISBN 978-7-5192-7771-0

Ⅰ . ①机…　Ⅱ . ①霍… ②党… ③袁…　Ⅲ . ①机器人技术 – 应用 – 结肠疾病 – 外科手术　②机器人技术 – 应用 – 直肠疾病 – 外科手术
Ⅳ . ① R656.9–39 ② R657.1–39

中国版本图书馆 CIP 数据核字（2020）第 203329 号

书　　名	**机器人结直肠手术学** JIQIREN JIEZHICHANG SHOUSHUXUE
原　　著	〔美〕Howard Ross, Sang W. Lee, Bradley J. Champagne, Alessio Pigazzi, David E. Rivadeneira
主　　译	党诚学　袁达伟
责任编辑	杨　莉
装帧设计	绝色设计
出版发行	世界图书出版西安有限公司
地　　址	西安市高新区锦业路 1 号都市之门 C 座
邮　　编	710065
电　　话	029-87214941　029-87233647（市场营销部） 029-87234767（总编室）
网　　址	http://www.wpcxa.com
邮　　箱	xast@wpcxa.com
经　　销	新华书店
印　　刷	西安雁展印务有限公司
开　　本	889mm×1194mm　1/16
印　　张	16.25
字　　数	350 千字
版次印次	2020 年 12 月第 1 版　2020 年 12 月第 1 次印刷
版权登记	25-2017-0087
国际书号	ISBN 978-7-5192-7771-0
定　　价	218.00 元

医学投稿　xastyx@163.com ‖ 029-87279745　029-87284035
（如有印装错误，请寄回本公司更换）

在线视频

请使用微信扫码，按照提示注册后观看操作视频。本书二维码为一书一码，只可绑定一位用户。

扫码注册后，该书不能退回。

致 谢 Acknowledgements

感谢我的导师 Edward Lee 博士教会我真正的结直肠微创手术技术。感谢我的妻子 Christina 坚定不移的支持和精神指引，以及最重要的成就：养育了我们 3 个可爱的孩子。最后感谢我已去世的母亲，她给予了我无条件的爱并令我明白保持大局观的重要性。

Bradley J. Champagne, M.D., F.A.C.S., F.A.S.C.R.S.

感谢我的同事和朋友们，他们无偿奉献出了自己的宝贵时间和专业知识。感谢我的共同作者，Howard、David、Brad 和 Alessio，谢谢你们辛勤的工作和无私的友谊。最后也是最重要的，感谢我的妻子 Crystal 给予我支持、鼓励和坚定的爱，感谢我的儿子 Eric 和 Ryan，令我成为更好的人，也令一切变得更加值得。

Sang W. Lee, M.D., F.A.C.S., F.A.S.C.R.S.

成为一名外科医生使我儿时的梦想成真，我的父亲那时总说："做任何你想做的事，但如果你成为一名医生，你将永远不愁生计，并能为社会做出贡献。"撰写这本《机器人结直肠手术学》是我的荣幸。感谢我的老师、同事、父母和家庭，他们无私地给予我时间、支持、教诲和耐心，我将永远感激不尽。我的妻子 Stacy、Molly、Leo 和 Emily，感谢你们给予我的一切。

Howard M. Ross, M.D., F.A.C.S., F.A.S.C.R.S.

■ 原著作者 Contributors

主 编

Bradley J. Champagne, M.D., F.A.C.S., F.A.S.C.R.S. University Hospitals-Case Medical Center, Cleveland, OH, USA

Sang W. Lee, M.D., F.A.C.S., F.A.S.C.R.S. Division of Colorectal Surgery, New York-Presbyterian Hospital, Weill Cornell Medical Center, New York, NY, USA

Alessio Pigazzi, M.D., Ph.D. University of California, Irvine, Orange, CA, USA

David E. Rivadeneira, M.D., M.B.A., F.A.S.C.R.S. North Shore-LIJ Health System, Huntington Hospital, Hofstra School of Medicine, Woodbury, NY, USA

Howard Ross, M.D. Division of Colon and Rectal Surgery, Temple University School of Medicine, Philadelphia, PA, USA

作 者

Farrell Adkins, M.D. Department of Colorectal Surgery, Cleveland Clinic Florida, Weston, FL, USA

Matthew Albert, M.D., F.A.C.S., F.A.S.C.R.S. Department of Colorectal Surgery, Florida Hospital, Altamonte Springs, FL, USA

Doaa Alsaleh, M.D. Division of Colorectal Surgery, New York-Presbyterian Hospital, Weill Cornell Medical Center, New York, NY, USA

Sam Atallah, M.D., F.A.C.S., F.A.S.C.R.S. Department of Colorectal Surgery, Florida Hospital, Altamonte Springs, FL, USA

Emre Balık, M.D. Department of General Surgery, Koc University School of Medicine, Istanbul, Turkey

Amir Loucas Bastawrous, M.D., M.B.A. Department of Surgery, Swedish Cancer Institute, Seattle, WA, USA

Joshua I. S. Bleier, M.D., F.A.C.S., F.A.S.C.R.S. Pennsylvania Hospital/Hospital of the University of Pennsylvania, Philadelphia, PA, USA

Sarah Boostrom, M.D., F.A.C.S. Department of Surgery, Baylor University Medical Center,

Dallas, TX, USA

Luis Carlos Cajas-Monson, M.D., M.P.H. Department of General Surgery, UCSD Health System, San Diego, CA, USA

Gentry Caton, M.D. Department of Surgery, Baylor University Medical Center, Dallas, TX, USA

Robert K. Cleary, M.D. Department of Surgery, St Joseph Mercy Hospital Ann Arbor, Division of Colon & Rectal Surgery, Ann Arbor, MI, USA

Aneel Damle, M.D., M.B.A. Department of Surgery, University of Massachusetts Medical Center, Worcester, MA, USA

Jacob Eisdorfer, D.O., F.A.C.S. North Shore-LIJ Health System, Huntington Hospital, Hofstra School of Medicine, Woodbury, NY, USA

Anthony Firilas, M.D. Roper St Francis Physicians Partners, Charleston, SC, USA

James W. Fleshman, M.D., F.A.C.S., F.A.S.C.R.S. Department of Surgery, Baylor University Medical Center, Dallas, TX, USA

Todd D. Francone, M.D., M.P.H. Department of Colon and Rectal Surgery, Lahey Hospital & Medical Center, Burlington, MA, USA

Julio Garcia-Aguilar, M.D., Ph.D. Department of Surgery, Memorial Sloan Kettering Cancer Center, New York, NY, USA

Maher Ghanem, M.D. Department of Surgery, Central Michigan University (CMU) College of Medicine, Saginaw, MI, USA

Cristina R. Harnsberger, M.D. Department of Surgery, University of California, San Diego, CA, USA

Raquel Gonzalez Heredia, M.D., Ph.D. Division of General, Minimally Invasive and Robotic Surgery, University of Illinois at Chicago, Chicago, IL, USA

Roel Hompes, M.D. Department of Colorectal Surgery, Oxford University Hospitals, Oxford, UK

Brian R. Kann, M.D., F.A.C.S., F.A.S.C.R.S. Penn Presbyterian Hospital, Philadelphia, PA, USA

Kevin R. Kasten, M.D. Division of Colon and Rectal Surgery, Brody School of Medicine at East Carolina University, Greenville, NC, USA

Seon Hahn Kim, M.D., Ph.D. Department of Surgery, Division of Colorectal Surgery, Korea University Anam Hospital, Seoul, South Korea

Jorge A. Lagares-Garcia, M.D., F.A.C.S., F.A.S.C.R.S. Division of Colon and Rectal Surgery,

Department of Surgery, Charleston Colorectal Surgery, Roper Hospital, Charleston, SC, USA

David W. Larson, M.D., M.B.A. Division of Colon and Rectal Surgery, Mayo Clinic, Rochester, MN, USA

Mary Arnold Long, A.P.R.N. Department of Nursing, Roper Hospital, Charleston, SC, USA

Slawomir J. Marecik, M.D., F.A.C.S., F.A.S.C.R.S. Department of Colorectal Surgery, Advocate Lutheran General Hospital, University of Illinois at Chicago, Park Ridge, IL, USA

David J. Maron, M.D., M.B.A. Department of Colorectal Surgery, Cleveland Clinic Florida, Weston, FL, USA

Justin A. Maykel, M.D. Division of Colon and Rectal Surgery, Department of Surgery, University of Massachusetts Medical Center, Worcester, MA, USA

Elizabeth McKeown, M.D. Swedish Colon and Rectal Clinic, Seattle, WA, USA

Amit Merchea, M.D. Section of Colon and Rectal Surgery, Mayo Clinic, Jacksonville, FL, USA

Lee J. Milas, M.D. Department of General Surgery, The George Washington University School of Medicine, Yardley, PA, USA

W. Conan Mustain, M.D. University Hospitals—Case Medical Center, Cleveland, OH, USA

Govind Nandakumar, M.D. Division of Colorectal Surgery, New York-Presbyterian Hospital, Weill Cornell Medical Center, New York, NY, USA

Vincent Obias, M.D. Division of Colon and Rectal Surgery, George Washington University Hospital, Washington, DC, USA

Seung Yeop Oh, M.D. Department of Surgery, Ajou University School of Medicine, Suwon, South Korea

Kelly Olino, M.D. Department of Surgery, Memorial Sloan Kettering Cancer Center, New York, NY, USA

Ajit Pai, M.D., F.A.C.S. Department of Colon and Rectal Surgery, Advocate Lutheran General Hospital and University of Illinois at Chicago, Park Ridge, IL, USA

John J. Park, M.D., F.A.C.S., F.A.S.C.R.S. Department of Colon and Rectal Surgery, Chicago Medical School at Rosalind Franklin University of Medicine and Science, Advocate Lutheran General Hospital, Park Ridge, IL, USA

Carlos Martinez Parra, M.D. Division of General and Transplant Surgery, University of Illinois at Chicago, Chicago, IL, USA

Carrie Y. Peterson, M.D. Division of Colorectal Surgery, New York-Presbyterian Hospital, Weill Cornell Medical Center, New York, NY, USA

Matthew M. Philp, M.D. Division of Colon and Rectal Surgery, Department of Surgery, Temple University Hospital, Philadelphia, PA, USA

Leela M. Prasad, M.D., F.A.C.S., F.A.S.C.R.S. Department of Surgery, Advocate Lutheran General Hospital, Park Ridge, IL, USA University of Illinois College of Medicine at Chicago, Park Ridge, IL, USA Division of Colon and Rectal Surgery, Advocate Lutheran General Hospital, Park Ridge, IL, USA

Sonia Ramamoorthy, M.D., F.A.C.S., F.A.S.C.R.S. Department of General Surgery, UC San Diego Health System, San Diego, CA, USA

Elizabeth R. Raskin, M.D., F.A.C.S., F.A.S.C.R.S. Division of Colon and Rectal Surgery, Department of Surgery, University of Minnesota, St. Paul, MN, USA

Rebecca Rhee, M.D. Division of Colorectal Surgery, Maimonides Medical Center, Brooklyn, NY, USA

Tushar Samdani, M.D. Department of Surgery, Memorial Sloan Kettering Cancer Center, New York, NY, USA

Anthony J. Senagore, M.D., M.S., M.B.A. Department of Surgery, Central Michigan University (CMU) College of Medicine, Saginaw, MI, USA

Anna Serur, M.D., F.A.C.S., F.A.S.C.R.S. Division of Colon and Rectal Surgery, Maimonides Medical Center, Brooklyn, NY, USA

Samuel Shaheen, M.D. Department of Surgery, Central Michigan University (CMU) College of Medicine, Saginaw, MI, USA

Nak Song Sung, M.D. Department of Surgery, Division of Colorectal Surgery, Korea University Anam Hospital, Seoul, South Korea

Konstantin Umanskiy, M.D. Department of Surgery, University of Chicago, Chicago, IL, USA

Hsin-Hung Yeh, B.Med., F.R.A.C.S. Department of Colorectal Surgery, Korea University Anam Hospital, Seoul, Korea

主译简介 Main Translators

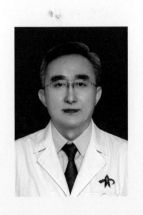

党诚学　主任医师，博士生导师。现任西安交通大学第一附属医院肿瘤学系主任，西安交通大学第一附属医院肿瘤病院常务副院长，肿瘤外科主任。

主要社会任职：中华医学会肿瘤学分会胃癌专业委员会委员。中国抗癌协会胃癌专业委员会委员。中国抗癌协会肿瘤热疗专业委员会常务委员。中国抗癌协会肿瘤热疗专业委员会腹腔热灌注化疗学组主任委员。中国抗癌协会胃肠间质瘤专业委员会委员。中国医师协会外科医师分会（CCS）MDT专家委员会委员。中国结直肠肿瘤质控专家委员会委员。中国医师协会结直肠肿瘤专业委员会 MDT 专家委员会副主任委员。中国医药教育协会消化道疾病专业委员会常务委员。中国医疗保健国际促进会结直肠病学分会常务委员。陕西省外科学会副主任委员。陕西省抗癌协会常务理事。陕西省抗癌协会人工智能与机器人诊疗专业委员会主任委员。陕西省医师协会结直肠肿瘤专业委员会主任委员。《西安交通大学学报》医学版杂志编委。

科研方向与成果：擅长消化道肿瘤的诊断与治疗，特别是进展期胃癌和结直肠癌的规范化综合治疗。曾在日本医科大学和日本京都大学医学部进修两年。获得陕西省政府科技进步二、三等奖共 4 项，获得国家发明专利 2 项；获陕西省"三秦人才"资助。主持国家"十一五"科技支撑子项目 2 项，主持国家、卫生部及教育部自然科学基金各 1 项，主持陕西省国际合作项目和自然科学基金项目 4 项。已培养博士和硕士研究生 60 余名。发表学术论文 60 余篇，主编研究生教材 1 部，主编参编学术专著 3 部。

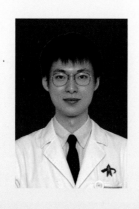

袁达伟 博士，西安交通大学第一附属医院肿瘤外科主治医师，助理研究员。

主要社会任职：中国医药教育协会结直肠肿瘤专业委员会委员。中国抗癌协会肿瘤热疗专业委员会热灌注化疗学组委员。陕西省医师协会结直肠肿瘤专业委员会委员兼副总干事。陕西省抗癌协会肿瘤人工智能与机器人诊疗专业委员会委员。陕西省抗癌协会食管癌专业委员会青年委员。西安市医学会肿瘤学分会委员。

科研方向与成果：长期从事肿瘤外科的临床工作，擅长食管、胃和结直肠恶性肿瘤的规范化综合治疗。主要研究方向为消化道恶性肿瘤早期诊断与预后标志物的探索，以及腹膜转移癌以外科为主的综合诊疗方法。主持和参与国家及省部级科研基金多项，发表 SCI 论文 10 篇，主（参）编学术专著 2 部。

译 者 序 Preface

《机器人结直肠手术学》的中文版终于如期与大家见面了，衷心感谢您对本书的支持和对我们的信任，希望通过本书您能有所收获。

本人从医 30 余年来，见证了外科技术日新月异的发展，稍微不经意间就会生起"跟不上时代"的焦虑感，因此时常鞭策自己坚持学习，并乐在其中。在亲历了开腹、腹腔镜、机器人，以及各种精细的手术方法和技术之后，我始终为外科学界的开拓进取之心感到骄傲，并衷心希望我们的患者能从这些技术中获益更多，这一点也成为如今我最大的理想和奋斗目标。

机器人手术技术已开展了数十年，随着科技的进展和微创理念的迅速普及，近年来呈现出爆炸性的发展趋势。尤其在中国，机器人手术的数量突飞猛进，虽然其中仍以泌尿外科和妇科领域为主，但越来越多的结直肠外科医生也已经掌握了这种先进的手段，并将其运用于临床实践。我们希望通过翻译本书，将国际上优秀的经验分享给国内的同行们，进一步促进机器人技术在结直肠外科中的规范应用。

本书从机器人技术的发展历史开始，系统地阐述了该技术在结直肠疾病应用中的方方面面。不仅介绍了机器人在结直肠良恶性疾病中的使用方法，还详细地论述了一系列诸如机器人技术的费用、培训、并发症等问题。特别重要的是，本书的作者们并非一味地宣扬机器人技术的优势，而是客观公正地向读者们说明了该技术在结直肠外科领域的各种优缺点，不断地在各章节中强调选择患者、甚至医生的重要性，这一点对于我们也有着重要的意义。通俗地讲，其宗旨仍是不忘初心，永远把患者的利益放在第一位，而避免单纯追求技术上的高、精、尖。

同时应指出，机器人作为当前最炙手可热的外科技术之一，其飞速发展令人目不暇接，因此作为综合性的出版著作，必定无法展示所有最新的研究成果，希望读者们取长补短，在学习国外先进技术手段的同时，结合自身的情况，探索出最适合临床实际的治疗方案，为改善我国结直肠疾病患者的疗效和预后做出贡献。

因水平有限，时间仓促，本书难免存在纰漏和错误之处，恳请读者朋友们不吝批评指正！

党诚学　袁达伟

2020 年 10 月 30 日

前 言 Foreword

从最初的战场手术系统，到成为多个领域的先进操作平台，外科机器人至今的发展可谓非同凡响。经历了 20 世纪 90 年代在心脏外科的冷淡反响，过去 10 余年间机器人系统已经在泌尿外科和妇科等领域取得了长足的发展，为外科医生在复杂的盆腔手术中提供了安全、精准和易于学习的先进技术，并成为某些特定手术应用最为广泛的微创外科系统。

虽然机器人技术在普通外科的发展稍显缓慢，但毫无疑问，最近几年普外科的机器人手术数量正在飞速增长，特别是在结直肠手术中，机器人技术更显得前途无量。从 2002 年 Garth Ballantyne 实施的第一台机器人结肠切除术开始，该技术在盆腔操作中的优势便获得了极大的关注。在全球多个医疗中心的研究统计中，与腹腔镜技术相比，机器人在中转开腹率和全直肠系膜切除的切缘阳性率方面均取得了令人振奋的成果。事实上，根据最近美国住院患者数据库的分析，在进行直肠低位前切除术和腹会阴联合切除术时，超过 50% 的患者接受了机器人手术，而接受传统腹腔镜手术的患者只有 8%[1]。虽然 2010 年机器人手术仅占美国患者结直肠手术总量的 3% 以下，但在 2012 年该数据就已经几乎翻倍，并以可见的速度持续增长。

机器人手术的一个显著缺点是大范围、多象限的操作能力不佳，因此许多机器人结直肠手术往往采取与腹腔镜联合的方式完成，此时一位值得信赖的助手就显得极为重要。不过，新研发的器械，比如机器人吻合器和血管封闭设备，以及达芬奇 Xi 型机器人先进的机械臂等，都逐渐使多象限的机器人结直肠手术成为现实。然而，机器人手术的高昂成本仍未得到解决，这也阻碍了该技术的广泛开展，特别是现在新的医保计划即将实施，令手术费用的问题更加尖锐。在缺乏绝对证据支持机器人手术更加优越的情况下，我们更有责任研究和宣传该技术的潜在优势。

我们无法准确预测机器人技术在结直肠手术方面是否会完全替代腹腔镜，但我个人认为腹腔镜技术将在可预见的将来继续发挥重要的作用——至少在盆腔外的区域——部分原因是机器人手术系统较高的花费和操作的局限性。然而，一个获得了广泛认同的观点是，两种手术技术在某种程度上是互补的：最好的机器人结直肠手术医生往往具备丰富的腹腔镜手术经验，而许多开展了大量机器人盆腔手术的术者，将发现自己在腹腔镜全直肠系膜切除术中变得更加得心应手。

　　鉴于结直肠外科的现状和对该领域未来的预期，我非常高兴能够看到专注于机器人结直肠手术学的著作。本书通过呈现最丰富和最新的文献，为该领域的从业者们了解结直肠手术的最新机器人技术提供了便捷的通道。本书中介绍的机器人手术种类繁多，对新手和经验丰富的外科医生均具有很高的参考价值。我对于完成这项卓越工作的编者们表示崇高的敬意，并给予衷心的祝福。

Alessio Pigazzi, M.D., Ph.D.

参考文献

[1] Halabi WJ. World J Surg,2013,37:2782-2790.

序　言 Preface

教育是我们改变世界最有力的武器。

——Nelson Mandela

当我还是罗彻斯特大学的一名医学生时，James Adams 博士——一位广受尊敬的高年资外科医生——经常把手术比作舞蹈，认为手术是一种"稳定、有序的优雅运动"。从开腹手术、腹腔镜手术到机器人手术的发展，说明了每当外科领域发展出一个"高峰"，而我们几乎马上就能完全掌握时，又会出现新的技术令旧的技术显得短暂而易逝。事实上我们的确不知道在结直肠疾病方面机器人技术的应用最终会达到何种程度。如今，机器人手术系统快速发展，各种为大范围、多象限操作设计的先进技术，使机器人结直肠手术的应用成为现实。可摆放特殊体位避免重复对接机械臂的手术床，可感受组织性质并确保吻合口严密整齐的手术吻合器，以及组织灌注监测设备等，均预示了机器人技术将得到广泛应用并获得良好效果的前景。未来机器人系统的革新很可能会出现在触觉反馈、微型化和处理粘连或炎症组织的能力等方面。机器人系统的市场竞争和越来越多的学习机器人结直肠手术的外科医生也会进一步促进该技术的完善。

作为本书全体编辑的代表，我们衷心希望这本《机器人结直肠手术学》可以为大家介绍当下的最新成果，并进一步展示未来的方向。机器人领域正在飞速发展，以至于几乎每个月都会出现新的技术和技能。我们很荣幸地看到许多先驱者们为了改善患者的疗效，对机器人技术进行了不懈的探索。在机器人领域需要制造商和医疗工作者的通力协作。本书的作者们成功地和制造商合作，不断地改良技术，以求进一步解决患者的各种需求。全世界的结直肠疾病患者都会因此而受益。

《机器人结直肠手术学》探讨了机器人技术在结直肠疾病方面的各类应用。从机器人手术的历史开始，特别阐述了当前系统的特点、手术解剖、术前评估和意外情况的处理等，以便读者充分掌握机器人技术的基本知识，并详细介绍了右半结肠、乙状结肠、左半结肠、全结肠和结直肠切除术的关键点和各种手术方法，另外，还深入探讨了低位前切除术、直肠固定术、腹会阴联合切除术和横结肠切除术的具体内容。本书同时为外科医生解答了机器人手术的各类特殊问题，包括预防和处理并发症，肥胖患者的手术方法，机器人手术的培训，床旁助手的职责，以及机器人结直肠手术经济学和未来发展方向。

本书由 Springer 出版公司众多卓越的作者和编辑共同打造，在此我们向他们表示衷心的感谢。《机器人结直肠手术学》通过图文内容为外科医生在飞速发展的机器人手术领域奠定了坚实的基础。对提高结直肠疾病患者的治疗效果和预后的追求将继续促使我们在技术和技巧方面进行改良，同时我们也将非常欣慰地看到自己的工作能够帮助现在和未来的外科医生们。

我将永远感激本书的共同编者 H.R.、S.L.、B.C. 和 A.P. 等给予的友善、指导和对本书的审阅；以及我的妻子 Anabela，我的女儿 Sophia 和 Gabriella，感谢她们坚定不移的爱和支持。而对于我的那些认为机器人手术无用武之地的同事们，我想说：“当一种新技术向你驶来，要么赶紧上车，要么就被压扁。”（引自 Stewart Brand）

Howard Michael Ross

美国费城

目 录 Contents

郑重声明

　　本书提供了相关主题准确及权威的信息。由于医学是不断更新并拓展的领域，因此相关实践操作、治疗方法及药物都有可能会改变，建议读者审查相关主题的最新信息，包括产品的制造商、建议剂量、配方、方法和疗程、不良反应及相关措施。作者、编辑、出版者或经销商不对书中的错误或疏漏以及应用其中信息产生的任何后果负责，关于出版物的内容不作任何明确或暗示的保证。作者、编辑、出版者和经销商不承担由本出版物所造成的任何人身或财产损害责任。

第一部分
机器人手术概述

第1章 机器人手术系统的发展历史

Joshua I. S. Bleier, Brian R. Kann

摘要： 机器人的概念起源于古老的人类历史中，而手术机器人则来自美国宇航局（NASA）的一项政府计划，旨在研究战地手术的远程操控技术。后来此概念迅速进入手术室成为了常见技术。达芬奇机器人是最常用的手术机器人操作平台，如今已经被广泛地应用于各种外科手术当中。本章阐述了手术机器人的发展历史，并介绍了其现状及未来可能的发展方向。

关键词： 远程呈现；手术机器人；达芬奇；历史

1.1 引 言

手术机器人起源于人类历史的发展进程中。虽然直到 20 世纪才出现"机器人（robot）"这一名词 [起源于 1920 年捷克斯洛伐克作家卡雷尔·恰佩克的剧本《罗萨姆的机器人万能公司》（R.U.R. Rossum's Universal Robots），作品中描述了一种由人类制造出的人形工作机械]，但"机器人"的概念最早可以追溯至公元前 1 000 年。在中国古代，伟大的机械工程师偃师将真人大小的类人机械献给了自己的国王。在公元前 4 世纪的古代希腊，数学家阿契塔设计了一种蒸汽动力的机械鸽子。据说在 1 世纪早期，亚历山大港的赫伦制造了一种能讲话的机器人。更特别的是，在复原了列奥纳多·达·芬奇的笔记本后，可以清楚地知道他根据对维特鲁威人的研究，描绘出了一位机械骑士的草图 [1]（图 1.1）。人类对机器人的探索由来已久，且时至今日仍在继续。

现代手术机器人的概念来源于虚拟现实技术的发展，而后者最早由美国航天局（NASA）应用在"旅行者号"探索任务返回数据的可视化分析中。Scott Fisher 和 Joe Rosen 将虚拟现实与机械臂工程相结合，创造出了"远程呈现"（telepresence，也称为思科网真系统）的新技术，并成立思科网真研究公司（Telepresence Research Inc.），致力于远程手术的发展研究。Rosen 和 Fisher 与斯坦福研究院的 Phil Green 及其他机器人专家一起发明了一种虚拟可视界面，该界面可使外科医生直观地进行手术操作，如同这些机械臂就在眼前一样 [2]。

同时，在 20 世纪 80 年代后期，腔镜手术

J. I. S. Bleier, M.D., F.A.C.S., F.A.S.C.R.S. (✉)
Pennsylvania Hospital/Hospital of the University of Pennsylvania, 800 Walnut St. 20th Floor, Philadelphia, PA 19106, USA
e-mail: Joshua.bleier@uphs.upenn.edu

B. R. Kann, M.D., F.A.C.S., F.A.S.C.R.S.
Penn Presbyterian Hospital , Philadelphia, PA, USA

© Springer International Publishing Switzerland 2015
H. Ross et al. (eds.), *Robotic Approaches to Colorectal Surgery*,
DOI 10.1007/978-3-319-09120-4_1

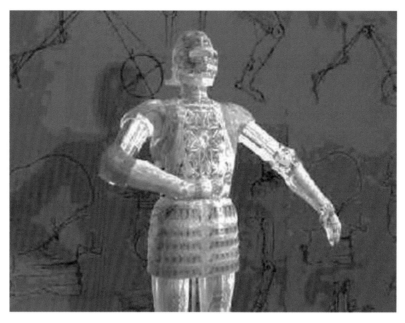

图 1.1 达·芬奇手稿中的设计草图 （来自科学史学会及博物馆，佛罗伦萨，意大利）。经允许引自 Ilya A. Volfson, Jeffrey A. Stock.History of Robotic Surgery// Jeffrey A. Stock MD, Michael P. Esposito MD, Vincent J. Lanteri MD, et al. Current Clinical Urology: Urologic Robotic Surgery. New York: Springer, 2008: 3-25.© Springer

逐渐成为了主流，而远程操作的概念也逐渐成为了现实。手术机器人被认为可以弥补腔镜手术 3D 视角缺失和灵巧性不足等缺点。

1985 年，第一台非腔镜手术机器人装置 Unimation's PUMA 560 系统，完成了首例机器人辅助经皮脑组织活检术[3]（图 1.2）。20 世纪 90 年代早期，兽医 Hap Paul 和整形外科医生 William Barger 开始利用 IBM 公司的 Puma 机械臂装置研究用于关节置换的手术机器人系统。Puma 系统是一种早期的机器人操作界面，它可以更精确地进行术前计划，利于股骨与假体的完美接合。这次合作继而催生了由美国 Integrated Surgical Systems 公司制造的 ROBODOC 系统，后者可将股骨干中心定位率由 75%（人类平均水平）提高至 96%（图 1.3）。

伦敦的外科医生 John Wickham 和 Brian Davies 利用一种近似于 ROBODOC 的手术系统完成了经尿道前列腺切除术，该系统添加了一个机械固定环，从而提高了手术的安全性并保证了机械臂的精确运动（图 1.4）。

美国军方对远程呈现技术的研究也在持续进行中。1992 年，Risk Satava 和 Don Jenkins 与美国国防先进技术研究计划署（Defense Advanced Research Projects Agency，DARPA）合作，开展高级外科技术研究项目，其目的是演练一种装备了机械臂的"布兰德利"战车（图 1.5），它可以在野外对受伤的士兵进行外科手术，而医生们则可以驻扎在移动外科医院（Mobile Advanced Surgical Hospital，MASH）内进行远程控制操作。1996 年，一次距离超过 5km 的成功演示证明了该机器的实用性，然而由于城市与野外环境的本质区别，该系统的日常实用性较差，因此最终未得以继续发展。

尽管 ROBODOC 系统取得了成功，但由于美国食品与药品监督管理局（FDA）的漫长审批过程，真正获得实际应用的手术机器人诞生于腹腔镜手术中。工作于 DARPA 的 Yulun Wang 在 Computer Motion 公司成功研发出了 AESOP 系统（Automated Endoscopic System for Optimal Positioning），旨在利用机器人辅助腹腔镜手术时的定位和摄像（图 1.6）。

在 AESOP 系统逐渐普及的同时，Frederick Moll 博士申请了"格林远程呈现手术装置"

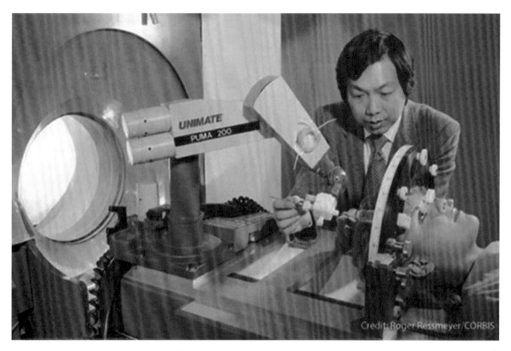

图 1.2　Puma 200 机器人系统。经允许引自 M.L. Lorentziadis A Short History of the Invasion of Robots in Surgery. Hellenic Journal of Surgery, 2014, 86: 3117−3121.© Springer

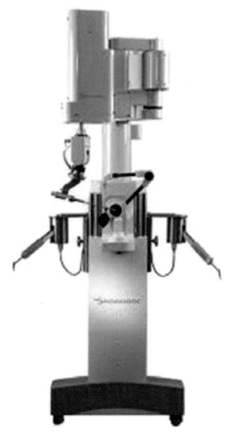

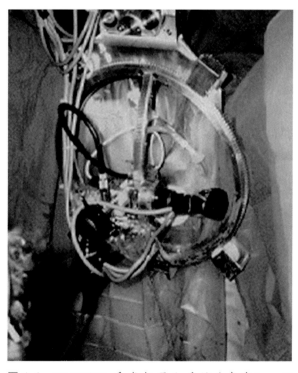

图 1.4　PROBOT 手术机器人系统（来自 http://www.imperial.ac.uk/mechatronicsinmedicine/projects/probot/index.html）。经允许引自 Ilya A. Volfson,Jeffrey A. Stock. History of Robotic Surgery// Jeffrey A. Stock MD, Michael P. Esposito MD, Vincent J. Lanteri MD, et al. Current Clinical Urology: Urologic Robotic Surgery. New York: Springer, 2008: 3−25.© Springer

图 1.3　ROBODOC 外科系统。经允许引自 M.L. Lorentziadis A Short History of the Invasion of Robots in Surgery. Hellenic Journal of Surgery, 2014, 86: 3117−3121.© Springer

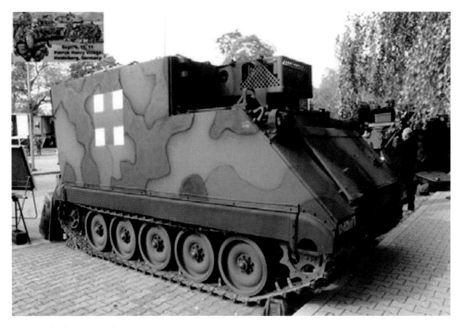

图1.5 "布兰德利"战车。经允许引自 M.L. Lorentziadis A Short History of the Invasion of Robots in Surgery. Hellenic Journal of Surgery, 2014, 86: 3117–3121.© Springer

（Green's telepresence surgery device）的专利权，并成立了美国 Intuitive Surgical 公司。经过一些改进后，达芬奇系统诞生了（the da Vinci system，图1.7）。1997年4月，Himpens 和 Cardiere 博士在布鲁塞尔使用该系统进行了第一台真正意义上的机器人手术。1998年，达芬奇系统完成了首台心脏瓣膜手术[4]。很快，Computer Motion 公司也正式推出了自己的宙斯系统（ZEUS system；图1.8）。该系统与达芬奇系统类似，也是使用机器人的机械臂完成手术操作，不同之处在于宙斯系统有着更符合人体工程学的增强界面和更好的2D显示效果。起初宙斯系统并没有提供机械手腕装置，但后来被加入。该系统首次完成了纯内镜下的机器人手术操作——输卵管的吻合。

最终，Intuitive Surgical 公司在2003年成功收购了 Computer Motion 公司，奠定了其在手术机器人市场的垄断地位。达芬奇机器人手术系统于1999年推向市场，那时它包含3D影像平台、3只机械臂和 EndoWrist® 机械手腕装置。2003年，该系统的首次重大升级加入了第4只机械臂，使得机器人的操作灵活性大大增强。2006年，"S"系统的发布使达芬奇机器人拥有了更清晰的影像和多画面显示功能。2009年，"Si"系统推出了双控制台技术，加强了达芬奇机器人的训练和合作功能，同时进一步改善了其影像系统。2014年，Intuitive Surgical 公司推出了最新的"Xi"系统，使机器人的机械臂移动范围更加灵活精准，可覆盖更广的手术部位。该系统具有强大的可扩展性，为一系列的影像和器械技术提供了无缝的连接入口。同时"Xi"系统与 Intuitive Surgical 公司的 Firefly™ 荧光影像系统兼容，可以为医生提供实时的视觉信息（包括血管检测、胆管和组织灌注等）。这些不同的系统将在本章进行详细的介绍。

1.2 应用现状

虽然1998年在德国已成功完成了第一台机器人辅助冠状动脉分流术[5]，但直到2000年时美国 FDA 仍仅批准了一些特定的机器人辅助腹腔镜手术。从那时起，机器人辅助手术的应用便开始飞速发展。本节回顾了过去近20年手术机器人的应用领域和现状。

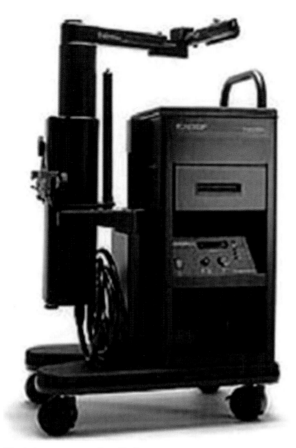

图 1.6　AESOP 系 统（Automated Endoscopic System for Optimal Positioning）。经允许引自 M.L. Lorentziadis A Short History of the Invasion of Robots in Surgery. Hellenic Journal of Surgery, 2014, 86: 3117–3121.© Springer

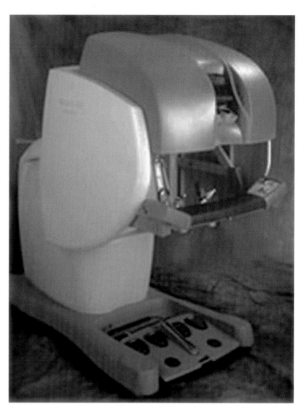

图 1.7　达芬奇手术系统的医生控制台。经允许引自 Ilya A. Volfson, Jeffrey A. Stock. History of Robotic Surgery//Jeffrey A. Stock MD, Michael P. Esposito MD, Vincent J. Lanteri MD, et al. Current Clinical Urology: Urologic Robotic Surgery. New York:Springer, 2008: 3–25.© Springer

1.2.1　泌尿外科

1.2.1.1　机器人根治性前列腺切除术

前列腺癌是美国及全世界威胁男性的第二大恶性肿瘤。根治性切除术是局限性前列腺癌的标准手术方式，但其手术并发症的发生率也较高。Schuessler 等于 1997 年开展腹腔镜根治性前列腺切除术，目的在于减少手术并发症的发生 [6]。然而，对于那些缺乏使用腔镜及病例治疗经验的普通泌尿外科医生来说，腹腔镜根治性前列腺切除术从技术角度来说相对较为困难，因此这种方式并未得到广泛的开展。

达芬奇手术机器人系统的引进为开展微创前列腺切除术铺平了道路。2002 年 Menon 等报道了达芬奇系统进行的机器人前列腺切除术 [7]，

到现在该术式已经成为全世界开展最多的机器人手术。机器人手术技术具备种种优点，比如更符合人体工程学的要求，腔镜下缝合技术更简单，具有更短的学习曲线等。2001 年美国 FDA 批准了达芬奇系统实施机器人根治性前列腺切除术，之后 2003—2009 年美国机器人前列腺切除术开展的数量提高了 95% [8]，同时，美国 90% 的前列腺根治性切除术都是由手术机器人完成。

有趣的是，机器人根治性前列腺切除术的广泛开展是在 21 世纪初期，然而那时并没有确凿的证据表明该术式具备显著的优势。直到 2012 年，Trinh 等证明了机器人手术较开腹或腹腔镜前列腺切除术的围手术期预后更好，术中及术后的并发症更少，输血可能性更低，住

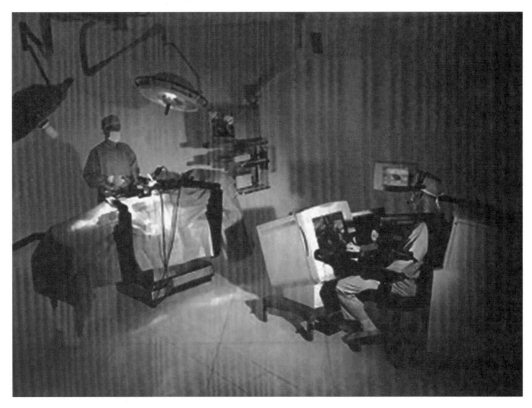

图 1.8 "宙斯（ZEUS）"机器人手术系统。经允许引自 Faust RA, Kant AJ, Lorincz A, et al. Robotic endoscopic surgery in a porcine model of the infant neck. J Robotic Surg, 2007, 1: 75−83.

院时间更短[10]。不过尽管机器人手术已经取得了广泛的应用，却仍然缺乏大型的随机对照试验结果来证实机器人前列腺切除术在肿瘤学和功能学（排尿控制及性功能）预后方面的优势。尽管如此，机器人手术仍然被大多数人认为是当前前列腺癌的标准手术方式。

1.2.1.2 机器人肾部分切除术

2014 年美国预计有 64 000 例新诊断的肾癌患者，并有 13 860 例患者因肾癌而死[11]。根治性肾切除术已被证实是慢性肾衰竭的独立危险因素[12]，因此近年来逐渐出现了（在技术可行的情况下）实施肾部分切除术的趋势。在早期肾癌（＜ 4cm）患者中，肾部分切除术后的长期无病生存率与根治性肾切除术无明显差异，肾部分切除术后的局部复发率为 0~10%，而小于 4cm 的肾癌为 0~3%[13]。

虽然大部分人可能认为开腹肾部分切除术是保留肾单位手术的黄金标准，但该术式因为侧腹部切口对肌肉的破坏带来了较多的术后并发症，如切口疝、疼痛和感觉异常等。为了减少这些并发症的发生，腹腔镜下肾部分切除术在 20 世纪 90 年代后期到 21 世纪早期逐渐开展并广泛应用。

虽然腹腔镜下肾部分切除术有诸多优点，比如较短的住院时间、较少的术中失血和手术切口相关并发症等，但作为一项技术要求较高、学习曲线较长的手术方式，该方法并未获得预期的普遍认可。事实上，外科医生不断追求肾癌治疗的微创性，无意间再度使根治性肾切除术成为了选择，因为许多研究表明，相较于腹腔镜下肾部分切除术，根治性肾切除术的技术要求较低，且同样能使肾癌患者取得微创手术（minimally invasive surgery, MIS）带来的益处[14]。

机器人辅助肾部分切除术现在已经基本替代了传统的腹腔镜肾部分切除术，因为其不仅保留了微创手术的优点，且学习曲线更短，技术上更加可行。大量的病例分析显示机器人辅助肾部分切除术在早期的肿瘤学预后方面与传统腹腔镜基本相同[15,16]。最近一项研究通过分析美国外科医生协会/国家外科质量改进计划（ACS/NSQIP）的数据发现，相较于开腹手术，微创（包括腹腔镜和机器人手术）肾部分切除术可使患者的住院时间更短，输血更少，并发症（包括肺炎、伤口感染、败血症、需透析的急性肾损伤等）发生率更低[17]。

1.2.1.3　机器人膀胱切除术

根治性膀胱切除术是淋巴结阳性或肌层浸润性膀胱癌的标准手术方式，但该术式的并发症发生率最高达 50%，死亡率则为 5%[18]。腹腔镜膀胱切除术于 1992 年首次开展，其目的在于降低并发症的发生率和缩短患者的住院时间。腹腔镜膀胱切除术相较于开腹手术具有并发症减少、输血减少、术后疼痛减轻、住院时间降低等优势[19]，但同腹腔镜肾部分切除术一样，它也存在技术要求更高和学习曲线更长的缺点。

首次机器人辅助根治性膀胱切除术于 2003 年实施[20]，从此机器人手术便被认为可能克服腹腔镜较高的技术要求。然而这种方式仍处于初级阶段，缺乏机器人辅助膀胱切除术与开腹和腹腔镜手术对比的第一手资料。Bochner 等进行的一项前瞻性随机对照临床试验对比了开腹与机器人辅助根治性膀胱切除术的患者资料，其结果显示围手术期并发症的发生率和患者的住院时间并无显著差异。在这项研究中，机器人辅助手术的术中失血较少，但平均手术时间却比开腹手术长 127min，研究者认为这一结果并不符合机器人辅助膀胱切除术最小化围手术期并发症发生率的初衷[21]。最近一项对比了开腹与机器人辅助膀胱切除术的非随机回顾性研究结果显示，两者在手术切缘状态和淋巴结清扫范围方面没有明显区别，但机器人手术组患者的输血需求更少，且住院时间缩短了约 20%[22]。

虽然机器人辅助膀胱切除术的初步研究结果令人鼓舞，但仍然缺乏功能学和肿瘤学方面的长期随访结果。机器人手术引领了外科学未来的发展方向，但在其和机器人前列腺切除术一样被广泛认可前，仍需要大量明确研究结果的支持。

1.2.2　胸心外科

胸心外科是最早应用机器人手术的领域之一，Carpentier 于 1998 年即完成了机器人辅助的二尖瓣修补术[23]。如今机器人辅助下开展的心外科手术包括二尖瓣修补和置换术，冠状动脉旁路移植术，房间隔缺损封堵术，起搏电极植入术，心内肿瘤切除术等。机器人二尖瓣手术很可能是应用最广泛的机器人辅助心外科手术，其术后心房颤动（简称房颤）和胸腔积液的发生率较低，且住院时间短，同时其他围手术期并发症发生率与开胸手术基本相似[24, 25]。该术式存在操作复杂和手术时间长的缺点，但其支持者认为较短的住院时间和微创带来的其他潜在获益可以抵消这些不足。

已开展的机器人辅助下胸外科手术包括肺切除术、肺癌的纵隔淋巴结清扫、胸腺切除术和纵隔肿瘤切除术等。尽管大部分研究并未取得很明确的结果，但机器人肺叶切除术近年来仍发展迅速。最近一项美国国家数据库的统计分析显示，相较于开胸手术，机器人肺叶切除术在减少手术相关死亡、住院时间和总体并发症发生率方面具有明显的优势[26]。机器人辅助食管癌切除术近期也得以开展，初步研究结果显示该术式的预后与胸腔镜或开胸手术基本相同[21]。

虽然作为开展和实施机器人手术的代表性技术之一，我们仍然不清楚机器人辅助下的胸心外科手术相对于开胸手术能否真正使患者受益。机器人手术时间较长、花费较高，且如今的临床研究还存在着许多不明确的结果，因此，在机器人辅助胸心外科手术成为标准治疗方法前，还需要进行更多更加可靠的随机临床对照试验。

1.2.3 结直肠手术

虽然腹腔镜下结直肠良性病变切除术已经开展了相当一段时间，但直到 2004 年 COST（Clinical Outcomes of Surgical Therapy）临床试验结果公开发表前，腹腔镜手术一直没有成为结直肠恶性肿瘤公认的治疗方式，COST 研究的结果表明了腹腔镜与开腹手术在结直肠恶性肿瘤的预后方面并无明显的差异[28]。腹腔镜在结直肠手术中的应用有很多困难之处，比如需要多部位的手术操作，横结肠与乙状结肠的位置缺乏固定，盆腔的入路困难等。机器人手术技术相较于腹腔镜可以克服盆腔操作的困难，但也增加了多部位操作和无触觉反馈的挑战。

至今被报道的机器人辅助结直肠手术包括部分及全结肠切除术、直肠低位前切除术、直肠腹会阴联合切除术、结直肠修补术、直肠脱垂悬吊术（含或不含乙状结肠切除术）等。机器人辅助结直肠手术技术及预后方面的研究论文正在迅速增多，但机器人技术在结直肠手术中的确切作用仍存在着许多争论。

虽然有许多研究表明机器人结直肠手术是安全且技术上可行的[29-31]，但仍有两个主要的障碍导致其无法进一步地普及应用，与其他领域的机器人手术类似，即较长的手术时间（包括手术室的准备及清理）和较高的花费。事实上，最近一项比较机器人辅助和传统腹腔镜下右半结肠切除术的研究显示[32]，尽管在并发症发生率、淋巴结清除率、失血量、住院时间等方面基本一致，但机器人组却显著增加了患者的手术时间和花费，因此研究者认为机器人辅助的右半结肠切除术并未使患者获益。

在直肠癌手术方面，一些研究者认为可以接受较长的手术时间和较高的花费。全直肠系膜切除术（total mesorectal excision, TME）已经成为直肠癌手术的金标准[33]，但在腹腔镜下该标准对操作水平的要求较高，尤其是对于肥胖和骨盆狭小的患者。切除标本的全系膜完整、无损，以及减少盆腔自主神经损伤和术后生殖泌尿功能紊乱的目标，进一步提高了盆腔内操作精准度的要求。机器人手术的支持者们认为，解剖平面和血管神经结构的精准识别，加上机器人操作平台放大的 3D 高清图像和机械手腕装置更灵活的组织操作，可能给予患者更好的肿瘤学和功能预后。

越来越多的研究结果显示机器人手术在直肠癌切除方面可能与开腹和传统腹腔镜手术一样有效。De Souza 等进行了一系列比较机器人和开腹 TME 手术的研究，结果显示两者在围手术期并发症、住院时间和伤口感染方面无显著差异，但机器人手术组的失血量较少而手术时间较长[34]。还有一些研究显示，在并发症发生率和中短期的肿瘤学预后方面，机器人辅助和开腹或传统腹腔镜直肠切除术具有相似甚至更好的效果[35-37]。最近的一项 meta 分析结果显示，机器人辅助 TME 手术安全可行，且在中短期的肿瘤学和功能预后方面与传统腹腔镜无明显的差异[38]。

如前所述，机器人辅助直肠癌手术的一个重要益处是可以对盆腔内神经血管束进行较好的观察，进而降低了术后泌尿生殖功能障碍的发生率。然而这一点直到最近才获得了相关数据的支持，Kim 等在 2012 年报道了机器人 TME 手术相较于传统腹腔镜，患者的术后正常排便及性功能恢复较早[39]，其他一些研究也报道了相似的结果[40, 41]。

花费较高和手术时间较长是阻碍机器人辅助 TME 手术广泛开展的主要问题。然而，Byrn 等的研究证实了医生的经验和增长的手术量可以抵消以上障碍，他们对比了自己团队实施机器人辅助直肠切除的开始 43 例和之后 42 例患者，发现尽管后一组患者具有更高的体重指数（body mass index, BMI），但其手术时间却更短；后组的住院直接花费也更少，虽然两组的统计学差异并不显著[42]。

机器人结直肠手术的未来仍存在诸多不明。许多研究者仍在怀疑机器人手术带来的益处是否会被增加的花费和手术时间所抵消。另外，关于机器人辅助直肠手术改善了患者功能预后的数据刚刚发表，我们仍然需要等待患者肿瘤学预后方面的长期统计结果。有人提出，随着未来单孔机器人手术技术的发展，今后数年间机器人结直肠手术可能会在更多方面取得进步[43]。

1.2.4　普通外科手术

机器人手术在普通外科的应用广泛，包括妇科手术[44-51]、胆囊切除术、减重手术、抗食管反流手术、肝胆外科手术、胃切除术和脾切除术等。关于机器人是否真正有益于这些手术的实施，以及其安全性和有效性，暂时缺乏强有力的前瞻性随机临床试验加以证实。尽管如此，随着机器人手术的广泛开展，在普通外科领域人们仍在探索机器人更多新的应用方法。

当机器人辅助手术在泌尿外科和心脏外科得到初步开展后，机器人胆囊切除术被许多普通外科医生视为一种较为简单的手术，在他们拓展自己手术类型、挑战更复杂的手术之前，常用其"练习"自己的机器人手术技术[52]。然而，仍旧是较高的花费和较长的手术时间阻碍了机器人胆囊切除术的广泛应用[53]。随着单孔机器人技术的发展及操作经验的增长，机器人辅助单孔胆囊切除术会成为一种更普遍的选择，因为相较于传统腹腔镜胆囊切除术，手术时间的减少可以缩小两者的成本差异[53, 54]。

肥胖是发达国家普遍存在的问题，特定人群接受减重手术可以安全有效地减轻体重并减少肥胖相关疾病。机器人技术在减重手术中的应用近年来发展迅速。最近的一项系统回顾性研究显示，机器人和传统腹腔镜减重手术在围手术期并发症和短期预后方面基本一致，且机器人手术的学习曲线可能更短[56]。然而，仍然需要前瞻性的随机对照临床试验和长期的随访结果来进一步明确机器人技术在减重手术中的应用价值。

机器人技术同时也越来越多地应用于抗食管反流手术中，比如胃底折叠术。最近一项根据美国大学健康系统协会（University Health System Consortium, UHC）的数据进行的回顾性研究显示，接受机器人或传统腹腔镜抗反流

手术的患者在术后并发症、术后死亡、住院时间方面基本相同，但机器人组患者的再入院率和住院花费明显增高[57]。然而最近的一系列报道显示机器人手术的时间却相对更短[58]。

机器人辅助肝切除术的可行性和安全性最近也逐步得以证实[59]。在围手术期患者结局方面，Tsung 等证明了机器人和传统腹腔镜手术无明显区别。虽然机器人手术的时间较长，但患者完整接受微创手术的比例更高，较少中转开腹或使用手辅助器械操作[60]。Lai 等的研究报道了机器人辅助肝癌切除术的 2 年总生存率和无病生存率分别为 94% 和 74%[61]。然而，我们仍然缺乏长期肿瘤学预后的数据结果。

随着近年来胰腺微创手术的发展，机器人技术逐渐被视为一种可能突破传统腹腔镜技术困难和局限性的手段。最近一项由 OrtiRodriguez 和 Rahman 报道的对比机器人和腹腔镜胰十二指肠切除术的研究显示，两者在手术时间、并发症和死亡率方面无明显差异，然而传统腹腔镜手术在术中失血、住院时间、吻合口瘘和中转开腹率方面要优于机器人技术[62]。与此相反，一项对比开腹和机器人辅助胰十二指肠切除术的 meta 分析显示，机器人组具有更低的术后并发症率、再手术率和手术切缘阳性率[63]。尽管初步研究的结果良好，但在机器人胰腺手术广泛应用之前，仍然需要更多实际的操作经验和有关长期肿瘤学预后及成本效益的数据结果。

关于机器人技术在其他普通外科手术（如胃切除术和脾切除术）中安全性和有效性的研究结果发表得也越来越多[64-77]。机器人技术在这些术式中的应用仍处于初级阶段，尚无前瞻性随机对照试验显示其相对于传统开腹和腹腔镜手术具有显著的优势。

1.3　最新系统介绍

达芬奇（da Vinci®）手术系统（Intuitive Surgical Inc., Sunnyvale, CA）于 1999 年首次发布，是目前唯一的商用机器人手术系统。该

系统包括 3 个组件：手术操控台、具有 4 个机械臂（1 个摄像臂和 3 个手术操作臂）的机械臂系统、高分辨率 3D 视频系统。达芬奇手术系统于 2000 年通过 FDA 的批准在美国开始使用。当时该系统只有 3 个机械臂，到 2003 年升级后加入了第 4 臂。此后，达芬奇手术系统经历了 3 次更新：2006 年的 S 系统，2009 年的 Si 系统和 2014 年最新的 Xi 系统。

达芬奇 Xi 手术系统许多新的改良使其更加易于操控，并扩大了应用范围。一个较大的改变是之前的机械臂是由机械臂系统伸展出来的，而 Xi 系统的机械臂则固定于高处的平台向下伸展，这样可以允许所有机械臂作为一个整体转动，节约了手术野的空间，可以更加无障碍地进行手术。现在可以将内镜自由地放置于任何一个机械臂上，而不是仅限于其中之一。这样可以改善手术视野的质量，在不撤出机械臂、重新布置移动平台的情况下对腹腔进行全方位的探查，节约了大量的时间。

与以往的笨重形象不同，新设计的内镜更加微小、简洁，提供了更高的清晰度和锐度。不再需要使用前进行镜头的白平衡、校正和覆盖，手术中可以随时将内镜更换于任意一条机械臂上，使医生获得更加灵活和全面的视野。现在机械臂系统的对接使用了激光定位系统，从而更加精准，并简化了根据患者位置定位的过程。当内镜对准了需要的手术部位，该系统可以自动调整至操作的最佳位置。

机械臂现在变得更小、更轻，活动的幅度也更大，当更换为较长的操作杆时，可以更好地延伸至腹盆腔内进行操作。之前在患者腹壁用腹腔镜 Trocar 来插入机械臂的装置也进一步简化，有利于更快地接入和撤离。

最后，达芬奇 Xi 手术系统可以兼容所有的高级功能，包括单孔手术操作平台，腔内切缝，血管离断，荧光成像技术（可实时对血管、组织灌注或胆管进行显像）等。这些最新进展都旨在通过创造一种可扩展的平台来应用许多先进的功能，从而进一步拓展达芬奇手术系统的临床应用范围。

1.4　未来发展

描述机器人手术的未来发展实际上几乎是多余的，因为该技术正在迅猛地发展中，我们所有的相关推测在本书出版之际都有可能成为现实甚至是历史，然而近期的一些研究的确可以帮助我们进行一些展望。在达芬奇 Xi 系统研究成功之前，机器人技术的开拓者们就不断地进行着各种技术革新。耳鼻喉科医生已经完全实现了经自然腔道的机器人手术，即经口机器人手术（trans-oral robotic surgery，TORS）平台。拥有多个机器人操纵尖端的单臂操作平台也在不断发展中，它将进一步改良单切口腹腔镜/机器人手术（SILS）的功能。活体实验已经证实了相关原理的可靠性[71]。泌尿外科的完全体内自体肾脏移植术也已经取得了重大进展。近来，这项技术已经用于实施机器人的经自然腔道内镜手术（natural orifice translumenal endoscopic surgery，NOTES）。经自然腔道手术评估研究联盟（NOSCAR）的建立，就是为了进一步探索该项技术的应用前景。该技术已被用来发展机器人辅助的经肛门内镜显微手术（transanal endoscopic microsurgery，TEM）[73, 74]，以及完全经肛门的全直肠系膜切除术（TME）[75]。

或许使用小型化机器人进行的各种经自然腔道内镜手术可以被称为真正的小切口手术。Zygomalas 发表过一篇关于各类微小机器人现状的精彩综述，详细介绍了体内机器人手术模型的各种尝试[76]。真正的微小化其实已经通过微机电系统（microelectromechanical systems，MEMS）获得了实现，但这些系统的主要问题在于规格缩小的同时也减少了机器人的力量，从而限制了它们的用途。同样地，纳米技术也在飞速发展，类似实验性的"微型机器人"已经实现并应用于有创的眼科手术中，证明了这种无线微型机器人的可靠性和有效性[77]。

技术的革新速度几乎和人类的想象力一样飞快。微创手术的实施不会因为患者的个人特征而受到限制，而只会受制于我们提出新想法的能力。未来手术机器人和它的延伸应用将具有无限可能，期待我们究竟能走多远是令人兴奋的一件事。或许电影"星际迷航"中描述的舰船医务室和"三录仪"很快就会成为现实。

1.5　要　点

- 现代机器人技术发源于美国 NASA 的虚拟现实研究计划。
- 首台可以实际应用的手术机器人是由美国国防先进技术研究计划署（DARPA）研发的格林远程呈现手术装置（Green Telepresence Surgery System）。
- Unimation's PUMA 系统是第一个应用于临床的机器人系统。
- AESOP 系统和达芬奇系统是同时独立研发的手术机器人系统。
- 目前机器人的临床应用领域越来越多，包括泌尿外科、妇科、结直肠手术和心脏手术等。

参考文献

[1] Yates DR, Vaessen C, Roupret M. From Leonardo to da Vinci: the history of robot-assisted surgery in urology. BJU Int, 2011,108(11):1708-1713; discussion 1714.

[2] Satava RM. Surgical robotics: the early chronicles: a personal historical perspective. Surg Laparosc Endosc Percutan Tech, 2002,12(1):6-16.

[3] Kwoh YS, Hou J, Jonckheere EA, et al. A robot with improved absolute positioning accuracy for CT guided stereotactic brain surgery. IEEE Trans Biomed Eng,1988,35(2):153-160.

[4] Falk V, Walther T, Autschbach R, et al. Robot-assisted minimally invasive solo mitral valve operation. J Thorac Cardiovasc Surg, 1998,115(2):470-471.

[5] Pugin F, Bucher P, Morel P. History of robotic surgery: from AESOP® and ZEUS® to da Vinci®. J Visc Surg, 2011,148(5 Suppl):e3-8.

[6] Schuessler WW, Schulam PG, Clayman RV,et al. Laparoscopic radical prostatectomy: initial short- term experience. Urology, 1997,50(6):854-857.

[7] Menon M, Tewari A, Baize B, et al. Prospective comparison of radical ret-ropubic prostatectomy and robot-assisted anatomic prostatectomy: the Vattikuti Urology Institute experience. Urology,2002,60(5):864-868.

[8] Lowrance WT, Eastham JA, Savage C, et al. Contemporary open and robotic radical prostatectomy practice patterns among urologists in the United States. J Urol, 2012,187(6):2087-2092.

[9] Tsui C, Klein R, Garabrant M. Minimally invasive surgery: national trends in adoption and future directions for hospital strategy. Surg Endosc, 2013, 27(7): 2253-2257.

[10] Trinh QD, Sammon J, Sun M, et al. Perioperative outcomes of robot-assisted radical prostatectomy compared with open radical prostatectomy: results from the nationwide inpatient sample. Eur Urol, 2012,61(4):679-685.

[11] American Cancer Society. What are the key statistics about kidney cancer, 2014. http://www.cancer.org/cancer/kidneycancer/detailedguide/kidney-cancer-adult-key-statistics . Accessed 25 Aug 2014.

[12] Huang WC, Levey AS, Serio AM, et al. Chronic kidney disease after nephrectomy in patients with renal cortical tumours: a retrospective cohort study. Lancet Oncol, 2006,7(9):735-740.

[13] Uzzo RG, Novick AC. Nephron sparing surgery for renal tumors: indications, techniques and outcomes. J Urol,2001,166(1):6-18.

[14] Abouassaly R, Alibhai SM, Tomlinson G,et al. Unintended consequences of laparoscopic surgery on partial nephrectomy for kidney cancer. J Urol, 2010,183(2):467-472.

[15] Benway BM, Bhayani SB, Rogers CG, et al. Robot assisted partial nephrectomy versus laparoscopic partial nephrectomy for renal tumors: a multi-institutional analysis of peri-operative outcomes. J Urol, 2009,182(3):866-872.

[16] Khalifeh A, Autorino R, Hillyer SP, et al. Comparative outcomes and assessment of trifecta in 500 robotic and laparoscopic partial nephrectomy cases: a single surgeon experience. J Urol, 2013,189(4):1236-1242.

[17] Liu JJ, Leppert JT, Maxwell BG,et al. Trends and perioperative outcomes for laparo-scopic and robotic nephrectomy using the National Surgical Quality Improvement Program (NSQIP) database. Urol Oncol, 2014,32(4):473-479.

[18] Stein JP, Lieskovsky G, Cote R, et al. Radical cyste-ctomy in the treatment of invasive bladder cancer: long-term results in 1054 patients. J Clin Oncol, 2001,19(3):666-675.

[19] Guillotreau J, Game X, Mouzin M, et al. Radical cystectomy for bladder cancer: morbidity of laparoscopic versus open surgery. J Urol,2009,181(2):554-559. discussion 559.

[20] Beecken WD, Wolfram M, Engl T, et al. Robotic-assisted laparoscopic radical cystectomy and intra-abdominal formation of an orthotopic ileal neobladder. Eur

Urol, 2003,44(3):337-339.

[21] Bochner BH, Sjoberg DD, Laudone VP, et al. A randomized trial of robot-assisted laparoscopic radical cystectomy. N Engl J Med, 2014,371(4):389-390.

[22] Niegisch G, Albers P, Rabenalt R. Perioperative complications and oncological safety of robot-assisted (RARC) vs. open radical cystectomy (ORC). Urol Oncol, 2014,32(7):966-974.

[23] Carpentier A, Loulmet D, Aupecle B, et al. Computer assisted open heart surgery. First case operated on with success. C R Acad Sci Ⅲ, 1998,321(5):437-442.

[24] Mihaljevic T, Jarrett CM, Gillinov AM, et al. Robotic repair of posterior mitral valve prolapse versus conventional approaches: potential realized. J Thorac Cardiovasc Surg, 2011,141(1):72-80. e1-4.

[25] Seco M, Cao C, Modi P, et al. Systematic review of robotic minimally invasive mitral valve surgery. Ann Cardiothorac Surg, 2013,2(6):704-716.

[26] Kent M, Wang T, Whyte R, et al. Open, video-assisted thoracic surgery, and robotic lobectomy: review of a national database. Ann Thorac Surg, 2014,97(1):236-242. discussion 242-4.

[27] Sarkaria IS, Rizk NP. Robotic-assisted minimally invasive esophagectomy: the Ivor Lewis approach. Thorac Surg Clin, 2014,24(2):211-222.

[28] Clinical Outcomes of Surgical Therapy Study Group. A comparison of laparoscopically assisted and open colectomy for colon cancer. N Engl J Med, 2004,350(20):2050-2059.

[29] Casillas Jr MA, Leichtle SW, Wahl WL, et al. Improved perioperative and short-term outcomes of robotic versus conventional laparoscopic colorectal operations. Am J Surg, 2014,208(1):33-40.

[30] Delaney CP, Lynch AC, Senagore AJ, et al. Comparison of robotically performed and traditional laparoscopic colorectal surgery. Dis Colon Rectum, 2003,46(12):1633-1639.

[31] Deutsch GB, Sathyanarayana SA, Gunabushanam V, et al. Robotic vs. Laparoscopic colorectal surgery: an institutional experience. Surg Endosc, 2012, 26(4): 956-963.

[32] deSouza AL, Prasad LM, Park JJ, et al. Robotic assistance in right hemicolectomy: is there a role. Dis Colon Rectum, 2010, 53(7):1000-1006.

[33] Heald RJ, Moran BJ, Ryall RD, et al. Rectal cancer: the Basingstoke experience of total mesorectal excision, 1978-1997. Arch Surg, 1998,133(8):894-899.

[34] deSouza AL, Prasad LM, Ricci J, et al. A comparison of open and robotic total mesorectal excision for rectal adenocarcinoma. Dis Colon Rectum, 2011, 54(3): 275-282.

[35] Baek JH, McKenzie S, Garcia-Aguilar J, et al. Onco-logic outcomes of roboticassisted total mesorectal excision for the treatment of rectal cancer. Ann Surg, 2010, 251(5): 882-886.

[36] Hara M, Sng K, Yoo BE, et al. Robotic-assisted surgery for rectal adenocarcinoma: short-term and midterm outcomes from 200 consecutive cases at a single institution. Dis Colon Rectum, 2014, 57(5): 570-577.

[37] Saklani AP, Lim DR, Hur H, et al. Robotic versus laparoscopic surgery for mid-low rectal cancer after neoadjuvant chemoradiation therapy: comparison of oncologic outcomes. Int J Colorectal Dis, 2013, 28(12): 1689-1698.

[38] Xiong B, Ma L, Zhang C, et al. Robotic versus laparoscopic total mesorectal excision for rectal cancer: a meta-analysis. J Surg Res, 2014, 188(2): 404-414.

[39] Kim JY, Kim NK, Lee KY, et al. A comparative study of voiding and sexual function after total mesorectal excision with autonomic nerve preservation for rectal cancer: laparoscopic versus robotic surgery. Ann Surg Oncol, 2011, 19(8): 2485-2493.

[40] Luca F, Valvo M, Ghezzi TL, et al. Impact of robotic surgery on sexual and urinary functions after fully robotic nerve-sparing total mesorectal excision for rectal cancer. Ann Surg, 2013, 257(4): 672-678.

[41] D'Annibale A, Pernazza G, Monsellato I, et al. Total mesorectal excision: a comparison of oncological and functional outcomes between robotic and laparoscopic surgery for rectal cancer. Surg Endosc, 2013, 27(6):1887-1895.

[42] Byrn JC, Hrabe JE, Charlton ME. An initial experience with 85 consecutive robotic-assisted rectal dissections: improved operating times and lower costs with experience. Surg Endosc, 2014, 28(11): 3101-3107.

[43] Ostrowitz MB, Eschete D, Zemon H, et al. Robotic-assisted single-incision right colectomy: early experience. Int J Med Robot, 2009, 5(4): 465-470.

[44] ACOG Committee Opinion No. 444: choosing the route of hysterectomy for benign disease. Obstet Gynecol, 2009, 14(5): 1156-1158.

[45] Rosero EB, Kho KA, Joshi GP, et al. Comparison of robotic and laparoscopic hysterec-tomy for benign gynecologic disease. Obstet Gynecol, 2013, 122(4): 778-786.

[46] Liu H, Lu D, Wang L, et al. Robotic surgery for benign gynaecological disease. Cochrane Database Syst Rev, 2011: 2, CD008978.

[47] Wright JD, Ananth CV, Lewin SN, et al. Robotically assisted vs laparo-scopic hysterectomy among women with benign gynecologic disease. JAMA, 2013, 309(7): 689-698.

[48] Weinberg L, Rao S, Escobar PF. Robotic surgery in gynecology: an updated systematic review. Obstet

Gynecol Int, 2011, 2011: 852061.

[49] Gaia G, Holloway RW, Santoro L, et al. Robotic-assisted hysterectomy for endometrial cancer compared with traditional laparoscopic and laparotomy approaches: a systematic review. Obstet Gynecol, 2010, 116(6): 1422-1431.

[50] Backes FJ, Brudie LA, Farrell MR, et al. Short- and long-term morbidity and outcomes after robotic surgery for comprehensive endometrial cancer staging. Gynecol Oncol, 2011, 125(3): 546-551.

[51] Cardenas-Goicoechea J, Shepherd A, Momeni M, et al. Survival analysis of robotic versus traditional laparoscopic surgical staging for endometrial cancer. Am J Obstet Gynecol, 2014, 210(2): 160.e1-e11.

[52] Jayaraman S, Davies W, Schlachta CM. Getting started with robotics in general surgery with cholecys-tectomy: the Canadian experience. Can J Surg, 2009, 52(5): 374-378.

[53] Salman M, Bell T, Martin J, et al. Use, cost, complications, and mortality of robotic versus nonrobotic general surgery procedures based on a nationwide database. Am Surg, 2013, 79(6): 553-560.

[54] Vidovszky TJ, Carr AD, Farinholt GN, et al. Single-site robotic cholecystectomy in a broadly inclusive patient population: a prospective study. Ann Surg, 2014, 260(1): 134-141.

[55] Konstantinidis KM, Hirides P, Hirides S, et al. Cholecystectomy using a novel Single-Site(®) robotic platform: early experience from 45 consecutive cases. Surg Endosc, 2011, 26(9): 2687-2694.

[56] Fourman MM, Saber AA. Robotic bariatric surgery: a systematic review. Surg Obes Relat Dis, 2011, 8(4): 483-488.

[57] Owen B, Simorov A, Siref A, et al. How does robotic anti-reflux surgery compare with traditional open and laparoscopic techniques: a cost and outcomes analysis. Surg Endosc, 2014, 28(5): 1686-1690.

[58] Muller-Stich BP, Reiter MA, Wente MN, et al. Robot-assisted versus conventional laparoscopic fundoplication: short-term outcome of a pilot randomized controlled trial. Surg Endosc, 2007, 21(10): 1800-1805.

[59] Boggi U, Caniglia F, Amorese G. Laparoscopic robot-assisted major hepatectomy. J Hepatobiliary Pancreat Sci, 2014, 21(1): 3-10.

[60] Tsung A, Geller DA, Sukato DC, et al. Robotic versus laparoscopic hepatectomy: a matched comparison. Ann Surg, 2014, 259(3): 549-555.

[61] Lai EC, Yang GP, Tang CN. Robot-assisted laparoscopic liver resection for hepatocellular carcinoma: short-term outcome. Am J Surg, 2013, 205(6): 697-702.

[62] Orti-Rodriguez RJ, Rahman SH. A comparative review between laparoscopic and robotic pancreatico-duodenectomies. Surg Laparosc Endosc Percutan Tech, 2014, 24(2): 103-108.

[63] Zhang J, Wu WM, You L, et al. Robotic versus open pancreatectomy: a systematic review and meta-analysis. Ann Surg Oncol, 2013, 20(6): 1774-1780.

[64] Park JY, Kim YW, Ryu KW, et al. Emerging role of robot-assisted gastrectomy: analysis of consecutive 200 cases. J Gastric Cancer, 2013, 13(4): 255-262.

[65] Vasilescu C, Stanciulea O, Tudor S. Laparoscopic versus robotic subtotal splenectomy in hereditary spherocytosis. Potential advantages and limits of an expensive approach. Surg Endosc, 2011, 26(10): 2802-2809.

[66] Sun GH, Peress L, Pynnonen MA. Systematic review and meta-analysis of robotic vs conventional thyroid-ectomy approaches for thyroid disease. Otolaryngol Head Neck Surg, 2014, 150(4): 520-532.

[67] Abdelgadir Adam M, Speicher P, Pura J, et al. Robotic thyroidectomy for cancer in the US: patterns of Use and short-term outcomes. Ann Surg Oncol, 2014, 21(12): 3859-3864.

[68] O'Malley Jr BW, Weinstein GS, Snyder W, et al. Transoral robotic surgery (TORS) for base of tongue neoplasms. Laryngoscope, 2006, 116(8): 1465-1472.

[69] Hans S, Delas B, Gorphe P, et al. Transoral robotic surgery in head and neck cancer. Eur Ann Otorhinolaryngol Head Neck Dis, 2011, 129(1): 32-37.

[70] Van Abel KM, Moore EJ. The rise of transoral robotic surgery in the head and neck: emerging applications. Expert Rev Anticancer Ther, 2011, 12(3): 373-380.

[71] Wortman TD, Mondry JM, Farritor SM, et al. Single-site colectomy with miniature in vivo robotic platform. IEEE Trans Biomed Eng, 2013, 60(4): 926-929.

[72] Gordon ZN, Angell J, Abaza R. Completely intracor-poreal robotic renal autotransplantation. J Urol, 2014, 192(5): 1516-1522.

[73] Hompes R, Rauh SM, Ris F, et al. Robotic transanal minimally invasive surgery for local excision of rectal neoplasms. Br J Surg, 2014, 101(5): 578-581.

[74] Bardakcioglu O. Robotic transanal access surgery. Surg Endosc, 2013, 27(4): 1407-1409.

[75] Gomez Ruiz M, Palazuelos CM, Martin Parra JI, et al. New technique of transanal proctectomy with completely robotic total mesorrectal excision for rectal cancer. Cir Esp, 2014, 92(5): 356-361.

[76] Zygomalas A, Kehagias I, Giokas K, et al. Miniature surgical robots in the Era of NOTES and LESS: dream or reality. Surg Innov, 2015, 22(1): 97-107.

[77] Ullrich F, Bergeles C, Pokki J, et al. Mobility experiments with microrobots for minimally invasive intraocular surgery. Invest Ophthalmol Vis Sci, 2013, 54(4): 2853-2863.

第2章 | 机器人技术在结直肠手术中的发展

摘要： 机器人手术的发展与查尔斯·达尔文（图2.1）在其开创性的论文《物种起源》中所描述的过程基本一致。自然选择理论的前提是生物的某些遗传性状将有利于增强物种的适应性和繁育能力。那些适应生存环境的生物将持续繁衍、传递遗传物质并存活下去。微创手术（minimally invasive surgery, MIS）的发展也采取了同样的方式：提高患者的预后，明确自身在外科应用中的优势，并持续发展壮大。

关键词： 发展；历史；机器人手术；结直肠手术；微创手术

> 在人类（和动物）的漫长进化过程中，那些学会了协作和随机应变的群体最终取得了胜利。
>
> ——查尔斯·达尔文

2.1 引　言

机器人手术的发展与查尔斯·达尔文（图2.1）在其开创性的论文《物种起源》中所描述的过程基本一致。自然选择理论的前提是生物体的某些遗传性状将有利于增强物种的适应性和繁育能力。那些适应生存环境的生物体将持续繁衍、传递遗传物质并存活下去。微创手术（minimally invasive surgery, MIS）的发展也采取了同样的方式：提高患者的预后，明确自身在外科应用中的优势，并持续发展壮大。

科技革新有助于新型手术技术的发展，并已经在某些领域改变了手术治疗的标准。腹腔镜胆囊切除术与之前的开腹手术相比具有非常明确的优势。从术后疼痛的减轻到住院时间的缩短，以及该术式在短期预后方面的优越性，使其迅速成为常规胆囊疾病的标准治疗方式[1-4]。虽然没有完全消失，但每年仅有不到10%的胆囊切除术是通过开腹手术实现的。同样，常规的输卵管结扎也几乎完全采用了腹腔镜方式，以避免开腹手术不必要的并发症。

目前已经证明了腹腔镜结肠切除术在肿瘤学方面的可靠性，并可有效减少术后疼痛和住院时间[5-8]。之后该术式经历了较为稳定的发展，其比例占结直肠切除术的近乎50%。由于较高的技术难度和较长的学习曲线[9,10]，腹腔镜技术并未取得广泛的应用，这可能预示着它只是一种可供选择的手术方式。必须承认的是，由于在患者预后和可行性方面并未显示出足够显著的优势，腹腔镜下结肠手术还无法代替标

E. R. Raskin, M.D., F.A.C.S., F.A.S.C.R.S.(✉)
Division of Colon and Rectal Surgery,
Department of Surgery, University of Minnesota,
St. Paul, MN, USA
e-mail: eraskin@crsal.org

© Springer International Publishing Switzerland 2015
H. Ross et al. (eds.), *Robotic Approaches to Colorectal Surgery*,
DOI 10.1007/978-3-319-09120-4_2

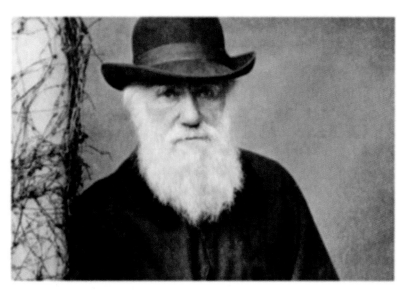

图 2.1　查尔斯·达·芬奇

准的开腹手术方式[11]。部分腹腔镜结肠切除术的技术障碍包括照明不足、2D 图像的低分辨率、手眼配合的不协调、腹腔镜操作器械灵巧性不足，以及精确触觉反馈的缺失等。

进化是一种建立在稳定、随机突变基础上的概念。虽然机器人技术的诞生并非随机，而是一种有意的创新，但其在外科领域的应用也可以被认为是一种类似的"突变"。从最早用来实施更为精准的脑和前列腺组织活检的 PUMA560 系统，到可使外科医生实施微创手术的 ZEUS 和达芬奇系统，机器人技术已经作为一种微创手术的方式，用来解决腹腔镜的技术限制，并给予患者更多的益处。从最早被应用于心胸外科，机器人手术已经扩展至泌尿外科、妇科、耳鼻喉科和结直肠外科等领域。在结直肠手术方面，外科医生们已经报道了他们在照明、器械灵巧性和最新机器人操作平台稳定性方面的很多进步。本章将阐述机器人技术和机器人手术技巧的发展过程。

2.2　腹腔镜手术的起源

使用管状工具和原始光源探索人体内未知的腔隙这一行为最早见于古代美索不达米

亚和希腊的史前文明。然而现代内镜技术直到 19 世纪早期才正式出现，几个欧洲医生发明制作了第一台膀胱内镜，用以观察阴道、尿道及膀胱内部。德国外科医生 Georg Kelling（1866—1945）将膀胱内镜插入实验狗的腹部，随后又用尸体和活人进行实验，并于 1901 年创造了名词"celiacoscopy"（腹腔内镜）。Kelling 起初是为了通过在腹腔内打入高压空气（Lufftamponade）实现抑制腹腔内出血的目的，而为了评估高压空气对腹腔内脏器的影响，他想到了插入膀胱内镜观察的方法。

然而 Kelling 从未公开发表过他的实验结果，瑞典的一位内科医生 Hans Christian Jacobaeus（1879—1937）报道了 1910 年他首次应用胸腹腔镜（laparothoracoscopy）研究气腹治疗结核性腹膜炎的情况。Jacobaeus 记录了这种新式内镜技术在 97 例患者身上的应用，他利用患者自体产生的大量腹水作为腹腔加压和保护肠道损伤的方法。

之后的 50 年腹腔镜技术发展缓慢，但美国外科医生 Raoul Palmer 于 20 世纪 50 年代早期报道的第一例诊断性腹腔镜又使其重获关注。德国妇科医生 Kurt Semm 在 20 世纪 50 年代中期引领了盆腔镜和腹腔镜的使用，开展了微创子宫附件切除术、子宫切除术及阑尾切除术等。作为一名工具制造者，他发明了许多精致的腹腔镜器械，如 CO_2 充气机、热凝固器和一些体内打结工具。不幸的是，Semm 医生的妇科同行及很多国际组织粗鲁地嘲讽他，要求对其进行"脑部扫描"，因为"只有大脑损伤的人才会去做腹腔镜手术"[13]。即使这样，凭着热情和坚持不懈的意志，Semm 仍坚持自己的研究工作，并在欧美各国影响了很多具有开放思维的外科医生。

20 世纪晚期，腹腔镜技术进入了开创性及多元化的时代。腹腔镜胆囊切除术最早分别由 Erich Mühe（德国，1985），Philippe Mouret（法国，1987），Francois Dubois（法国，1988），以及 McKernan/Saye（美国，1988）独立报道。1986 年 Erich Mühe 向德国外科学会（German Surgical Society，GSS）年会提交自己的第一台腹腔镜胆囊切除术的论文时，同 Semm 医生在 30 多年前的遭遇一样，他的文章被拒绝了。然而因为 Mühe 为腹腔镜手术发展做出的巨大贡献，1992 年德国外科学会给予了他最高荣誉。在这些早期的腹腔镜手术中，已经使用了 Trocar、血管夹、特殊的抓持器和剪刀等。Mühe 使用自己发明的特制"胆囊镜（galloscope）"完成了最早的腹腔镜胆囊切除术（图 2.2）。这种胆囊镜由侧视镜、光源、充气管和带阀门的套管组成。Mühe 早期采取了单孔入路的方式，称为"开放管道的腹腔镜胆囊切除术"，手术中需要在胆囊正上方腹壁切开一个约 2.5cm 的小口放入胆囊镜，同时不需要打入气腹[14,15]。这种方式没有得到普遍的应用，因为气腹下的多孔入路可以获得更好的手术视野和更大的器械操作幅度。

在腹腔镜胆囊切除术得到应用的同时，外科医生开始探索腹腔镜技术的其他应用，比如阑尾切除术、肾上腺切除术、胃切除术和结肠切除术等。许多大型的随机对照临床试验证明了腹腔镜结肠切除术在良恶性结直肠疾病中的可行性、安全性和肿瘤学可靠性[16-18]。

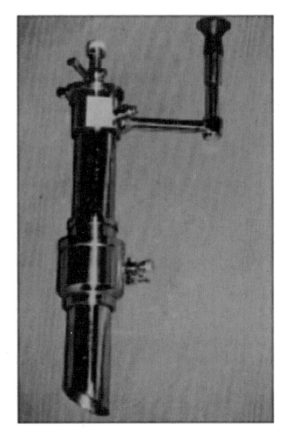

图 2.2　Mühe 使用的"胆囊镜"（galloscope），完成了第一台腹腔镜胆囊切除术

2.3　机器人技术

手术机器人技术的最初目的是提高组织活检的精确性，更复杂的机器人手术平台是由美国 NASA 和军方组织为了实现远程监控手术发展而来的。远程监控手术指的是在手术室以外的远处实施手术，比如战场或空间站等。当医学家们知道这种技术后，他们立即意识到机器人技术在手术室中可以得到很好的应用。外科医生与机器人专家合作设计制造了多种远程监控手术设备，比如 AESOP、PROBOT 和 ROBODOC 系统等，用以完成一些特定的手术操作（如声控设备、"第三臂"摄像辅助、高精度前列腺活检及髋关节置换中股骨的操作等）[19]。AESOP 的声控技术被 Computer Motion 公司兼容于 ZEUS 机器人手术系统（ZEUS Robotic Surgical System，ZRSS），

后者是一种早期的由三支机械臂组成的主从式操作平台，由外科医生坐在远程控制台处进行操作。ZRSS 于 2001 年通过了美国 FDA 的审批，但在 2003 年 Computer Motion 和 Intuitive Surgical 公司合并时停止了生产。

2000 年，Intuitive Surgical 公司推出了他们第一个经美国 FDA 批准的机器人手术平台：达芬奇系统，该系统已成为当前应用最广泛的手术平台。达芬奇手术系统包含了患者侧的机械臂系统，由在控制台的外科医生用食指和拇指来远程控制该系统的 4 支机械臂。

2.4 感光组件

从单细胞生物原始的感光"眼点"，到脊椎动物复杂的光学感知系统，感光器官历经了 5 亿 4 千万年的演化才形成现在的样子。幸运的是，手术感光组件的发展要远远短于这一时间。依靠早期一些远见者做出的杰出贡献，比如奥地利人 Philipp Bozzini，他于 1805 年发明的 Lichtleiter（德语：光导体）被认为是第一台照明内镜（图 2.3），由一个基本的观察管道、一系列反光镜和一个作为光源的蜡烛组成，还有德国牙医 Julius Bruck，他在 1867 年第一次将医用内镜和电光源连接在了一起，从而使物理学家们开始为了提高外科手术技术而努力推动医用光学仪器的发展。20 世纪 50 年代光纤技术的发展使照明技术的飞跃成为可能，但也暴露出透镜设计落后的缺陷。早期的内镜中需要一系列小透镜才能实现功能，但高质量透镜的制作极其困难。英国物理学家 Harold Hopkins 将自己"棒状透镜"的设计公之于众，它应用了棒状玻璃传导光线，也使更小直径的内镜得以产生。

在 20 世纪 70 年代医用模拟摄像机被连接于内镜之前，外科医生需要使用目镜来观察手术野。1982 年，医用摄像机开始利用硅晶片技术或电荷耦合装置（charge-coupled devices，CCD），这一开创性的技术可以记录手术影像

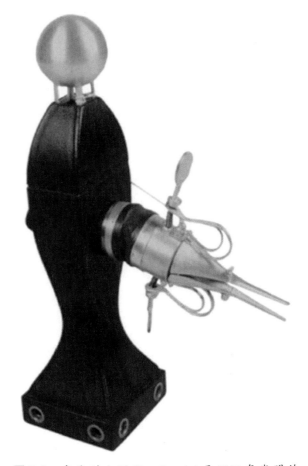

图 2.3　奥地利人 Philipp Bozzini 于 1805 年发明的 Lichtleiter（德语：光导体）被认为是第一台照明内镜，它由一个基本的观察管道、一系列反光镜和一个作为光源的蜡烛组成

的数字图片，相对于前期的模拟信号摄像机，其图像的传输效率和分辨率都更高。整个手术团队都可以通过监视器实时观看这些高质量的图像。标准的腹腔镜手术图像是 2D 的，因此也会造成双眼线索的缺失、深度感知的限制和运动视差的增加[20]。

机器人显像技术对微创手术的感光仪器进行了改革，允许在远程控制台观看手术野的 3D 图像。3D 技术主要建立在立体视觉和深度感觉的营造上。机器人系统通过两个摄像机和两个不同的镜头来重现术野的深度，为术者的两只眼睛投影出稍有差别的图像。3D 图像是大脑记录双眼视差的结果。而深度感觉的加强可以使体内打结及缝合等微创操作的学习曲线显著缩短[21, 22]。

2.5　手术机械臂

立体视觉的获得伴随着手术机械臂抓握能力的提高。由于手指尖汇集了全身最为密集的末梢神经，手成为人类主要的触觉器官。手所产生的触觉反馈负责对物体的密度和质地进行立体识别和判读，这也是手术操作必需的基本技能。微创手术逐渐成为常见技术的同时，手对术野的直接感觉由坚硬的腹腔镜器械所产生的粗糙反馈所代替。灵活性和动作幅度的下降经常被认为是腹腔镜手术的缺陷，进而造成了复杂微创手术学习时间较长的弊端。最新机器人系统的机械臂正尝试用"腕状装置"恢复上述部分功能，该装置与人类手腕类似，可以实现 90° 的转角和 7 个自由度。由于该系统并没有触觉反馈的功能，因此有人提出了"外科联觉（surgical synesthesia）"的概念，即研究触碰物体时通过视觉来提示触觉的感受[20, 23, 24]。

除了特殊的机械臂外，机器人手术平台可以进行许多精巧的操作，比如切开、处理组织和缝合等。机器人系统对术者双手震颤的抵消也被视为相较于腹腔镜或开腹手术的优势之一。

2.6　机器人手术中针对外科医生的人体工程学

传统腹腔镜手术中长时间的人体工程学压力可以造成术者的慢性骨骼肌和椎间盘损伤[25-27]。直硬的腹腔镜器械造成的不协调的技术动作，术者不适的姿势和不符合人体工程学的操作台位置，都常常会造成手术者的背部、颈部和肩部的慢性损伤[28]。外科医生腹腔镜手术的数量和超额的工作负荷与慢性骨骼肌疼痛和不适显著相关[29]。研究显示，机器人手术可以减少外科医生在术中的疲劳，因为术者可以坐在较为舒适的操作台内使用轻便的控制装置。

在一项定量比较传统腹腔镜手术和机器人辅助手术术者肌肉活动情况的研究中，科学家记录了肱二头肌、肱三头肌、三角肌和斜方肌肌群的表面肌电图信号[30]。结果显示在腹腔镜手术中肱二头肌、肱三头肌和三角肌的肌肉活动较机器人辅助手术明显增加，而斜方肌的活动水平在两种术式中基本相同。这些结果说明了更符合人体工程学的机器人平台可能减少外科医生长时间的肌肉疲劳，进一步改善工作效率，延长工作时间。

2.7　机器人手术技术的发展

经过实验室和手术室坚持不懈地努力，机器人手术技术得到了很大的发展。从 Trocar 的数量到仪器的放置，当前手术器械的配置经过许多试错过程后，已经基本确定了下来。一些早期的手术记录描述了心血管外科和妇科中的机器人技术。2000 年，Kappert 等报道了他们在不开胸冠脉搭桥术中使用的"三孔"入路机器人手术[31]，而 Lapietra 等也描述了在机器人二尖瓣手术中使用的三孔入路术式（1 个胸腔镜孔，2 个持针器孔）[32]，术者在第 7 肋间加上了第 4 个"辅助孔"，用以传递缝线、放置牵开翼和瓣膜假体。在最早的机器人子宫加双侧附件切除术中，Diaz-Arrastia 描述了 4 孔或 5 孔入路的手术方式，包括 1 个摄像头孔、2 个机械臂孔和 1~2 个腔镜辅助孔[33]。

Trocar 的放置方法基于腔镜手术中围绕目标器官的三角形划分概念。然而机器人手术中穿刺孔的位置需要相对独立的空间，以避免机械臂插入时的碰撞。患者的体型也会影响 Trocar 的位置，比如瘦小患者的体腔空间局限，或肥胖患者的腹部体表标志模糊不清等。现在一般推荐 Trocar 之间的距离至少为 8cm，同时摄像头孔和目标器官的距离为 18~20cm。另外，穿刺孔距离旁边的髂骨嵴应留够至少 2~3cm 的空间。早期机器人手术应用的是三臂的达芬奇标准手术系统，该系统在数年后才添加了第四个机械臂，并升级为达芬奇 S 型系统。

Esposito 等描述了他们在根治性前列腺切除术中应用四臂手术系统的情况，明确了第 4 个机械臂回缩和旋转动作在手术关键步骤中的优势：如膀胱颈和精囊腺的解剖，前列腺和直肠的分离，血管蒂和神经血管束的解剖等[34]。将第 4 臂在固定位置锁定后，原有操作臂的解剖和暴露动作会更加高效。Newlin 等在上消化道手术中也报道了相似的结果，但同时警告说，固定的牵开臂在组织活动时可能存在撕脱的风险[35]。

结直肠手术操作的报道开始于 21 世纪早期，研究者往往着重强调"单人手术"的种种优势[36]。这些文献大部分描述的是一种"联合"的手术方式，即部分操作是在标准的腹腔镜下完成的[37-39]。不同于泌尿外科与妇科手术，结直肠手术需要在多个腹腔区域内进行解剖和操作。一台完整的联合机器人辅助乙状结肠前切除吻合术，包括了腹腔镜辅助游离结肠脾曲，腹腔镜切割缝合器横断肠道，以及腹腔镜下闭合装置对血管等的离断等，而机器人则主要用于盆腔部分的解剖。完全由机器人实施的结直肠切除技术在"两次对接"的方法支持下逐渐形成[40-43]。Koh 等报道了应用"两步法"完成机器人左半结肠和直肠的切除术[40]。第一阶段包括接入机械臂

解剖左半结肠，以便完成脾曲的游离、结肠的松解及血管的结扎，而第二次机械臂的对接则可以完成盆腔部分的解剖。

当新的机器人系统（比如达芬奇 S、Si 和 Xi 系统）在提升了机械臂的动作幅度并减少了空间的需求后，外科医生找到了最佳的 Trocar 放置方法，从而发明了完全机器人的单步骤切除术[44-46]。这种"一步法"的全直肠系膜切除术（TME）包括首先应用 3 个机械臂来完成初步暴露、主要血管结扎、降结肠及脾曲的游离等[44]，然后再通过接入第 4 个机械臂完成全直肠系膜的解剖（图 2.4）。

2.8　总　结

从最初由蜡烛和反光镜组成的光学装置，到如今世界范围内采用的新式、复杂的机器人手术系统，外科领域在过去的 150 年间一直在稳步地持续革新中。微创手术的理念已经被证明可以改善患者近期及远期的预后。但结直肠手术及其他外科领域并未完全采纳微创的方法，这也反映了腔镜手术的一些局限性。虽然最初是为了实现远程监控手术的目的，但机器人手术技术主要被用于解决标准腔镜手术的一些技术局限。手术技术与器械和机器人手术系

左上腹操作时的 Trocar　　　　　　盆腔操作时的 Trocar

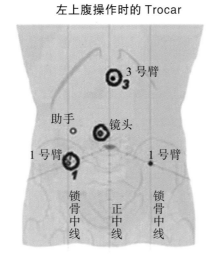
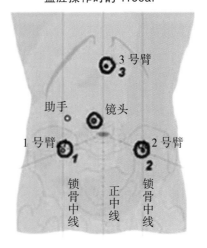

图 2.4　全直肠系膜切除术（TME）的"一步法"技术

统一起发展创新。其他外科领域的机器人使用经验也有助于改进机械臂的放置和第 4 个机械臂的应用。结直肠手术领域也已经发展出了许多机器人技术的应用方法，包括联合或单纯机器人的术式，运用了不同的机械臂对接方式来改善术中的解剖和游离。随着外科医生、工程师和发明家的不断合作，机器人手术的能力在未来的某一天必定会因为我们人类想象力的匮乏而受到制约。

参考文献

[1] Neugebauer E, Troidi H, Spangenberger W, et al. Conventional versus laparoscopic cho-lecystectomy and the randomized controlled trial: Cholecystectomy Study Group. Br J Surg, 1991,78(2):150-154.

[2] Kunz R, Ortu K, Vogel J, et al. Laparoscopic cholecystec-tomy versus mini-laparoscopic cholecystectomy: results of a prospective, randomized study. Chirurg, 1992, 63(4): 291-295.

[3] Trondsen E, Reiertsen O, Anderson OK, et al. Laparoscopic and open cholecystectomy. A pro-spective, randomized study. Eur J Surg, 1993, 159(4): 217-221.

[4] Barkun JS, Barkun AN, Meakins JL. Laparoscopic versus open cholecystectomy: the Canadian experi-ence. The McGill Gallstone Treatment Group. Am J Surg, 1993, 165(4): 455-458.

[5] Jacobs M, Verdeja JC, Goldstein HS. Minimally inva-sive colon resection (laparoscopic colectomy). Surg Laparosc Endosc, 1991, 1(3): 144-150.

[6] Lacy AM, Garcia-Valdecasas JC, Delgado S, et al. Laparoscopy-assisted colectomy versus open colectomy for treatment of non-metastatic colon cancer: a randomised trial. Lancet, 2002, 359(9325): 2224-2229.

[7] Kuntz C, Wunsch A, Rosch R, et al. Short- and long-term results after lapa-roscopic vs conventional colon resection in a tumor-bearing small animal model. Surg Endosc, 2000, 14(6): 561-567.

[8] Biondi A, Grosso G, Mistretta A, et al. Laparoscopic-assisted versus open surgery for colorectal cancer: short-and long-term outcomes comparison. J Laparoendosc Adv Surg Tech A, 2013, 23(1):1-7.

[9] Tekkis PP, Senagore AJ, Delany CP, et al. Evaluation of the learning curve in laparoscopic colorectal surgery: comparison of right-sided and left-sided resections. Ann Surg, 2005, 242: 83-91.

[10] Reichenbach DJ, Tackett AD, Harris J, et al. Laparoscopic colon resection early in the learning curve: what is the appropriate setting? Ann Surg, 2006, 243: 730-735.

[11] Biondi A, Grosso G, Mistretta A, et al. Laparoscopic vs. open approach for colorectal cancer: evolution over time of minimal invasive surgery. BMC Surg, 2013, 13 Suppl 2: S12.

[12] Litzynski GS. Laparoscopy—the early attempts: spot-lighting Georg Kelling and Hans Christian Jacobaeus. JSLS, 1997, 1(1): 83-85.

[13] Bhattacharya K. Kurt Semm: a laparoscopic crusader. J Minim Access Surg, 2007, 3(1): 35-36.

[14] Reynolds W. The fi rst laparoscopic cholecystectomy. JSLS, 2001, 5(1): 89-94.

[15] Dobbins TA, Young JM, Solomon MJ. Uptake and outcomes of laparoscopically assisted resection for colon and rectal cancer in Australia: a population-based study. Dis Colon Rectum, 2014, 57(4): 415-422.

[16] Fleshman J, et al. Laparoscopic colectomy for cancer is not inferior to open surgery based on 5-year data from the COST Study Group trial. Ann Surg, 2007, 246(4): 655-662.

[17] Jayne DG, et al. Randomized trial of laparoscopic-assisted resection of colorectal carcinoma: 3-year results of the UK MRC CLASICC Trial Group. J Clin Oncol, 2007, 25(21): 3061-3068.

[18] Guillou PJ, et al. Short-term endpoints of conven-tional versus laparoscopic-assisted surgery in patients with colorectal cancer (MRC CLASICC trial): multi-centre, randomised controlled trial. Lancet, 2005, 365(9472): 1718-1726.

[19] Lafranco A, Castellanos A, Desai J, et al. Robotic surgery: a current perspective. Ann Surg, 2004, 239(1): 14-21.

[20] Healey A. Speculation on the neuropsychology of teleoperation: implications for presence research and minimally invasive surgery. Presence, 2008, 17(2): 199-211.

[21] Buckley CE, et al. The impact of aptitude on the learning curve for laparoscopic suturing. Am J Surg, 2014, 207(2): 263-270.

[22] Mistry M, Roach VA, Wilson TD. Application of ste-reoscopic visualization on surgical skill acquisition in novices. J Surg Educ, 2013, 70(5): 563-570.

[23] Tewari AK, et al. Visual cues as a surrogate for tactile feedback during robotic-assisted laparoscopic prostatectomy: posterolateral margin rates in 1340 consecutive patients. BJU Int, 2010, 106(4): 528-536.

[24] Lécuyer A. Simulating haptic feedback using vision: a survey of research and applications of pseudo-

haptic feedback. Presence, 2009, 18: 139-153.

[25] Cass GK, Vyas S, Akande V. Prolonged laparoscopic surgery is associated with an increased risk of vertebral disc prolapse. J Obstet Gynaecol, 2014, 34(1): 74-78.

[26] Tiiam IM, Goossens RH, Schout BM, et al. Ergonomics in endourology and laparoscopy: an overview of musculoskeletal problems in urology. J Endourol, 2014, 28(5): 605-611.

[27] Zihni AM, Ohu I, Cavallo JA, et al. Ergonomic analysis of robot-assisted and traditional laparoscopic procedures. Surg Endosc, 2014, 28(12): 3379-3384.

[28] Zihni AM, Ohu I, Cavallo JA, et al. FLS tasks can be used as an ergonomic discrimi-nator between laparoscopic and robotic surgery. Surg Endosc, 2014, 28(8): 2459-2465.

[29] Stomberg MW, Tronstad SE, Hedberg K,et al. Work-related mus-culoskeletal disorders when performing laparoscopic surgery. Surg Laparosc Endosc Percutan Tech, 2010, 20(1): 49-53.

[30] Lee GI, Lee MR, Clanton T, et al. Comparative assessment of physical and cognitive ergonomics associated with robotic and tra-ditional laparoscopic surgeries. Surg Endosc, 2014, 28(2): 456-465.

[31] Kappert U, et al. Robotic coronary artery surgery: the evolution of a new minimally-invasive approach in coronary artery surgery. Thorac Cardiovasc Surg, 2000, 48(4): 193-197.

[32] Lapietra A, et al. Robotic-assisted instruments enhance minimally-invasive mitral valve surgery. Ann Thorac Surg, 2000, 70(3): 835-838.

[33] Diaz-Arrastia C, Jurnalov C, Gomez G, et al. Laparo-scopic hysterectomy using a computer-enhanced surgical robot. Surg Endosc, 2002, 16(9): 1271-1273.

[34] Esposito MP, Ilbeigi P, Ahmed M, et al. Use of fourth arm in da Vinci® robot-assisted extraperitoneal laparoscopic prostatectomy: novel technique. Urology, 2005, 66(3): 649-652.

[35] Newlin ME, Melvin SW. Initial experience with the four-arm computer-enhanced telesurgery device in foregut surgery. J Laparoendosc Adv Surg Tech A, 2004, 14(3): 121-124.

[36] Hildebrandt U, Plusczyk T, Kessler K, et al. Single-surgeon surgery in laparoscopic colonic resection. Dis Colon Rectum, 2003, 46(12): 1640-1645.

[37] Zimmern A, Prasad L, Desouza A, et al. Robotic colon and rectal surgery: a series of 131 cases. World J Surg, 2010, 34(8): 1954-1958.

[38] Baik SH, et al. Robotic tumor-specifi c mesorectal excision of rectal cancer: short-term outcomes of a pilot randomized trial. Surg Endosc, 2008, 22: 1601-1608.

[39] Hellan M, Anderson C, Ellenhorn JD, et al. Short-term outcomes after robotic-assisted total mesorectal excision for rectal cancer. Ann Surg Oncol, 2007, 14: 3168-3173.

[40] Koh DC, Tsang CB, Kim SH. A new application of the four-arm standard da Vinci® surgical system: totally robotic-assisted left-sided colon or rectal resection. Surg Endosc, 2011, 25(6): 1945-1952.

[41] Baik SH, et al. Robotic total mesorectal excision for rectal cancer using four robotic arms. Surg Endosc, 2008, 22(3): 792-797.

[42] D'Annibale A, Morpurgo E, Fiscon V, et al. Robotic and lapa-roscopic surgery for treatment of colorectal diseases. Dis Colon Rectum, 2004, 47(12): 2162-2168.

[43] Denoto G, Rubach E, Ravikumar TS. A standardized technique for robotically performed sigmoid colectomy. J Laparoendosc Adv Surg Tech A, 2006, 16(6): 551-556.

[44] Hellan M, Stein H, Pigazzi A. Totally robotic low anterior resection with total mesorectal excision and splenic fl exure mobilization. Surg Endosc, 2009, 23: 447-451.

[45] Choi DJ, Kim SH, Lee PJ, et al. Single-stage totally robotic dissection for rectal cancer surgery: technique and short-term outcome in 50 consecutive patients. Dis Colon Rectum, 2009, 52(11): 1824-1830.

[46] Luca F, et al. Full robotic left colon and rectal cancer resection: technique and early outcome. Ann Surg Oncol, 2009, 16(5): 1274-1278.

第3章 机器人手术系统概述

Jacob Eisdorfer, David E. Rivadeneira

摘要：过去30年来，微创结直肠手术的开展越来越普及。许多结直肠外科医生已将腹腔镜技术作为大多数情况下的首选。众所周知，腹腔镜手术具有切口小、术后疼痛轻和住院时间短等优点。机器人技术是腹腔镜结直肠手术的一种替代方法，很多人甚至认为机器人技术才是微创操作的最佳途径。自2001年首次用于结直肠手术以来，机器人技术迅速得到普及。2007—2011年，全世界机器人辅助微创手术的数量上涨了约3倍（从80 000例到205 000例）。本章我们将讨论常用的机器人系统，机器人手术的优缺点，以及医疗机构中影响机器人手术项目是否成功的一些注意事项。

关键词：机器人；机器人手术；微创手术；机器人系统；达芬奇；结直肠手术；机器人视频系统；床旁机械臂系统

3.1 引 言

过去30年来，微创结直肠手术的开展越来越普及。许多结直肠外科医生已将腹腔镜技术作为大多数情况下的首选。众所周知，腹腔镜手术具有切口小、术后疼痛轻和住院时间短等优点。机器人技术是腹腔镜结直肠手术的一种替代方法，很多人甚至认为机器人技术才是微创操作的最佳途径。自2001年首次用于结直肠手术以来，机器人技术迅速得到普及[1]。2007—2011年，全世界机器人辅助微创手术的数量上涨了约3倍（从80 000例到205 000例）[2]。

本章我们将讨论常用的机器人系统、机器人手术的优缺点及医疗机构中影响机器人手术项目是否成功的一些注意事项。

3.2 常用机器人系统和组件的介绍

当前最常用的手术机器人是达芬奇Si系统（Intuitive Surgical, Inc., Sunnyvale, CA）。它由视频系统、床旁机械臂系统及医生控制台组成。首先，视频系统（图3.1）包括一个触摸屏显示器，可以提供患者床旁音频和视频的交互控制，并允许在屏幕上直接进行"远程"描画，这一功能在试图向正在手术的医生指出某些解剖结构时尤其实用。视频系统是机器人系统的核心，也是机器人发挥功能的关键。能

J. Eisdorfer, D.O., F.A.C.S. • D. E. Rivadeneira, M.D., M.B.A., F.A.S.C.R.S. (✉)
North Shore-LIJ Health System, Huntington Hospital, Hofstra School of Medicine,
321 B Crossways Pk. Dr., Woodbury, NY 11797, USA
e-mail: drivadeneira@nshs.edu

© Springer International Publishing Switzerland 2015
H. Ross et al. (eds.), *Robotic Approaches to Colorectal Surgery*,
DOI 10.1007/978-3-319-09120-4_3

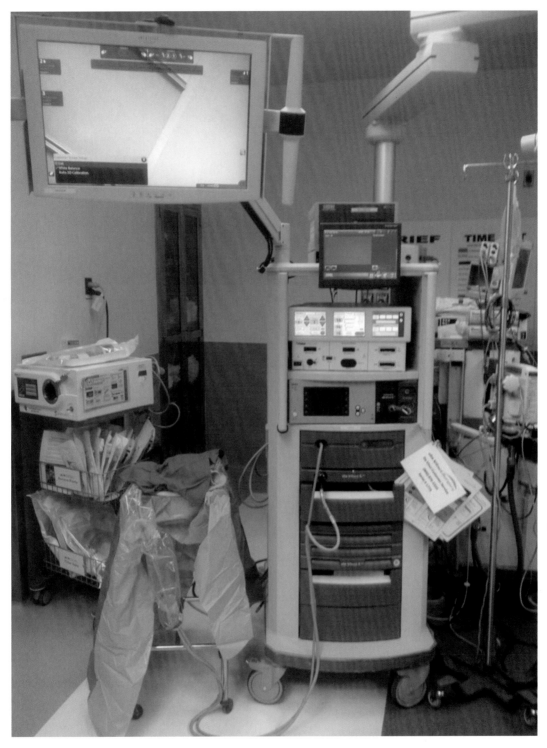

图 3.1　视频系统

够提供 3D、高分辨率图像的摄像装置也是视频系统的一部分，而照明器则是内镜的光源。当连接摄像装置时，可以选择 0° 或 30° 的内镜，后者可以选择朝上或朝下放置。3D 图像由安装于内镜上的两个 2~5mm 的独立镜头分别捕获，然后在医生控制台的两个目镜里显示出来（图 3.2），进而生成一个 3D、高分辨率、明亮和稳定的图像。

床旁机械臂系统（图 3.3）是直接接触患者的机器人组件。该系统包括数个用于定位机

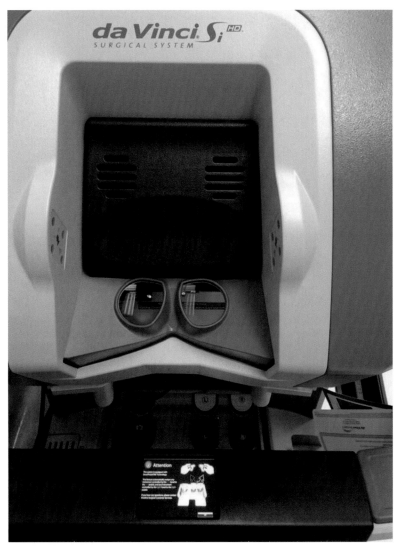

图 3.2　医生控制台的立体显示器

械臂的安装接头。机械臂系统一般有 3 个操作臂和 1 个镜头臂，安装接头可以连接操作臂和镜头臂，进而固定并控制手术器械和摄像头。镜头臂最重要的功能是提供绝对稳定的图像。每个臂都有独立的离合按钮，便于对接时进行移动。系统合适的位置将有利于扩大探查的范围并降低机械臂碰撞的可能性。一般情况下，腹壁镜头孔、目标器官和机械臂系统的中心柱应该置于一条直线上，这样才能使手术器械朝向机械臂系统的方向进行操作。镜头臂的第 2 个关节处应与 3 号臂相对，同时令镜头臂保持在其"最佳位点"（由第二个关节处的蓝色粗线进行界定，蓝色箭头应在蓝色粗线的边界之内）。这可以保证床旁机械臂系统与患者保持

在合适的距离，进而提高机械臂的机动性。最后，腹壁镜头孔、目标器官、镜头臂的离合按钮、镜头臂的第三关节和机械臂系统的中心柱应在同一条直线上。也有其他的机械臂对接方法，比如可以将目标器官与其余各点连线呈 30°~45° 的角度。操作臂之间应互相保持 45° 的夹角。如果术前能将机械臂系统摆放在一个很理想的位置，那么将极大地改善手术操作的流畅性。床旁机械臂系统的移动通过变挡开关和电机驱动控制。术者及室内护士们必须熟练掌握这些设备的操作，以便保证机器人系统正确地连接。将变挡开关旋至前进的档位（由"D"表示），机械臂系统即可由电机驱动至手术床旁。一般建议由两个人来完成系统的移动，一

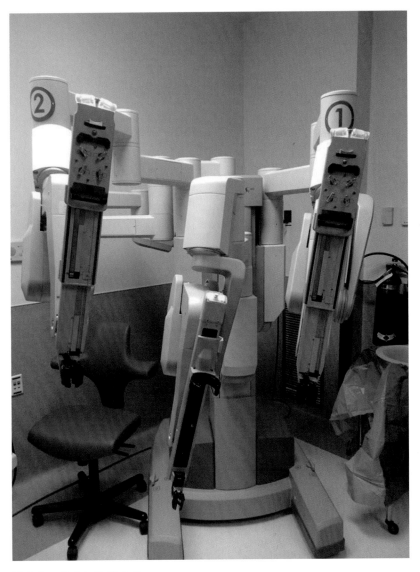

图 3.3　床旁机械臂系统

个人操作，另一个人指示方向。操作者握住驱动把手，向前旋转则机械臂系统向前移动，向后旋转则机械臂系统向后移动。当变挡开关位于空挡位置（由"N"表示）时，也可以通过人力来推动机械臂系统。当对接完毕准备启动时，变挡开关必须位于"D"挡才能激活机械臂系统的制动装置。而当套管插入任一端口时，电机将自动停止工作并防止机械臂系统在前进挡下移动。

医生控制台是外科医生与达芬奇系统的交互界面，它同样由很多组件构成。立体手术目镜可提供实时的 3D 高清术野图像，同时给予头颈部的支撑以增加术者的舒适度。手术目镜可以在术中同时显示各项系统设置的详细信息和图标，这些信息位于目镜的特定位置，可以实时提示术者操作系统的任何改变或错误。在手术目镜的旁边有一个红外感受装置，当术者的头部正对目镜时，此装置随即启动控制台和其他机器人组件；当术者的头部离开时，各个组件也随之停止活动，从而杜绝了器械意外移动造成的伤害。操作手柄（图 3.4）是术者用手指控制各类器械和内镜的位置（图 3.5），同时也是机械腕（EndoWrist）的控制装置，后者可以进行 7 个自由度、180° 屈伸和 540° 旋转等动作。操作手柄有舒适的人体工学设计和过滤震颤的功能，可以将术者的动作实时、

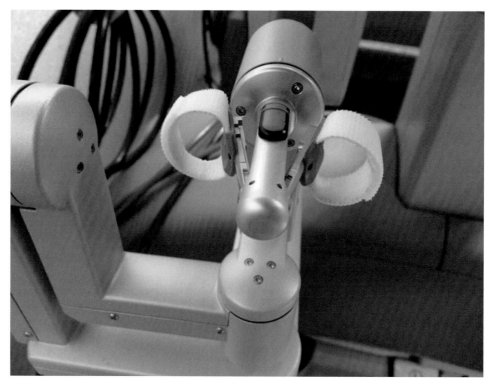

图 3.4 操作手柄

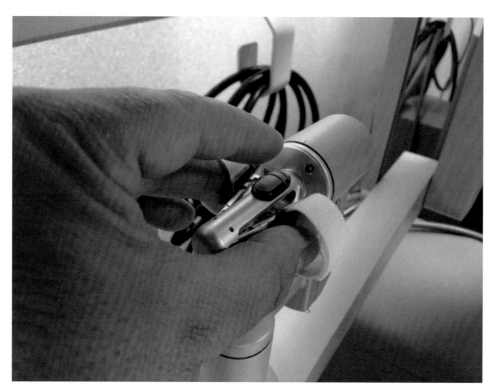

图 3.5 术者使用操作手柄

精准地到复制到床旁的机械臂系统。操作手柄可以使用手指或脚踏进行离合，不同点在于脚踏开关可以同时离合双侧手柄，而手指则只能离合单侧手柄。达芬奇 Si 机器人系统的操作手柄有 1.5 立方英尺的活动范围，术者必须随时调控手柄和手指离合装置，以便保持舒适的操作姿势并避免手柄间的互相碰撞。同时，术者必须抓紧操作手柄，注意手柄和体内机械腕位置的匹配，避免器械意外动作对组织造成的损伤。一般推荐随时保持操作手柄尖端的闭合，这样既可以防止器械损伤体内组织，又可以避免术者的肌肉疲劳。手臂支撑台的左侧面板上有人体工学控制杆，可以调整手术目镜的高度和倾斜度、手臂支撑台的高度及脚踏板（图 3.6）的前后位置。而右侧面板上有电源开关和紧急停止按钮（图 3.7）。电源开关可以单独启动医生控制台，或在连接其他组件时启动整个系统。按下紧急停止按钮可以自动停止系统的所有操作。中间的触摸屏可以控制系统的音频和视频，允许术者调整和保存个人的偏好。脚踏板上的控制开关可以移动机械臂、控制抓持及摄像、控制器械的复合动作等，同时还可以执行多种器械的特殊操作，比如激活单 / 双极器械或操作血管闭合器及切割缝合器等。Si 系统的脚踏板上有两层控制开关，同时侧面还有一个单独的开关。脚踏板右侧的 4 个开关可以控制两套器械的电切和电凝；而面板侧面的单独开关用于切换机械臂的控制，左侧的两个开关用于控制摄像头和离合操作手柄。

达芬奇系统有很多配套的机械腕器械，以下将对结直肠手术中最常用的器械进行阐述。所有的器械都有使用次数的限制，系统会自动进行记录，如果超出最大使用次数则无法继续使用，该信息一般显示在手术目镜上。

热剪（hot shears，即单极电剪）可以产生单极电流，其功能类似于腹腔镜手术的电剪，并具备机器人机械腕高自由度的优势。同时还有多种抓持器、剪刀和电刀，这些都是结直肠手术中最常用的器械。热剪可以张开达 38°，其颚部长 1.3cm。恒流电钩（permanent cautery hook）与腹腔镜电钩类似，钩长 1.6cm，而恒流电铲（permanent cautery spatula）长 1.7cm。Cadiere 钳即常说的单孔无损抓钳，可张开达 30°，颚部长 2.0cm，适用于抓持肠道。

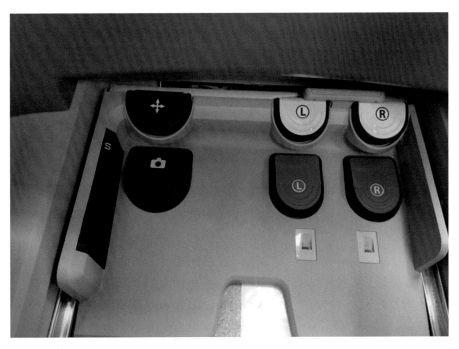

图 3.6　脚踏板

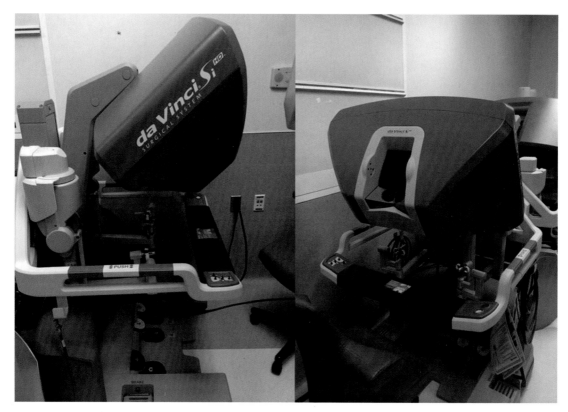

图 3.7　医生控制台

双孔无损抓钳（double fenestrated grasper）可张开达 60°，颚部长 3.3cm，咬合力很低，可用于抓持肠道。单孔双极抓钳（fenestrated bipolar forcep）可张开 45°，颚部长 2.1cm，咬合力中等，但可以进行双极电凝，相当于具备双极电流的 Cadiere 钳。还有一种弯曲的马里兰双极抓钳（Maryland Bipolar Forcep），张开达 45°，颚部长 2.1cm，咬合力中等。

另外，有 5 种针持可供选择；其中两种在颚部基底有剪刀。大号针持和大号切缝针持适用于中号针，巨型针持和巨型切缝针持适用于大号针，而微型黑钻针持（Black Diamond Micro Forcep）适用于小型针。以上提到的这些器械最多使用不超过 10 次，另外还有一些小型、中型和大型的机械腕施夹钳（EndoWrist clip applier），它们最多可以使用 100 次。

还有两种可以使用的能量器械（图 3.8A～P），即 Harmonic ACE 超声刀头和达芬奇血管闭合器，后者是类似于结扎速（LigaSure）的一种双极能量装置。超声刀头最多可使用 30 次，而闭合器只能使用一次。还有一种一次性冲吸器。现在还有一种达芬奇系统机械腕切割缝合器，长度 45mm，可选择两种钉高，其中蓝色钉 3.5mm，绿色钉 4.3mm。

最新的达芬奇 Xi 系统有很多新的特性，克服了旧系统的一些局限，但还未得到广泛应用。很多手术操作需要在腹腔的多个区域内进行，因此术中需要重新对接机械臂系统。Xi 系统有更纤细的机械臂和更长的手术器械，同时摄像头可以接在任何一个机械臂上，这些特性意味着达芬奇机器人不用重接机械臂即可进行多区域的手术操作。Xi 系统还有语音指令装置，可以更有效地进行系统设置。另外，Xi 系统的激光引导装置可以帮助机械臂系统准确地放置在患者上方，使对接更加精准。最后，摄像头较前更加轻便（图 3.9A），因此可以接在任何一个机械臂上（图 3.9B），图像更加清晰，并不再需要覆盖、对焦、白平衡和校准的过程。

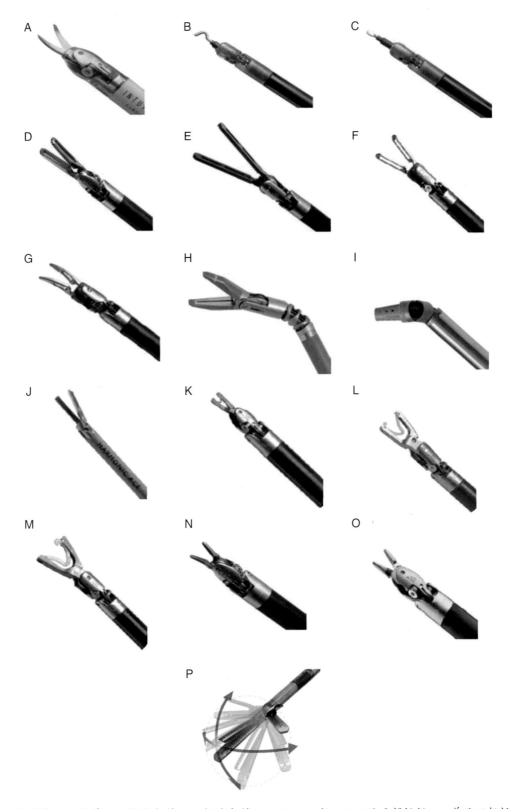

图 3.8　能量器械：A. 热剪。B. 恒流电钩。C. 恒流电铲。D.Cadiere 钳。E. 双孔无损抓钳。F. 单孔双极抓钳。G. 马里兰双极抓钳。H. 血管闭合器。I. 冲吸器。J. Harmonic ACE 超声刀头。K. 小施夹钳。L. 中施夹钳。M. 大施夹钳。N. 大号针持。O. 大号切缝针持。P. 切割缝合器

A B

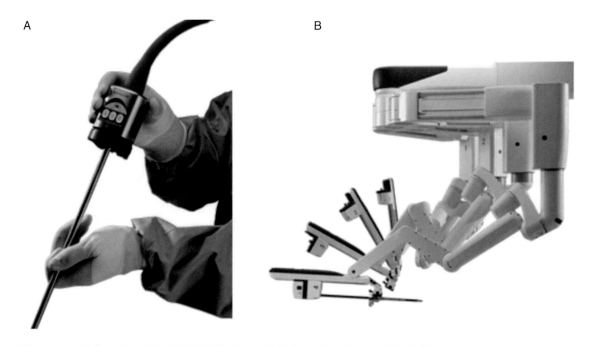

图 3.9　A.达芬奇系统更加轻便的摄像头。B.达芬奇 Xi 系统更纤细的机械臂

3.3　优点和缺点

机器人手术的一个优点是术者在手术过程中可以处于舒适的人体工程学姿势，从而降低了机体的损伤和疲劳[3]。另外，机械腕较高的灵活性也是一个明显的优势。机器人系统可以按比例缩小器械的动作（5:1~2:1），结合震颤过滤技术，可以使术中的操作更加稳定有效。如前所述，机械臂的内腕结构可进行 7 个自由度、180° 屈伸和 540° 旋转等动作，这个技术的优势在进行解剖游离（特别是在狭小空间内）和体内缝合时尤其明显，特别是盆腔内的直肠游离，机器人具有显著的优势。术者可以在盆腔两侧进行同样顺畅的解剖游离，而机械腕结构可以从不同的方向和角度对直肠进行操作，从而锐性分离直肠下段和系膜[4]。另外，3D、高清、完全稳定的感光组件提供了极佳的视野。而术者可以无缝操作摄像头的位置和角度也是一个确切的优势（图 3.10）。

腹腔内操作的单区域限制是机器人手术的一个缺点，这在结直肠手术[4]中尤为明显。机器人技术最初被认为非常适合进行盆腔内的手术，但许多盆腔操作的同时还需要关注患者的左上腹部。这个问题在新的 Xi 系统中可能得到解决。另外，患者在术中只有撤离了机械臂后才能重新摆放体位，比如当需要加强头低脚高位或改为头高脚低位时，便只能撤离并重新连接机械臂才能完成。机器人手术在刚开展时被认为相比传统微创手术耗时更长，但现在的观点已经有所不同[5]。事实上，近期的一项 meta 分析显示两项技术的手术时间并没有显著差异。机器人的另一个缺点在于缺乏触觉反馈，这使得术者在缝合时无法感知缝线的拉力，进而可能频繁导致缝合材料的撕裂和组织的创伤。很多机器人的操作者证明，可以通过学习视觉感知的方法来克服这些技术局限，但必须进行大量的练习[4]。另外，助手和手术护士们的学习曲线也会影响机器人手术安全有效的实施。最后，机器人手术的成本是一个主要的问题，初期投入将十分巨大，需 100~250 万美元[6]。还有一项年度服务协议，每年需 10~17 万美元[7]。最重要的是，每台手术的费用同时受到使用器械和配件数量的影响，而它们的使用次数也有限制，这一项成本在不同的地方需 1 300~2 200 美元 / 台。2013 年的前 9 个月，器械和配件的

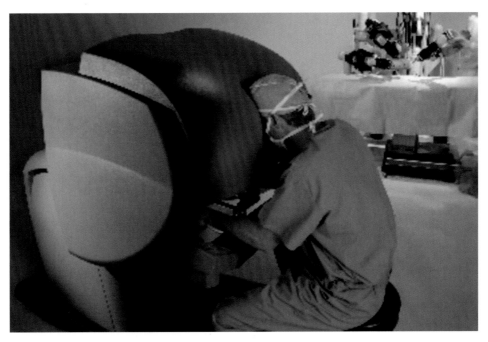

图 3.10　控制台前的手术医生

销售额增长了 18%，占公司总收入的 45%[8]。一项研究表明，使用机器人会增加手术室内的成本约 2 000 美元 / 台[9]。

3.4　拥有专业团队的重要性

拥有一支专业的机器人结直肠手术团队是十分必要和有利的，这包括了几个方面的内容。手术护士们对任何手术操作的成功都至关重要，在有更多器械、更需要密切配合的机器人手术中尤其如此。在机器人手术中，主刀医生并不在患者身旁，而在离患者一段距离的医生控制台处，主刀医生在术中不能随时观察患者或其他的团队成员。同时，手术的效率和时间也和造成机器人手术成本增加的许多不良事件有关。因此，一个高质量的专业护理团队对于机器人手术的成功至关重要。一般建议机器人手术团队中应该首先有一位经验丰富的外科专家或教授，重点是熟练掌握结直肠的各种手术操作，而不仅仅只是机器人技术。一位机器人项目的主管护士也很重要，他可以监督新成员的培训，并根据项目的进展随时更新组员的

相关知识[10]。医疗机构应该制定一个关于机器人项目进展的持续性沟通机制，最开始可以每月举行，与会者应该包括手术医生、主管护士和团队的所有成员。这也是随着项目的进行，发现并提出问题、讨论新改变的一个重要途径。专业的手术助手是任何机器人团队的重要组成部分。由于主刀医生距离患者较远，一个经过良好训练的助手可以在术中高效地完成患者旁的操作任务。由于诸多原因，并不推荐由其他人员担当助手。让第二个手术医生长时间作为床旁助手的成本过高，也不推荐任何级别的实习生单独担任助手，他可能既无法胜任，又不能从这些经验中受益。在手术助手旁边和机器人系统双控制台的第二控制台（图 3.11）培训住院或见习医生是一个更好的方法。

3.5　在与医院卫生系统的合作中明确目标，获得财政支持并建立专业团队

有时手术团队与医院或卫生系统的目的是否一致，才是机器人项目能否取得成功的关键。

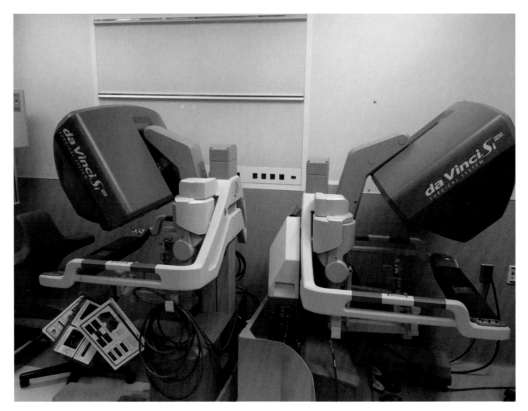

图 3.11　机器人系统的双控制台

尽管都是为了提供更好的医疗服务，但提供服务的方式必须一致才能得到最有效的方案。从一开始就应该了解各方的目的、需求和期望，因为良好的开端会带来更多的成功，在建立成绩的基础上，充分利用成绩也是十分重要的。

项目必须配备一名协调员，他可以是医疗专业人员，如护士、助理医师、医生等，或是具备必要能力的非医护人员。此人将作为连接管理者和手术团队的桥梁，同时也负责整体项目的协调，并与负责市场营销、患者教育或其他有关项目发展的管理人员进行有效的沟通[10]。

市场营销一定是影响任何新手术项目成功的重要部分。为了大力发展一项新的技术，医疗机构需要吸引适合这项新技术的患者，这通常是一个患者主导的过程，因此必须直接面向患者进行营销活动；当然，面向外科医生的市场营销也同样重要。市场营销团队应由理解地域特点和转诊模式、可以有效传播新项目信息的专业人员组成。

财政支持对于项目的成功也很重要。在制订机器人项目的计划之前，医院或卫生系统必须有一个现实的财务计划。购置机器人组件和器械及日常维护均需要大量的资金，同时为一间合适的机器人手术室进行设施改造也需要资金投入。如上所述，一个专业团队是非常重要的，这包括了成员的再培训和招募新成员。管理者们还必须随时注意项目成本和当地医疗保险等之间的平衡，在适当的市场营销下，使这些新的手术项目能够尽量不增加患者的经济负担，从而吸引患者的关注。另外，那些能提供最新技术和最佳疗效的医疗机构，可能因为声誉的增加而使所有的部门都获得成长，并被视为"行业尖端"。然而只有在现实的财务计划基础上，一个项目才可能取得真正的成功。

对于项目进展的持续性评估非常重要。协调员应不断监测某些与项目成功有关的指标，如病例数、器械接入时间、手术时间、中转开腹率、并发症和患者的预后等。建议每月举行一次会议，参与者包括协调员、全体机器人团队成员和所有机器人术者等，公示项目评估的数据，然后针对项目的整体情况、发展障碍及新的想法进行讨论，同时也要对资源的使用和更多资源的潜在需求进行沟通。最后明确以下问题：这个项目的目的达到了吗？是否应当扩大业务范围？是否需要评估新的应用方向？这种阶段性的评估应该涉及任何遇到的问题，确保项目能够持续为患者提供最佳的预后。

参考文献

[1] Baik SH. Robotic colorectal surgery. Yonsei Med J, 2008, 49(6): 891-896.

[2] Hottenrott C. Robotic versus laparoscopic surgery for rectal cancer and cost-effectiveness analysis. Surg Endosc, 2011, 25: 3954-3956.

[3] Hellan M, Anderson C, Ellenhorn JDI, et al. Short-term outcomes after robotic-assisted total mesorectal excision for rectal cancer. Ann Surg Oncol, 2007, 14(11): 3168-3173.

[4] Aly EH. Robotic colorectal surgery: summary of the current evidence. Int J Colorectal Dis, 2014, 29(1): 1-8.

[5] Liao G, Zhao Z, Lin S, et al. Robotic-assisted versus laparoscopic colorectal surgery: a meta-analysis of four randomized controlled trials. World J Surg Oncol, 2014, 12(122): 1-11.

[6] Wormer BA, Dacey KT, Williams KB, et al. The first nationwide evaluation of robotic general surgery: a regionalized, small but safe start. Surg Endosc, 2014, 28(3): 767-776.

[7] Intuitive Surgical, Inc. Investor presentation [internet]. http://investor.intuitivesurgical.com

[8] Reynders, Mcveigh Capital Management, LLC. Intuitive Surgical (ISRG) [internet]. http://www.reyndersmcveigh.com/research/pdfdocs/Intuitive%20Surgical%202013-10-30-updt.pdf

[9] Park JS, Choi GS, Park SY, et al. Randomized clinical trial of robot-assisted versus standard laparoscopic right colectomy. Br J Surg, 2011, 99(9): 1219-1226.

[10] Patel VR. Essential elements to the establishment and design of a successful robotic surgery programme. Int J Med Robot, 2006, 2(1): 28-35.

第二部分
术前准备

第4章 围手术期注意事项

Aneel Damle, Justin A. Maykel

摘要：机器人结直肠手术的围手术期除了对患者和医生的评估以外，还需要考虑机器人手术的一些特殊情况。外科医生需要经历一段学习曲线才能熟练地掌握机器人技术，因此适当的术者培训对于改善患者的预后非常关键。恰当地选择患者也可以最大化机器人手术的优势。这需要仔细评估机器人手术的适应证并加强对气腹生理效应的理解。最后，参与手术的人员必须了解机器人手术的特殊注意事项，比如设备连接，触觉反馈的缺乏，术中体位及手术时间延长导致的周围神经损伤，以及机器人高昂的手术费用和维护成本等。

关键词：机器人；腹腔镜手术；结直肠手术；微创手术；学习曲线；患者选择；气腹

4.1 引　言

机器人辅助手术（robotic-assisted surgery, RAS）需要在术前和术中进行一些特殊的评估。手术的成功需要合适的术者、合适的患者、合适的手术团队及合适的手术设备。本章将详细阐述这些因素的重要性。

A. Damle, M.D., M.B.A.
Department of Surgery , University of Massachusetts Medical Center, 67 Belmont Street, Worcester , MA 01605, USA

J. A. Maykel, M.D. (✉)
Division of Colon and Rectal Surgery, Department of Surgery, University of Massachusetts Medical Center, 67 Belmont Street, Worcester, MA 01605, USA
e-mail: Justin.Maykel@umassmemorial.org

© Springer International Publishing Switzerland 2015
H. Ross et al. (eds.), *Robotic Approaches to Colorectal Surgery*,
DOI 10.1007/978-3-319-09120-4_4

4.2 手术技巧及训练

4.2.1 学习曲线

掌握和精通任何新的手术技巧都需要经历一段学习曲线。在20世纪90年代腹腔镜手术兴起时，关于新技巧学习曲线的概念就被提出了。回顾性研究显示，90%的胆总管损伤发生在外科医生的前30例腹腔镜胆囊切除术中，这也反映了学习曲线的危险性[1]。然而，许多研究已经证明了腹腔镜胆囊切除术相比开腹手术在成本和预后方面的优势[2]。同样，机器人手术也必须通过适当的手术规范与流程来解决这个问题，这可以帮助外科医生克服学习曲线的弊端，并避免对患者产生的潜在危害。

目前尚不清楚机器人手术学习曲线的具体

时间及外科医生应如何进行改善。另外，同样不清楚的还有手术成功的判断方法及对"熟练"的准确定义。多个研究试图采用手术时间作为术者技能掌握的替代指标[3]。然而，随着越来越多的复杂病例出现，外科手术的时间显著增加。因此，本文将重点讨论如累计总和模型等多维评估方法。

早期研究发现，对于有经验的腔镜术者而言，通过训练器械进行4~6h的短期学习即可使用机器人在腹腔内中打出和开腹手术同样标准的线结[4]，然而，这些研究并没有进一步显示其结果在结直肠手术中能否成立。

最近一项比较结直肠腹腔镜与机器人手术的系统性回顾研究显示：外科医生通过5~310例手术即可熟练掌握腹腔镜技术，而掌握机器人则只需要15~30例[3]。值得注意的是，6项纳入的机器人手术研究只包含了直肠切除术的数据，而没有进行结肠切除术的统计。腹腔镜直肠切除术的学习曲线为60~80例。手术熟练程度的测定主要依据患者的预后和（或）手术的效果。唯一一项针对各类外科医生并依据上述两种方法测定手术掌握程度的研究显示，机器人直肠手术的学习曲线为21~23例[5]。

Bokhari等的报道显示，外科医生开展机器人直肠乙状结肠切除术的学习曲线分为三个阶段。每个阶段对应着手术医生适应机器人手术的能力[6]。第一个阶段主要涉及了术者克服触觉反馈缺失以及通过视觉判断组织张力和牵引程度。第二个阶段术者将逐渐理解视野外机器人器械的空间结构关系，并在非直视的情况下进行定位。第三个阶段术者无须直视患者或设备即可熟练地操作医生的控制台，这一阶段体现了术者不仅清楚机械臂在患者体内的位置，并且可以掌握多个机械臂之间的配合。同时该研究也显示，术者熟练掌握该术式的学习曲线为15~25例。

最初的15例手术为学习曲线的第一阶段，主要体现在操作医生控制台和设备连接时间的逐渐减少[6]。接下来的10例手术即第二阶段，术者的手术技巧将达到一个稳定的水平。

这15~25例手术代表了取得手术能力的学习曲线。这一数据与机器人胆囊切除术和胃底折叠术的研究结果类似[7]。在第三阶段（>25例）外科医生已经基本掌握了机器人的手术技巧，开始有能力处理更为复杂的病情和手术操作，通常这也会增加手术时间。在其他机器人直肠切除术的研究中，也得出了类似的三阶段学习曲线模型[5]。

与直肠手术不同，暂时没有机器人结肠切除术需要多少手术量才能熟练掌握的相关研究。然而倡导者们建议，像右半结肠切除术这种仅用两个机械臂即可完成的相对简单的手术，结直肠外科医生一般在其学习曲线的早期即可开始实施[8]。一项研究显示，40例机器人右半结肠切除术的平均完成时间为159min，尽管在同一个医院内，这比腹腔镜结肠切除术的时间长了41min，但仍与其他文献中腹腔镜右半结肠切除术的时长基本类似（76~214min）[8-10]。

由于不同的术式需要不同的技巧，因此笼统地描述机器人手术的学习曲线较为困难且容易误导学习者。然而并没有详细阐述每种术式学习曲线的相关资料，因此外科医生们必须通过参与临床试验来获取相应的数据。一项系统性的文献回顾建议，外科医生除接受有组织的培训课程外，还需要完成20~30例相关手术，另外在参加机器人临床试验之前需要接受导师充分的带教培养[3]。受到这项先进技术开展数量的限制，能够招募到足够数量的患者进行此类研究的外科医生仍然较少。

4.2.2 是否需要腹腔镜手术经验？

倡导机器人手术的理由之一是相比于腹腔镜技术其学习曲线更短[11]。目前认为机器人手术的控制更为直观，与开腹手术更为相似，因此那些没有腹腔镜手术经验的外科医生可以更加容易地过渡至机器人手术[12]。泌尿外科的腹腔镜下前列腺根治性切除术（laparoscopic radical prostatectomy，LRP）证明了这一观点：对于有经验的腹腔镜医生而言，LRP的学习曲线为40~60例，而对于没有相关经验的医生，这一数字则跃升至 80~100 例 [13]。然而在 Ahlering 等的研究中发现，对于熟练的开腹手术医生而言，即使缺乏腹腔镜的经验，经过 1 天的机器人培训课程和 2 例机器人 LRP 模拟练习后，上述学习曲线将降至 8~12 例。

许多研究者警告那些没有腹腔镜经验的外科医生慎重开展机器人手术 [6, 7]。虽然机器人较腹腔镜技术将手术视野的图像从 2D 提升至了 3D，但实际上这两种微创手术的视野范围是基本一致的。微创手术的要领不仅在于手术视野内的操作，更需要术者对视野外的空间结构有着清晰的认知。这种技巧上的复杂性在机器人手术中其实要求更高，因为这需要术者有操作多个机械臂的能力，而机械臂并不总是保持在视野范围内。另外，当没有腹腔镜操作经验的术者在机器人手术中遇到困难时，肯定会转而进行开腹手术，进而增加患者的术后疼痛及住院时间（length of stay，LOS）。另外，反对者们也声称，即使机器人手术较腹腔镜的学习曲线更短，也无法决定二者的学习成本孰高孰低 [14]。

4.2.3　术者的训练

为了更安全有效地进行机器人手术，外科医生必须接受恰当的训练。对普外科手术而言，腹腔镜手术基础（the fundamentals of laparoscopic surgery，FLS）课程的完成需要通过专业学会的认可 [15]。但在机器人手术领域，至今并没有类似标准且被广泛认可的培训课程 [16]。相关的训练课程大多 1d 内即可完成，且多半是传授一些临床实践的操作技巧 [16]。然而，大多数外科医生认为这些培训并不理想，因此许多新的机器人训练方法逐渐出现并得以实施。

许多研究者主张使用阶梯式方法将机器人手术带到临床实践中，包括机器人技术的系统性概述，在器械、动物和尸体上逐步掌握相关技巧，以及在监督下进行实际的手术操作 [17]。尽管如此按部就班地练习可以逐步提升外科医生的技术，但也存在着一些缺点，特别是这些复杂的培训过程和机器人手术设备的较高成本便令大多数医学中心无法承担。

因此，许多项目将培训的内容分为设备操作和手术技巧两个方面。设备操作方面，Dulan 等已经尝试建立了一种与 FLS 相似的技能掌握课程 [18]。

机器人手术的专家们制定了从操作台设定到连续缝合的 23 个机器人手术基本技巧（表 4.1），这些技巧可以通过网络课程进行学习和测试，并包括半天的互动会议及 9 个模拟操作练习。这些课程允许学员将已经掌握的腹腔镜技巧如移物和剪切等运用到机器人手术中，同时也会学习机器人手术的特殊技巧，比如机器人的对接和脚踏离合器的操作等。

其他的模拟训练试图创造出更具针对性的练习。例如，Marecik 等发明了一种骨盆模型

表 4.1　机器人技巧清单 [18]

1. 操作台设定	9. 离合器	17. 无创抓取
2. 设备连接	10. 器械名称	18. 钝性分离
3. 机器人 Trocars	11. 器械更换	19. 锐性分离
4. 机器人定位	12. 第 4 臂控制	20. 牵引
5. 通信	13. 基本的手眼配合	21. 切开
6. 电源	14. 腕部活动	22. 间断缝合
7. 组件名称	15. 深度感知	23. 连续缝合
8. 摄像头	16. 器械间的转换	

可以允许学员使用模拟装置进行结直肠手术的训练[19]，外科医生因此可以通过实践取得设置机器人系统和使用控制台的经验。在模拟全直肠系膜切除术的训练中，结直肠外科医生可以体验如何恰当地连接和放置机器人系统，协同操作多个机械臂，并在盆腔壁与肠系膜之间进行解剖。通过模拟器（而不是真实的机器人系统）来进行这些训练是相对廉价和简单易行的。相比昂贵但在技巧习得方面并无优势的虚拟现实训练设备，上述模拟器明显更为实用[20]。

其他项目可能更加集中于手术技巧。一项微创手术培训计划要求参与者在操作机器人系统之前熟练掌握腹腔镜的技巧，并完成 10h 的机器人训练课程[21]。之后参与者们将在机器人手术专家的指导下进行机器人辅助 Roux-en-Y 胃旁路重建手术。在手术过程中设置了 3 项难度逐步增加的操作任务。任务 A：在全部 30 例手术中进行胃 – 空肠吻合术的后外层部分。该任务的手术时间一般会随着手术例数的增加而稳步减少。任务 B：后 20 例中增加胃 – 空肠吻合术的前外层吻合，该任务的完成时间在学员和教员之间并没有显著差异。任务 C：在最后 10 例手术中使用胃 – 肠吻合器关闭内层黏膜，学员的操作时间与教员同样并无明显差异。在培训中没有患者出现任何术中并发症如吻合口漏等。

同样的训练方法也可以应用于结直肠手术中。例如，机器人辅助腹腔镜下直肠低位前切除术也可分为肠系膜下动脉（inferior mesenteric artery, IMA）的高位结扎、降结肠的松解、盆腔的解剖、直肠的松解和结 – 直肠吻合等。这可以使结直肠手术受训者们在直接督导下进行分级的任务训练，确保患者取得最佳的手术效果。

关注患者的安全及术者的责任是最为重要的。近期的研究表明，在术者接受恰当训练的情况下，机器人手术将是安全且高效的。尽管暂时没有标准和正式的培训课程，外科医生仍必须接受机器人技术的相关培训，并在对患者实施手术之前至少在训练设备上掌握其操作方法。在学习曲线的早期，使用逐步增加难度的

方法学习操作或拥有一位指导者可以确保成功率的最大化。如同其他研究者一样，我们也认为一个需要正式认证的临床前和临床机器人手术培训课程会给患者和术者带来更大的益处[22]。

4.3　患者的选择

当采用一种新技术时，选择适当的患者和选择最好的外科医生是一样重要的（表 4.2）。尽管没有明确的证据表明机器人结直肠手术优于传统手术方式，但开展这项手术的最佳方式是利用其优于腹腔镜或开腹手术的先进技术。这些技术包括了优越的 3D 视角，稳定的设备和摄像系统，更合理的人体工程学设计，以及各种高级机械，后者体现在机械臂系统 7 个自由度和 90° 活动关节的各种器械上[23]。

4.3.1　机器人结肠手术

2002 年报道第一例机器人辅助结肠切除术时，并没有共识性的指南规定机器人结肠切除术的专属适应证[24]。既往文献中机器人结肠切除术的适应证包括了结肠腺瘤、息肉、良性肿瘤和憩室炎[14]。报道中提到的术式包括左、右半和次全结肠切除术。手术技术包括体内和体外的技巧，以及吻合器或机器人辅助的手工吻合等[25]。虽然多项研究已经证明了机器人结肠切除术治疗良恶性病变的安全性和有效性，但没有客观证据证实机器人手术经济成本或手术时间的增加可以令患者获益更多[8, 25, 26]。

机器人结肠切除术无法提高获益的一个原因可能是机器人技术的优势不能在该术式中充

表 4.2　理想的机器人结直肠手术患者[28]

性别	男性
体型	肥胖
术前放疗	是
病理学	恶性
肿瘤位置	直肠下 2/3

分体现。狭小的空间是机器人技术最擅长的应用领域，而结肠切除术需要在腹腔内的多个区域进行操作，同时很难利用多余的结肠提供合适的对抗牵引力[26]。然而，一些研究者报道了机器人技术在脾曲游离和解剖肠系膜下血管时的优势[26]。此外，腹腔内手工吻合技术的发明使手术更加简便，术者可通过在腹壁最适宜位置的小切口内进行吻合操作[27]。

在选择患者时需要考虑的其他因素还包括由于手术时间延长造成麻醉和气腹时间的增加。气腹的特殊生理效应将在下一节进行讨论，严重的慢性阻塞性肺疾病（COPD）、脓毒症、慢性肾功能障碍、心脏衰竭等伴随疾病在选择患者进行机器人手术时都需要进行慎重的考量。

4.3.2　机器人直肠手术

与结肠手术相反，机器人辅助直肠手术相较于开腹和腹腔镜手术具有明显的优势。虽然标准的腹腔镜结肠切除术已得到广泛接受，但在直肠癌手术，尤其是要求进行完整 TME 的手术中，腹腔镜技术仍存在显著的局限性[25]。腹腔镜的优势在于直肠组织平面上无障碍的视线、放大视野下更精确的解剖和气腹帮助下的直肠系膜切除[29]。

然而，由于盆腔的狭小空间、器械固定尖端有限的灵活性及人体工程学设计的欠缺，直肠远端的解剖仍然是一项技术挑战[29]。这导致术中经常会出现器械的碰撞、操作空间的拥挤和视野的局限，因此必须寻找经验丰富的助手。组织电凝在术野中产生的烟雾会进一步干扰术者的视线。此外在定位肿瘤切缘时，特别是在低位直肠癌手术中，由于没有直接的触觉感受，也会造成很大的困难。最后，由于腔镜下切割缝合器操作性和活动角度的局限，会导致多个成角的钉线接头，进而增加了吻合口瘘的风险[29]。因此，以上因素都造成了腹腔镜直肠手术较长的学习曲线。

机器人手术可能提供了解决以上问题的方法。首先，由于术者自己可以操作摄像系统，且 3D 视野具有良好的稳定性，因此手术区域

的可视化程度和深度感知可以得到明显的改善[28]；其次，机器人的机械腕装置能够进一步增强灵活性，降低体内缝合的难度，也使术者能够从多个角度处理直肠系膜；第三，机器人缝合可以允许术者实施单层钉合 + 双荷包缝合的吻合术，进而降低了吻合口瘘的发生率[30]；最后，机器人人体工程学设计的加强，允许外科医生采取坐姿进行手术，并使上肢的姿势变得比腹腔镜直肠切除术更加自然。

4.4　气腹的生理学作用

与腹腔镜类似，腹腔内的机器人手术同样要求建立气腹，因此必须考虑持续气腹造成的特殊生理学效应。特别是由于机器人手术学习曲线和手术时间的延长，气腹的生理学作用会对患者产生更大的影响。掌握此类知识对于手术患者的选择和管理非常重要。下面将系统地讨论这些生理学作用（表 4.3）。

气腹在腹腔中通常由二氧化碳（CO_2）气体构成。CO_2 不可燃，在血液中可以迅速溶解，同时价格相对低廉[31]。气腹压力并没有固定的理想数值。一般在充分暴露术野的前提下，气腹压力越低越好[32]。

4.4.1　呼吸系统

当 CO_2 气体被打入腹腔后，会有一小部分

表 4.3　气腹的器官特异性生理作用

	机械作用	生化作用
肺	↑功能残气量	↑呼气末 CO_2
	↑无效腔	
	↑肺不张	
心血管系统	↓静脉回流	代谢性酸中毒
	↓心排血量	
肾脏	↓肾灌注	↑肾素
		↑抗利尿激素
		↑醛固酮

被吸收进入血液，但其中大多数将与红细胞中的水结合形成碳酸，并进一步分解成氢离子和碳酸氢根[33]。通过腹膜吸收的CO_2也依靠类似的代谢方式。

上述过程会使患者呼气末CO_2浓度升高约50%，进而导致机体通过增加每分通气量来维持酸碱平衡[33]。无论能否完成以上过程，大多数健康的患者也可以依靠细胞内和血浆中的缓冲系统适应以上的变化。然而，酸碱缓冲功能减弱的患者，如重度COPD或脓毒症可能使患者无法耐受增加的CO_2负荷，进而导致酸中毒及其后遗症。

除了CO_2的生化作用，腹内压的增加也会改变正常的肺脏功能[33]。膈肌运动受限会导致功能残气量的减少和无效腔的增加。增加潮气量或呼气末正压（PEEP）可通过减少肺不张抵消膈肌受限产生的肺部问题，但是这样做必须充分考虑对心血管系统产生的影响，这将在之后的章节中进一步探讨。尽管气腹带来了上述影响，但研究表明，腹腔镜手术患者的术后肺功能相较于开腹手术而言变化更小[33]。总体而言，气腹对健康患者造成的肺脏功能变化的临床意义很小。

由于气腹可能造成患者出现高碳酸血症和呼吸性酸中毒，因此无论是传统或机器人辅助的腹腔镜手术，都需要进行术中呼气末CO_2浓度的监测。尤其是对肺功能障碍的患者，气腹造成的CO_2潴留风险会进一步增加拔管的困难程度。因此推荐严重心肺疾病患者在术中接受动脉血气和持续CO_2浓度的监测[34]。

4.4.2 心血管系统

气腹对心血管系统的主要影响同样来自高碳酸血症和机械压力，这些生理效应主要发生在建立气腹的早期阶段[34]。

呼气末CO_2浓度的增加可能会导致患者出现轻度的高碳酸血症（$PaCO_2$ 45~50mmHg），这对血流动力学的影响很小。然而，严重的高碳酸血症（$PaCO_2$ 55~70mmHg）和继发的酸中毒会导致血流动力学的改变。CO_2可直接抑制心肌和扩张血管[33]，进而造成代偿性的交感神经兴奋并导致反射性心动过速和血管收缩。

然而，气腹对心血管系统的主要影响来自于机械压迫静脉系统导致静脉回流的降低。这种12~15mmHg的腹腔内压力，会降低患者的心脏前负荷和心排血量，进而导致心率、平均动脉压及全身和肺血管阻力的增加[34]。

患者体位的改变是获得良好术野的重要手段，然而这样也会对血流动力学产生影响。头高脚低位会加剧气腹的生理效应，而头低脚高位会增加静脉的回流[34]。此外，在气腹期间使用10cm水柱的呼气末正压可以减少肺不张并减轻前负荷和心排血量[34]。

欧洲内镜外科协会（European Association of Endoscopic Surgery, EAES）在其2001年气腹相关临床实践指南中指出，12~14mmHg的CO_2气腹压力对健康患者（ASA I或II）没有明显的影响[34]。然而，当患有心脏或其他重大疾病时，术中应当对患者进行有创血压或循环容量的监测，并在术前接受适当的β受体阻滞剂、容量负荷和下肢的气压治疗[34]。

4.4.3 肾　脏

一项关于气腹对肾脏系统影响的回顾性研究表明，气腹会造成患者肾灌注量和肾功能的下降[35]，这主要是由于气腹直接压迫肾实质和肾动静脉所致[34]。同时，抗利尿激素、血浆肾素活性和血清醛固酮分泌的增加，会进一步导致尿量的减少[36]。肾脏功能下降的程度取决于多种因素，包括患者术前的肾功能、血容量状态、腹腔内压力、术中体位及气腹的持续时间等。以上这些变化都是暂时性的，当手术结束气腹撤去后肾脏功能也会恢复正常。虽然术中肾脏灌注和功能的下降在文献中已有明确报道，但目前尚不清楚它们是否具有实际的临床意义。EAES的临床实践指南中认为，对于健康患者12~14mmHg的腹内压力可能对临床影响不大，但对于肾功能受损的患者，应尽量降低术中的气腹压力，并在腹内压力增加前或增加过程中适当补充血容量[34]。

4.5 机器人手术需要考虑的特殊问题

机器人手术需要考虑一些开腹或腹腔镜手术不存在的特殊问题（表 4.4），包括机器人的设备连接，触觉反馈的缺乏，潜在的周围神经损伤，以及高昂的医疗成本等。

4.5.1 机器人设备的连接

为了最大限度地提高机器人系统的效率，就必须准确地对设备进行连接[37]。设备连接错误可能导致手术器械的碰撞或需要重新连接。一次手术中往往需要进行数次设备的连接[28]。设备的对接和分离都需要时间，而且该时间在不同医疗机构之间差别很大。例如，最近的两项关于机器人直肠手术平均设备连接时间的研究发现，一家机构平均每台约 14min，而另一家机构每台将近 63min[6, 7]。最令人担忧的是，当手术中遇到急性出血和其他需要迅速中转开腹的情况时，机器人设备撤离所需的时间可能会影响到患者的安全[38]。

这一基本问题体现了机器人手术专业团队的重要性。不能认为手术的成功完全取决于完成了学习曲线的术者。在前面提到的关于设备连接时间的研究中，两家医疗机构后 1/3 患者比前 1/3 患者的设备连接时间分别减少了 48% 和 49%[6, 7]。随着手术团队使用机器人设备经验的增加，手术的总时间也会明显减少。

4.5.2 缺乏触觉和张力的反馈

与开腹手术相比，腹腔镜手术医生主要依靠器械的触觉反馈来了解人体组织的质地、形状和密度[39]。然而，目前机器人手术系统的主

表 4.4 机器人手术需要考虑的特殊问题

- 机器人设备的连接
- 触觉和张力反馈的缺乏
- 购置和维护的成本

要限制便是缺乏对组织触觉和张力的反馈[23]。这可能使术者在打结时破坏缝线，或在牵引过程中造成组织损伤[40]。为了避免这些情况，外科医生必须学会通过视觉来判断组织的应变[6]。虽然在模拟环境下可以训练外科医生熟练掌握打结的技巧，但医源性损伤的原因在实际应用中非常复杂。例如在结肠切除术中，必须牵拉剩余的结肠以提供足够的张力，而经常有报道称在机械臂抓取结肠时造成了医源性的肠管损伤[12]。另外，还存在手术过程中未发现此类损伤的风险，尤其是当牵拉的组织脱离了术者的视野时。

4.5.3 周围神经损伤的可能

已有文献报道腹腔镜结直肠手术后的臂丛和腓总神经损伤[40]，这往往是为使患者的小肠垂落至盆腔外而使用头低脚高位造成的。另外，术中患者还经常需要向左或右倾斜，或者长时间保持截石位。系统回顾的研究发现，手术时间延长是腹腔镜造成周围神经损伤的常见因素之一[42]。此外，肥胖也被认为是一个重要的危险因素[41]。通过对 4 000 个麻醉相关的保险索赔案例进行分析后发现，约 16% 的医疗事故索赔与术后神经损伤有关[42]。

机器人手术经常需要使患者保持头低脚高的体位，且手术时间一般较长[43]。坐在控制台前的术者可能没有一个清楚的视角来即时观察到患者体位的变化。一项关于泌尿外科手术后因体位造成损伤的研究发现，手术时间、手术室内时间、ASA 分级和静脉输液的总量（与手术时间直接相关）都是显著的相关因素[43]。目前，没有足够的证据来证实机器人结直肠手术是否会增加周围神经损伤的风险。但是，外科医生必须时刻保持警惕，从而将危险降至最低，如减少手术时间和手术室内的时间，慎重使用较陡的头低脚高位，并建立体位评估表等。此外，外科医生必须在术前进行神经系统的检查，以评估患者原有的神经损伤。

4.5.4 巨大的投资和高昂的成本

成本可能是限制机器人手术发展的最大障碍。机器人系统既需要初始的投资，也需要运行的成本。达芬奇手术系统在 2013 年的平均售价为 153 万美元（从 100 万到 230 万美元不等），而每年的服务协议则需要 10 万到 17 万美元不等[44]。此外，机器人手术需要使用的一次性耗材将进一步增加成本[45]。然而，尽管成本增加，机器人手术并没有取得额外的医疗费用报销[46]。因此，那些无法通过增加手术量弥补利润损失的医疗机构将难以继续开展机器人手术。该问题将在第 24 章进行详细的讨论。

4.6 总 结

外科医生一般通过阶段性的学习曲线来掌握机器人手术的技巧。因此，我们建议采用逐步的训练方法，从学习并理解机器人手术的技术开始，进而在模拟条件下掌握各类技巧（如腹腔内缝合打结等），最终进行手术室内的实际操作。刚开始的手术需要一位精通机器人系统的专家进行指导。我们还建议外科医生在开展机器人手术之前能够具备腹腔镜的经验。

选择合适的患者接受机器人手术的相关研究仍处于早期阶段，然而对于完成了新辅助放化疗的肥胖、男性低位直肠癌而言，机器人手术可能会改善患者的短期预后。因此，有必要通过进一步研究来确定这些获益是否具有更广泛的意义。此外，手术患者必须能够耐受长时间气腹所造成的生理效应。对于患有心力衰竭、COPD、败血症和肾衰竭的患者，术前需要进行仔细的评估，以确保他们能够耐受机器人较长的手术时间。

最后，开展机器人手术时还应考虑一些特殊的问题。连接和撤离机器人设备的操作也存在自身的学习曲线，经验丰富的手术团队可以最大限度地提高效率。此外，与开腹或腹腔镜手术不同，机器人手术不提供触觉与张力的反馈，这意味着术者必须通过视觉判断组织的张力，而这种技巧的获得也是学习曲线的一部分。由于手术时间的延长和头低脚高位的大量使用，患者出现周围神经损伤的风险更高，术者必须熟知并尽量减少与此类损伤有关的各种因素。最后，开展机器人手术必须考虑成本的问题。机器人手术系统的购买、维护和操作的花费均较高。然而，由于没有增加实际的成本报销，许多手术量不足的医疗机构可能会发现开展机器人手术的代价过分高昂。

参考文献

[1] Moore MJ, Bennett CL. The learning curve for laparoscopic cholecystectomy. Am J Surg, 1995, 170(1): 55-59.

[2] Glavic Z, Begic L, Simlesa D, et al. Treatment of acute cholecystitis. A comparison of open vs laparoscopic cholecystectomy. Surg Endosc, 2001, 15(4): 398-401.

[3] Barrie J, Jayne DG, Wright J, et al. Attaining surgical competency and its implications in surgical clinical trial design: a systematic review of the learning curve in laparoscopic and robot-assisted laparoscopic colorectal cancer surgery. Ann Surg Oncol, 2014, 21(3): 829-840.

[4] Chang L, Satava RM, Pellegrini CA, et al. Robotic surgery: identifying the learning curve through objective measurement of skill. Surg Endosc, 2003, 17: 1744-1748.

[5] Jiménez-Rodríguez RM, Díaz-Pavón JM, de la Portilla de Juan F, et al. Learning curve for robotic-assisted laparoscopic rectal cancer surgery. Int J Colorectal Dis, 2013, 28: 815-821.

[6] Bokhari MB, Patel CB, Ramos-Valadez DI, et al. Learning curve for robotic-assisted laparoscopic colorectal surgery. Surg Endosc, 2011, 25: 855-860.

[7] Guilianotti PC, Coratti A, Angelini M, et al. Robotics in general surgery: personal experience in a large community hospital. Arch Surg, 2003, 138: 777-784.

[8] deSouza AL, Prasad LM, Park JJ, et al. Robotic assistance in right hemicolectomy: is there a role. Dis Colon Rectum, 2010, 53: 1000-1006.

[9] Fabozzi M, Allieta R, Grimaldi L, et al. Open vs totally laparoscopic right colectomy: technique and results. BMC Surg, 2013, 13 Suppl 1: A20.

[10] Salloum RM, Butler DC, Schwartz SI. Economic evaluation of minimally invasive colectomy. J Am

Coll Surg, 2006, 202(2): 269-274.

[11] Peterson CY, Weiser MR. Robotic colorectal surgery. J Gastrointest Surg, 2014, 18: 398-403.

[12] Mirnezami AH, Mirnezami R, Venkatasubramaniam AK, et al. Robotic colorectal surgery: hype or new hope. A systematic review of robotics in colorectal surgery. Colorectal Dis, 2009, 12: 1084-1093.

[13] Ahlering TE, Skarecky D, Lee D, et al. Successful transfer of open surgical skills to a laparoscopic environment using a robotic interface: initial experience with laparoscopic radical prostatec-tomy. J Urol, 2004, 172(2): 776-777.

[14] Fung AKY, Emad A. Robotic colonic surgery: is it advisable to commence a new learning curve. Dis Colon Rectum, 2013, 56: 786-796.

[15] Fundamentals of laparoscopic surgery [internet], 2014. http: //www.flsprogram.org/index/why-take-the-fls-test/ . Accessed 23 Apr 2014.

[16] Dulan G, Rege RV, Hogg DC, et al. Content and face validity of a comprehensive robotic skills training program for general surgery, urology, and gynecology. Am J Surg, 2011, 203: 535-539.

[17] Chitwood WR, Nifong LW, Chapman WHH, et al. Robotic surgical training in an academic institution. Ann Surg, 2001, 234(4): 475-486.

[18] Dulan G, Rege RV, Hogg DC, et al. Developing a comprehensive, proficiency based training program for robotic surgery. Surgery, 2011, 152: 477-488.

[19] Marecik SJ, Prasad LM, Park JJ, et al. A lifelike patient simulator for teaching robotic colorectal surgery: how to acquire skills for robotic rectal dissection. Surg Endosc, 2008, 22: 1876-1881.

[20] Halvorsen FH, Elle OJ, Dalinin VV, et al. Virtual reality simulator training equals mechanical robotic training in improving robot-assisted basic suturing skills. Surg Endosc, 2006, 20: 1565-1569.

[21] Ali MR, Rasmussen J, BhaskerRao B. Teaching robotic surgery: a stepwise approach. Surg Endosc, 2007, 21: 912-915.

[22] Yee JY, Mucksavage P, Sundaram CP, et al. Best practices for robotic surgery training and credentialing. J Urol, 2011, 185: 1191-1197.

[23] Herron DM, Marohn M, SAGES-MIRA Robotic Surgery Consensus Group. A consensus document on robotic surgery. Surg Endosc, 2008, 22(2): 313-325.

[24] Weber PA, Merola S, Wasielewski A, et al. Telerobotic-assisted laparoscopic right and sigmoid colectomies for benign disease. Dis Colon Rectum, 2002, 45: 1689-1696.

[25] D'Annibale A, Pernazza G, Morpurgo E, et al. Robotic right colon resection: evaluation of first 50 consecutive cases for malignant disease. Indian J Surg Oncol, 2011, 3(4): 279-285.

[26] Park JS, Choi GS, Park SY, et al. Randomized clinical trial of robot-assisted versus standard laparoscopic right colectomy. Br J Surg, 2011, 99(9): 1219-1226.

[27] Spinoglio G, Summa M, Priora F, et al. Robotic colorectal surgery: first 50 cases experience. Dis Colon Rectum, 2008, 51: 1627-1632.

[28] Scarpinata R, Aly EH. Does robotic rectal cancer surgery offer improved early postoperative outcomes. Dis Colon Rectum, 2013, 56: 253-262.

[29] Lee SW. Laparoscopic procedures for colon and rectal cancer surgery. Clin Colon Rectal Surg, 2009, 22: 218-224.

[30] Prasad L, deSouza AL, Slawomir J, et al. Robotic pursestring technique in low anterior resection. Dis Colon Rectum, 2010, 53(2): 230-234.

[31] Grabowski JE, Talamini MA. Physiological effects of pneumoperitoneum. J Gastrointest Surg, 2009, 13: 1009-1016.

[32] Neudecker J, Sauerland S, Neugebauer E, et al. The European Association for Endoscopic Surgery clinical practice guideline on the pneumoperitoneum for laparoscopic surgery. Surg Endosc, 2002, 16: 1121-1143.

[33] Chumillas S, Ponce JL, Delgado F, et al. Pulmonary function and complications after laparoscopic cholecystectomy. Eur J Surg, 1998, 164: 433-437.

[34] Kraut EJ, Anderson JT, Safwat A, et al. Impairment of cardiac performance by laparoscopy in patients receiving positive end-expiratory pressure. Arch Surg, 1999, 134: 76-80.

[35] Demyttenaere S, Feldman LS, Fried GM. Effect of pneumoperitoneum on renal perfusion and function: a systematic review. Surg Endosc, 2007, 21(2): 152-160.

[36] Nguyen NT, Perez RV, Fleming N, et al. Effect of prolonged pneumoperitoneum on intra-operative urine output during laparoscopic gastric bypass. J Am Coll Surg, 2002, 195(4): 476-483.

[37] Aly EH. Robotic colorectal surgery: summary of the current evidence. Int J Colorectal Dis, 2014, 29: 1-8.

[38] Baik SH. Robotic colorectal surgery. Yonsei Med J, 2008, 4(6): 891-896.

[39] Bholat OS, Haluck RS, Murray WB, et al. Tactile feedback is present during minimally invasive surgery. J Am Coll Surg, 1999, 189(4): 349-355.

[40] Codd RJ, Evans MD, Sagar PM, et al. A systematic review of peripheral nerve injury following laparoscopic colorectal surgery. Colorectal Dis, 2013, 15(3): 278-282.

[41] Mills JT, Burris MB, Warburton DJ, et al. Positioning injuries associated with robotic assisted urological

surgery. J Urol, 2013, 190(2): 580-584.

[42] Cheney FW, Domino KB, Caplan RA, et al. Nerve injury associated with anesthesia. Anesthesiology, 1999, 90(4): 1062-1069.

[43] Shveiky D, Aseff JN, Iglesia CB. Brachial plexus injury after laparoscopic and robotic surgery. J Minim Invasive Gynecol, 2010, 17(4): 414-420.

[44] Intuitive Surgical. Investor presentation Q1 2014. [document on the Internet]. http: //investor.intuitive-surgical.com/phoenix.zhtml?c=122359&p=irol-IRHome . Accessed 7 May 2014.

[45] Barbash GI, Giled SA. New technology and health-care costs-the case of robot-assisted surgery. N Engl J Med, 2010, 363: 701-704.

[46] Center for Medicare and Medicaid Services (US). Physician fee schedule search [Internet]. [updated 4 Apr 2014]. http: //www.cms.gov/apps/physician-fee-schedule . Accessed 8 May 2014.

第 5 章

机器人和患者的摆放，以及器械和 Trocar 的定位

Emre Balik

摘要：40 年前的第一例腹腔镜胆囊切除术被认为是医学史上的一座里程碑，10 年后，在美国报道了首例腹腔镜下的结肠切除术，而这一进步最终导致了 2000 年机器人手术的开展。微创手术具备许多优势，但一些技术上的困难却延误了腹腔镜结直肠手术的广泛开展。此外，多区域的手术操作和缺乏合适的训练课程也导致了结直肠外科医生掌握该技术的过程更加曲折。然而，2D 图像、灵活性缺乏及学习曲线较长等腹腔镜手术的局限性，都有可能被机器人技术所克服。本章将阐述机器人技术的手术室设置，器械和患者的摆放，以及 Trocar 的定位等。

关键词：机器人手术；患者体位；Trocar 的定位；器械

5.1 引 言

40 年前的第一例腹腔镜胆囊切除术被认为是医学史上的一座里程碑，10 年后，在美国报道了首例腹腔镜下的结肠切除术，而这一进步最终导致了 2000 年机器人手术的开展。微创手术具备许多优势，但一些技术上的困难却延误了腹腔镜结直肠手术的广泛开展。此外，多区域的手术操作和缺乏合适的训练课程也导致了结直肠外科医生掌握该技术的过程更加曲

折。然而，2D 图像、灵活性缺乏及学习曲线较长等腹腔镜手术的局限性，都有可能被机器人技术所克服。本章将阐述机器人技术的手术室等设置，器械和患者的摆放，以及 Trocar 的定位。

机器人手术系统具有许多技术优势，包括稳定的摄像平台、3D 成像系统、更好的人体工程学设计、手部震颤过滤、双手灵巧的操作、动作缩放功能以及多自由度的操作器械[1-8]。本章将详细阐述如何恰当地摆放和定位机器人设备以及 Trocar 等。

5.2 机器人和患者的摆放

机器人手术团队由手术医生、巡回护士、外科技师和手术助手组成。每个成员都必须了

E. Balık, M.D. (✉)
Department of General Surgery, Koc University
School of Medicine, Rumelifeneri yolu, Sarıyer,
Istanbul 34450, Turkey
e-mail: Ebalik@Istanbul.edu.tr; emrebalik@yahoo.com;
emrebalik@me.com

© Springer International Publishing Switzerland 2015
H. Ross et al. (eds.), *Robotic Approaches to Colorectal Surgery*,
DOI 10.1007/978-3-319-09120-4_5

解机器人、腹腔镜和开腹手术的相关知识。团队成员应养成良好的沟通习惯并制订每一步操作的器械清单。手术的成功依赖于团队对每个步骤的仔细沟通和调整[5, 9]。在开展机器人手术之前，整个团队都需要参加机器人技术的培训，并观摩有经验的手术团队进行实际操作。此外，团队成员的稳定非常重要，建议专业团队在机器人手术时一起工作[5, 10, 11]（图5.1）。

虽然由手术医生负责指挥和组织整个团队，但每个团队成员都应感到自己是不可或缺的一员，他们的参与会直接影响患者的预后。手术医生不仅要掌控机器人的手术操作，还要具备设备安装、基础维护和故障排除的相关知识和经验，并随时准备应对任何紧急状况。团队的成员、护士和技术人员等在操作机器人如设备启动、覆盖、连接、排除故障及更换设备时发挥着重要作用。我们强调"团队协作"。手术助手应掌握 Trocar 穿刺、剪切、吸引和冲洗等各种操作，并熟练使用血管闭合器械[5, 9]。

机器人手术室应适应所有的机器人组件。机器人系统比腹腔镜系统需要更多的空间，各种设备必须可以轻松连接，室内成员之间可以互相看见并进行顺畅的沟通[5, 12, 13]。手术室需要足够的空间，以便在不同手术时连接各种设备[2, 13, 14]。

如果没有机器人手术的专用手术室，则可能需要添加额外的腔镜吊塔来容纳其他设备。理想情况下，应设立腹腔镜和机器人手术的专用手术室[6, 15, 16]。

5.3　患者的体位

在大部分外科手术中，患者直接被安置于手术台的凝胶垫上。凝胶垫可以增加摩擦力以防止患者在手术过程中滑落。使用马镫式腿架将患者固定于改良截石位，并穿戴防血栓弹力袜和下肢间歇加压装置。腿架的角度应使机械臂在移动时不会相互碰撞。我们发现髋关节屈曲的角度小于 10° 是较为合理的。患者双臂应垫好并收置于身体两侧，而面部应使用泡沫敷料进行保护。可以使用安全绑带或胶带将患者固定于手术台上。我们不使用任何肩关节的支架，因为这样可能会造成臂丛神经损伤（图5.2）。

5.4　机器人手术系统

达芬奇手术系统由 3 个主要部分构成：医生控制台，机械臂系统，以及视频和气腹系统[2, 17]。

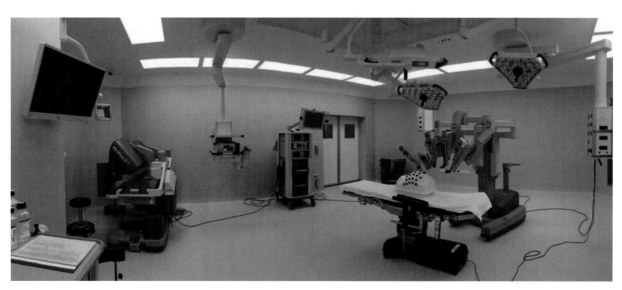

图 5.1　机器人手术的手术室

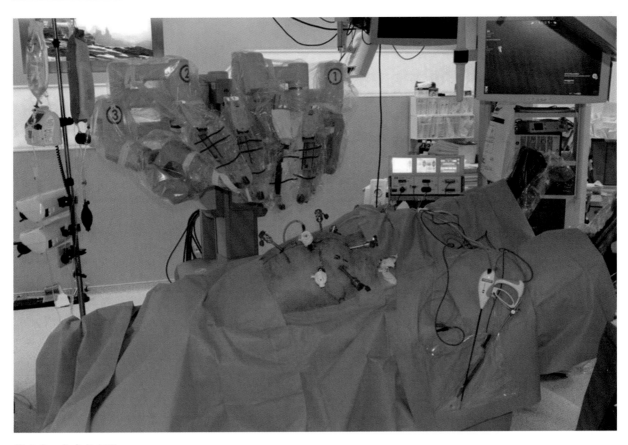

图 5.2　患者的摆放

医生在控制台处操作 4 只机械臂进行手术。我们经常需要告知患者，"达芬奇系统"只是一种人工控制的机器人设备，并不具备人工智能，也不能独立进行手术。1999 年发布的标准型机器人系统中，仅有一个摄像臂和两个机械臂。而几年后，S 系列产品投放市场，该型号在机械臂系统的机动化和彩色编码的光纤连接方面进行了改进，且设备的连接方式更直接，Trocar 附件的安装也更便捷 [3, 18, 19]。2007 年，S 系统升级了高清的成像系统，并将其命名为 Si-HD。最近，新的医生控制台也被引入 Si 系统中，可使两个控制台操作同一个机械臂系统，方便在手术过程中进行教学。这不仅有助于实时协调手术操作，也允许不同专业的术者在手术过程中进行合作。达芬奇 Xi 系统于 2014 年中期推向市场，其机械臂系统与前型号相比有很多不同之处，如激光定位装置，以及更长、更轻薄但更灵活的机械臂。这种新的系统更加适合普外科的一些复杂手术，并使设备的连接更加便捷，适合于进行多区域的操作 [20-24]（图 5.3、5.4）。

5.4.1　医生控制台

医生控制台是机器人的"驾驶舱"。外科医生在这里通过立体监视器获得术野的 3D 图像，用控制面板调整整个系统，并操控各个机械臂 [9]。立体监视器通过实时、高分辨率的 3D 图像显示手术野和系统信息。3D 图像由两个独立的 5mm 内镜摄像头通过左、右视觉通道合成而来 [5, 10, 11, 25]。系统信息在立体监视器的特定位置显示，提醒术者系统的任何异常或错误。紧邻立体监视器的是红外传感装置。当术者的头部位于传感器之间时，控制台随即被激活，而当术者的目光离开立体监视器并将头部从传感器间撤出时，机器人设备会立即停止，这样可以杜绝器械在患者体内的意外移动。该功能是

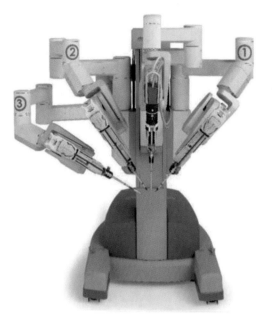

图5.3 达芬奇 Si 型机器人的机械臂系统

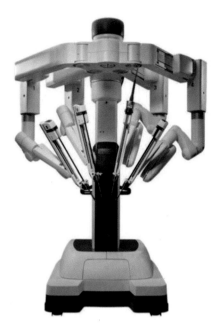

图5.4 达芬奇 Xi 型机器人的机械臂系统

机器人手术的重要安全措施之一 [5, 11, 26]。

达芬奇手术机器人的标准型和 S 型系统均可在控制台左右两侧的操作面板上提示重大的系统错误，并可启动或关闭系统。而 Si-HD 型系统则将左右两侧的操作面板结合为手臂支撑架中央的触控板。此外，控制台可以在 4 个不同的方向上进行调节，更好的人体工程学设计可为每一位医生提供舒适的坐姿 [5, 25, 27]。

在所有型号的达芬奇机器人系统中，术者都是通过操作手柄来控制器械、机械臂及内镜的。术者用食指和拇指抓握操作手柄，而计算机则将手中的各种动作缩放、过滤并传递至机械臂等设备上 [5, 7, 28]。

为了在术中激活机械臂，术者必须抓紧操纵手柄，并保证其位置与患者体内的机械腕尖端匹配，这一点防止了机械臂的意外激活和无意中的组织损伤。当在两个机械臂器械之间切换控制时，操纵手柄呈闭合状态，以免钳夹的组织滑落。术者可通过脚踏板控制摄像头的焦距位置，并激活每个机械臂上的能量器械。离合踏板可使术者切换至 3 号机械臂或调整操作手柄之间的工作距离。快速轻踩离合踏板一次

可以使指定操作手柄的控制从当前机械臂切换至 3 号机械臂，而再次快速轻踩则又会恢复原有操作，该功能可令手术者使用同一个操作手柄控制两条不同的机械臂。踩下离合踏板可使机械臂脱离操作手柄的控制，从而允许术者将手臂调整至更舒适的操作位置。完全踩下摄像头踏板后可令操作手柄转而控制内镜，方便术者将其移动或旋转至腔内需观察的位置。组装时有 0° 和 30° 两种内镜可供选择。在标准型和 S 型的机器人系统中，均配备了在脚踏板中心标记 "+ /−" 的内镜聚焦控制杆。电凝踏板与兼容的高频电刀相连接，由于配备了双通道电源，因此可以在两条机械臂上同时分别连接单极和双极能量器械。Si 型系统的脚踏板被重新设计，改为两层控制开关，并在侧边有一个单独的控制杠杆。踏板的左边仍然是离合器和摄像头的控制开关。在双控制台的模式下，脚踏板一侧的制动器可以切换两位操作者的控制。此外，右边的脚踏板可将电凝改为双极模式，这可以防止机械臂上高频电刀的意外激活 [5, 12, 22, 28]。

5.5　床旁机械臂系统

标准型和 S 型机器人的床旁机械臂系统主要用于连接摄像头和机械臂。每个机械臂上均有几个离合按钮，用于移动机械臂并安装或卸除各种手术器械[2-4]。按下按钮激活离合器，机械臂即可进行移动；否则会产生阻力，机械臂也会回到原来的位置。每个机械臂上各有两个离合按钮用于移动。同时在机械臂的顶部还有一个特殊的离合按钮，用于接入机械臂和连接或卸除内镜 / 手术器械时进行微调。每个部分都需要配备一些无菌的附件，并在覆盖机械臂系统时安装好[4]。

标准型机器人系统最初只有 1 个镜头臂和 2 个机械臂，后来在新版的标准系统中加入了可选的第三支器械臂。这支机械臂与镜头臂安装在同一轴上，因此手术时应更加小心，避免该臂与其他机械臂或手术台发生碰撞。标准型系统上的每一条机械臂都通过色彩进行了编码，镜头臂为蓝色，其余的器械臂分别为黄色、绿色和红色。在标准系统中，一次只能使用一个离合器来移动机械臂，而在 S 和 Si 系统中，术者可以同时使用臂上的各个离合按钮来将机械臂移动至合适的位置[2, 18, 29]。

与标准型系统类似，S 和 Si 型系统配备 1 个镜头臂和 2 个机械臂，同时加入了一条可选的第三支机械臂。每个机械臂均有编号，另外还在臂上离合器下增加了 LED 灯和一个触屏监视器。LED 灯可以使用预置的显色方案让手术团队成员随时了解机械臂的状态。Xi 型系统没有特定的镜头臂，每一只机械臂均可以用来安装摄像头；同时该型系统具有激光定位模式，可以使设备的对接更加容易[5, 11]。

触屏监视器与术者的视野保持同步，并显示所有系统状态的图标和信息。它可以用来校准内镜，并在不同的视频信号之间进行切换。S 和 Si 型系统的机械臂系统同样配备了驱动电机，用于辅助该系统与手术台及 Trocar 的对接[5, 30]。

5.6　手术设备

目前广泛使用的机器人系统一般使用 4 支机械臂进行手术操作，1 支用来架设内镜，其余 3 支则用于手术操作。镜头臂为手术提供了稳定的图像，而在传统的腹腔镜手术中，手术视野是在助手的帮助下取得的，这可能产生意外的移动并降低视野图像的质量。在机器人手术中，由术者操作镜头避免了腹腔镜导致的视觉混乱。

机器人系统并没有自带排烟装置，而腔内的每一次烧灼都会产生烟雾，因此可以预留一个 Trocar 专门用于排烟。但这会消耗手术时间，也是机器人手术的缺点之一[31-33]。有专门用来冲洗和吸引的机器人器械，但也会占用一支机械臂，因此我们通常另外使用 5mm 的辅助腹腔镜刺孔来完成这类操作。

止血在任何手术中都至关重要。大血管出血会直接污染内镜并使视野消失。这种情况下，应由助手清洗内镜镜头，迅速地将内镜从患者体内取出、清洁，并重新装入系统。有时这些操作会消耗较长时间，并需要中转为开放手术，而这时内镜的重量可能会妨碍手术的顺利进行。因此，机器人系统的拆卸操作需要更加安全可靠[3, 14, 34]。相较于腹腔镜和开腹手术，机器人系统控制出血的操作将消耗更多的时间。

机器人的机械臂尖端设计得像人的手腕一样灵巧，这是一种专门用于机器人系统的新技术，被称为 "EndoWrist" 功能。机械臂依照来自医生控制台的指令完成精确的动作[2, 14, 35, 36]。EndoWrist 装置的 7 个自由度、180° 的关节活动范围和 540° 的旋转程度，模拟了外科医生的手和腕部动作。EndoWrist 的功能可使术者在体内进行安全的肠道切除吻合，这是机器人手术的主要优势之一。腹腔镜体内吻合技术是外科医生进行结直肠手术的主要障碍之一，这也使得绝大多数肠吻合操作都完成于体外。此外，EndoWrist 功能在盆腔和血管解剖过程中也发挥了巨大的作用，使术者可以在狭小的骨盆深处完成非常精细和精确的解剖 [2, 3, 37, 38]。

盆腔手术的难点之一在于直肠系膜的解剖和切除，尤其是在狭小的骨盆内进行操作。即使在开放手术中，这也常常是一个复杂而困难的过程。在腹腔镜手术中，直肠和手术器械的轴线通常呈斜角或切向角，而外科医生一般习惯于采用锐角或直角的方式进行解剖。由于目前腹腔镜器械的局限性，这样的操作往往行不通。机器人手术器械优良的旋转和成角能力可以使术者在垂直的角度下离断直肠系膜，同时也令机器人系统可以更好地暴露术野。即使是在更深的盆腔内，机器人器械也可以取得比传统腹腔镜更大的手术空间 [38-40]。然而，机器人专用器械有使用次数的限制，手术系统会在主控台内记录器械的使用资料，如果安装的器械已超过了限制次数，机械臂将无法正常启动 [19, 20, 41]。

机器人手术器械一般包括了安装 / 卸除部件、机械轴、机械腕和各种不同的工作尖端。标准型机器人手术器械长 52cm，由灰色标记，而 S 型系统则长 57cm，由蓝色标记。这些工具在各种系统之间可以互换使用。目前，有超过 40 种 "EndoWrist" 器械（轴径为 8mm 或 5mm）可供结直肠手术使用。轴径 8mm 的器械尖端采用角接关节，相较于 5mm 器械的 "蛇形关节"，其转动所需的半径更短 [20, 22, 23, 42-44]。

5.7 一般注意事项

5.7.1 机器人系统准备

在机器人手术开始之前进行手术室的准备非常重要。应准备一个简单的术前检查表 [5, 11]：

1. 连接系统的各个电缆、光缆、调焦装置和电源，然后启动系统。

2. 安装机械臂和镜头臂，使其有足够的活动空间。

3. 用无菌保护套覆盖机械臂系统。该步骤应强调团队的配合，保护套不能太紧，否则机械臂可能无法正常移动，或使保护套撕裂。

①机械臂被保护套完全覆盖，无菌的转接器锁定于机械臂的滑座中。标准型系统需要安装锁定无菌的 Trocar 底座，而 S 型系统则将底座直接附加于机械臂上，保护套应覆盖住 Trocar 的底座。②镜头臂用同样的方式进行覆盖。对于标准型系统，需要安装无菌的内镜 Trocar 底座和镜头臂转接器。而 S 型系统也需要镜头臂转接器，根据 S 型系统的购置时间，有些使用了内镜 Trocar 底座，有些则直接附加于镜头臂上。不同的 Trocar 生产商有不同的机器人镜头臂 Trocar 底座。

4. 覆盖内镜并将其连接于无菌镜头转接器，同时将保护膜绑在转接器上。当连接镜身时，逆行覆盖保护套于镜身和镜头线上。

5. 使用无菌光源线将光源连接至内镜。

6. 调整内镜并进行内镜设置（3D 或 2D，0° 或 30°）

7. 将 Trocar 底座对准机械臂系统的中柱，以设置镜头臂的最佳位置；接着伸展镜头臂，使臂背部距离机械臂系统约 20in（1in ≈ 2.54cm）。S 型系统的镜头臂上有相关标识用以设置最佳位置，而 Xi 型系统则配备了激光瞄准系统。

5.7.2 腹部入路和 Trocar 的位置

机器人手术与腹腔镜手术类似，都是以腹壁的穿刺和放置 Trocar 开始。使用气腹针（Verres 针）或开放式 Hasson 法建立气腹，腹腔压力为 12~15mmHg [5, 7]。任何 12mm 的一次性 Trocar 都可以作为第一个 Trocar 来放置内镜。镜头 Trocar 的刺孔在距离术区 15~20cm 的位置，以便获得最佳的术区视野，而肥胖患者的刺口应更靠近手术区域，并使用更长的 Trocar [5]。

放置第一个 Trocar 后，可在镜头直视下放置第二个 Trocar。最新型号的系统有激光瞄准设备，它安装在臂架的中心，可以帮助机械臂系统定位解剖位置。这一最新的改良也有助于穿刺点的准确定位和更快捷地连接设备。机械臂可连接专门的达芬奇 5mm 或 8mm 的金属 Trocar，后者可使用钝头或锐头的内芯进行腹壁穿刺。Trocar 刺入需达到腹壁筋膜水平，即黑色粗条带标记的位置[5, 10]，这也是 Trocar 和机械臂的轴点。一般建议机械臂 Trocar 至少放置在距镜头 10cm 的位置，以避免机械臂的碰撞并方便体内缝合等操作。同时，机械臂和镜头 Trocar 之间的角度应大于 90°，以提高机械臂的操作性[5, 7]。另外也要准备必要的腹腔镜器械，以便连接机器人系统前进行腹腔内粘连的松解，以及供助手术中使用。应特别注意的是，Trocar 的位置应在气腹充分建立之后确定。

5.7.3 机械臂系统的连接

气腹建立后，应将机械臂系统推至手术台旁进行连接。手术团队的成员之一推动机械臂系统，同时另一名成员控制方向。在系统连接之前应将患者摆放至合适的手术体位（如头高脚低位等）。

标准型系统被推到指定位置后，底部的制动器需手动拧紧；S 和 Si 型系统可由电机驱动来辅助移动和连接，但并非强制使用[5, 12, 13]。

通过连接镜头 Trocar 的底座，镜头臂第一个连接于患者。使用关节处的按钮移动镜头臂到指定位置，并握住手柄调整其移动轨迹。但只用手柄移动镜头臂可能会限制摄像头在操作过程中的运动范围。接下来，器械臂使用扭锁装置固定于 Trocar，而当使用 S 或 Si 型系统时，可以使用卡扣装置来快速连接器械臂与 Trocar。使用离合器来移动器械并最终定位。手术团队应确保患者的手臂、身体或腿部与手术设备避免碰撞、接触或挤压[5, 9, 13]。

手术小组在手术开始之前应该再次检查所有的设备。团队应检查设备之间是否具有合适的工作距离，并确保机械臂没有压迫患者。在摄像头与 Trocar 固定良好后，可以使用摄像头离合器按钮将其定位至手术区域。将需要的手术器械（EndoWrist®）依次安装，与 Trocar 固定后连接设备适配器。然后使用离合器按钮将手术工具移动到手术区域。每一个设备都应该处于摄像头的可视范围之内。如果需要移除手术器械，医生应该伸直机械腕，助手应按压释放杆并拔出器械。为了防止设备意外被调整、移动和移除，手术小组成员之间必须进行密切的交流。为了保证操作安全，达芬奇手术系统具有安全控制机制，任何新设备插入后都会比之前的设备短 1mm[5, 9, 28]。

5.8　总　结

手术用机器人是一种通过计算机控制的、可编程的、能够帮助手术过程中定位和操作的机器设备。机器人结直肠手术的目的是使用微创手术来完成手术解剖或对于传统腹腔镜手术来说过于复杂的手术。机器人辅助手术相较于传统腹腔镜手术的优势包括三维成像、术区器械的稳定和改善手术过程中的人体工程学。临床上使用机器人有一些局限性，包括手术成本、医生和护理团队的培训及需要更多的临床数据结果。

5.9　要　点

- 手术室的配置对机器人手术至关重要。
- 成功的机器人手术必须有一个专门的、配合良好的手术和护理团队。
- 团队应熟悉所有类型的外科微创手术。
- 团队应对紧急情况做好准备，并且应该知道机器人手术应用的局限性。

参考文献

[1] Alasari S, Min BS. Robotic colorectal surgery: a systematic review. ISRN Surg, 2011, 2012: 293894.

[2] Baik SH. Robotic colorectal surgery. Yonsei Med J, 2008, 49(6): 891-896.

[3] Bertani E, Chiappa A, Ubiali P, et al. Role of robotic surgery in colorectal resections for cancer. Minerva Gastroenterol Dietol, 2011, 58(3): 191-200.

[4] Bokhari MB, Patel CB, Ramos-Valadez DI, et al. Learning curve for robotic-assisted laparoscopic colorectal surgery. Surg Endosc, 2011, 25(3): 855-

860.

[5] Ty T, Higuchi MT. Robotic instrumentation, personnel and operating room setup//Su LM, editor. Atlas of robotic urologic surgery, Current clinical urology. London: Springer, 2011: 15-30.

[6] Buyer's brief: robotic surgery. Healthc Financ Manage, 2013, 67(6): 53-54.

[7] Vlcek P, Capov I, Jedlicka V, et al. Robotic procedures in the colorectal surgery. Rozhl Chir, 2008, 87(3): 135-137.

[8] Volonte F, Pugin F, Buchs NC, et al. Console-integrated stereoscopic OsiriX 3D volume-rendered images for da Vinci colorectal robotic surgery. Surg Innov, 2013, 20(2): 158-163.

[9] Parekattil SJ, Moran ME. Robotic instrumentation: evolution and microsurgical applications. Indian J Urol, 2010, 26(3): 395-403.

[10] Spinoglio G, Summa M, Priora F, et al. Robotic colorectal surgery: first 50 cases experience. Dis Colon Rectum, 2008, 51(11): 1627-1632.

[11] Roukos DH. The era of robotic surgery for colorectal cancer. Ann Surg Oncol, 2010, 17(1): 338-339.

[12] Vitobello D, Fattizzi N, Santoro G, et al. Robotic surgery and standard laparoscopy: a surgical hybrid technique for use in colorectal endometriosis. J Obstet Gynaecol Res, 2013, 39(1): 217-222.

[13] Patel CB, Ragupathi M, Ramos-Valadez DI, et al. A three-arm (laparoscopic, hand-assisted, and robotic) matched-case analysis of intraoperative and postoperative outcomes in minimally invasive colorectal surgery. Dis Colon Rectum, 2011, 54(2): 144-150.

[14] Baek SK, Carmichael JC, Pigazzi A. Robotic surgery: colon and rectum. Cancer J, 2013, 19(2): 140-146.

[15] Al-Naami M, Anjum MN, Aldohayan A, et al. Robotic general surgery experience: a gradual progress from simple to more complex procedures. Int J Med Robot, 2013, 9(4): 486-491.

[16] Baek SJ, Kim SH, Cho JS, et al. Robotic versus conventional laparoscopic surgery for rectal cancer: a cost analysis from a single institute in Korea. World J Surg, 2011, 36(11): 2722-2729.

[17] D'Annibale A, Pernazza G, Morpurgo E, et al. Robotic right colon resection: evaluation of first 50 consecutive cases for malignant disease. Ann Surg Oncol, 2010, 17(11): 2856-2862.

[18] D'Annibale A, Morpurgo E, Fiscon V, et al. Robotic and laparoscopic surgery for treatment of colorectal diseases. Dis Colon Rectum, 2004, 47(12): 2162-2168.

[19] Hottenrott C. Robotic surgery and limitations. Surg Endosc, 2011, 26(2): 580-581.

[20] Jayne DG, Culmer PR, Barrie J, et al. Robotic platforms for general and colorectal surgery. Colorectal Dis, 2011, 13 Suppl 7: 78-82.

[21] Keller DS, Hashemi L, Lu M, et al. Short-term outcomes for robotic colorectal surgery by provider volume. J Am Coll Surg, 2013, 217(6): 1063-1069. e1.

[22] Kim CW, Baik SH. Robotic rectal surgery: what are the benefits. Minerva Chir, 2013, 68(5): 457-469.

[23] Koh DC, Tsang CB, Kim SH. A new application of the four-arm standard da Vinci(R) surgical system: totally robotic-assisted left-sided colon or rectal resection. Surg Endosc, 2011, 25(6): 1945-1952.

[24] Marescaux J. State of the art of surgery. Robotic surgery and telesurgery. Cir Cir, 2013, 81(4): 265-268.

[25] Peterson CY, Weiser MR. Robotic colorectal surgery. J Gastrointest Surg, 2014, 18(2): 398-403.

[26] Pedraza R, Ramos-Valadez DI, Haas EM. Robotic-assisted laparoscopic surgery of the colon and rectum: a literature review. Cir Cir, 2011, 79(4): 384-391.

[27] Ma J, Shukla PJ, Milsom JW. The evolving role of robotic colorectal surgery. Dis Colon Rectum, 2011, 54(3): 376. author reply-7.

[28] Yu HY, Friedlander DF, Patel S, et al. The current status of robotic oncologic surgery. CA Cancer J Clin, 2013, 63(1): 45-56.

[29] Bell S, Carne P, Chin M, et al. Establishing a robotic colorectal surgery programme. ANZ J Surg, 2015, 85(4): 214-216.

[30] Marecik SJ, Prasad LM, Park JJ, et al. A lifelike patient simulator for teaching robotic colorectal surgery: how to acquire skills for robotic rectal dissection. Surg Endosc, 2008, 22(8): 1876-1881.

[31] Anvari M, Birch DW, Bamehriz F, et al. Robotic-assisted laparoscopic colorectal surgery. Surg Laparosc Endosc Percutan Tech, 2004, 14(6): 311-315.

[32] Abdalla RZ. Robotic surgery, can we live without it. Arq Bras Cir Dig, 2011, 25(2): 74.

[33] Ayloo S, Fernandes E, Choudhury N. Learning curve and robot set-up/operative times in singly docked totally robotic Roux-en-Y gastric bypass. Surg Endosc, 2014, 28(5): 1629-1633.

[34] Bianchi PP, Pigazzi A, Choi GS. Clinical Robotic Surgery Association Fifth Worldwide Congress, Washington DC, 3-5 October 2013: Robotic Colorectal Surgery. Ecancermedicalscience, 2014, 8: 385.

[35] Abboudi H, Khan MS, Aboumarzouk O, et al. Current status of validation for robotic surgery simulators: a systematic review. BJU Int, 2013, 111(2): 194-205.

[36] Baek SJ, Kim CH, Cho MS, et al. Robotic surgery for rectal cancer can overcome difficulties associated with pelvic anatomy. Surg Endosc, 2015, 29(6): 1419-1424.

[37] Bianchi PP, Luca F, Petz W, et al. The role of the robotic technique in minimally invasive surgery in rectal cancer. Ecancermedicalscience, 2013, 7: 357.

[38] Casier R, Lenders C, Lhernould MS, et al. Position measurement/tracking comparison of the instrumentation in a droplet-actuated-robotic platform. Sensors, 2013, 13(5): 5857-5869.

[39] Dal Moro F. Robotic surgery and functional outcomes: a lesson from urology. Surg Laparosc Endosc Percutan Tech, 2014, 24(4): 392-393.

[40] Dondelinger R. Robotic surgery systems. Biomed Instrum Technol, 2014, 48(1): 55-59.

[41] Himpens J. Surgery in space: the future of robotic telesurgery (Haidegger T, Szandor J, Benyo Z. Surg Endosc 2011, 25(3): 681-690). Surg Endosc, 2011, 26(1): 286.

[42] Jayne D. Robotic colorectal surgery: currentstatus and future developments. Chirurg, 2013, 84(8): 635-642.

[43] Robotic-assisted laparoscopic surgery. Med Lett Drugs Ther, 2010, 52(1340): 45-46.

[44] New technology offers a gentle touch for cancer surgery. A new robotic surgical tool may detect tumors far more accurately than current minimally invasive tech-niques. Duke Med Health News, 2009, 15(12): 5-6.

第6章

故障处理

Farrell Adkins, David J. Maron

摘要：本章主要介绍在复杂的机器人手术中可能会出现的一些常见问题和故障。一个能解决问题的简单而精准的方法不仅能够减轻这些故障对整个手术进程的影响，还能最大限度地保障患者的生命安全。术者及其团队的理论知识及实践经验对于解决这些问题至关重要。

关键词：手术机器人；故障处理；故障

6.1 引 言

为了改善术者在复杂腔镜手术中的灵活性及视野角度，机器人手术系统应运而生。该系统需要无缝整合多个组件，而由复杂系统所组成的 3 个独立单元（外科医生控制台、视频系统及床旁机械臂系统），即使在周密的术前计划下，仍有发生问题或故障的潜在风险。术者在对组成机器人系统的各种组件和连接部位深入了解的同时，尽可能多地进行机器人手术获取经验是预防和解决术中可能发生问题的关键。本章将阐述手术机器人在术前及术中可能发生的一些常见问题及解决这些问题的具体步骤。

F. Adkins, M.D. • D. J. Maron, M.D., M.B.A. (✉)
Department of Colorectal Surgery,
Cleveland Clinic Florida, 2950 Cleveland
Clinic Boulevard, Weston, FL 33331, USA
e-mail: marond@ccf.org

© Springer International Publishing Switzerland 2015
H. Ross et al. (eds.), *Robotic Approaches to Colorectal Surgery*,
DOI 10.1007/978-3-319-09120-4_6

6.2 内镜或成像系统的问题

6.2.1 问题：单侧摄像头模糊（图 6.1）

达芬奇机器人手术系统采用的双目内镜和摄像头提供高分辨率的 3D 图像，所以在图像采集过程中会遇到一些特有的问题，导致系统一侧（左侧或右侧）获得的图像不清楚或者"起雾"。视频系统中的以下部位都有可能导致这种问题：内镜，摄像头，以及连接摄像头和视频系统的线缆。快速判断此类问题的原因需要手术室内有一支专业的、经验丰富的机器人手术团队，并保证手术在开始和进行过程中不会随时中断。

为解决单侧图像不清楚的问题，必须首先确定当前组装的摄像头哪一侧（右侧或左侧）存在成像困难。要确定这一点，需要在视频系统触摸屏上所显示的左右图像之间进行切换，因为该屏幕只显示从系统一侧所获得的 2D 图像。该检查可通过点击视频系统触摸屏左下角

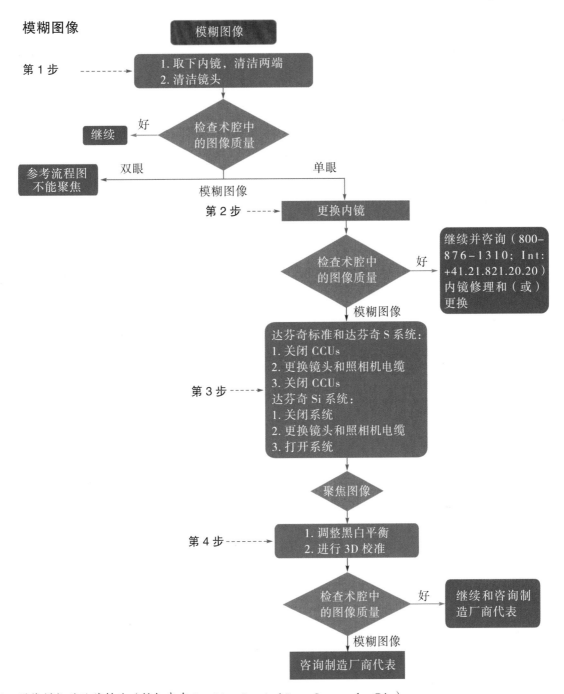

图 6.1　图像模糊的故障排除（授权来自 Intuitive Surgical Inc., Sunnyvale, CA.）

的菜单键并切换左右视频信号来完成。一旦确定成像困难或成像模糊仅限于一侧，即可断开内镜和摄像头，并将内镜旋转 180° 后再重新连接。如果此操作导致视频系统触摸屏上的图像缺陷从右频道切换至左频道（反之亦然），那么问题很可能与内镜有关。这时，需要将内镜取下并对镜头进行适当清洁后再重新连接。

如果单纯清洁镜头后并没有改善成像问题，则可能需要修理或更换内镜，应另备一台内镜用于后续的机器人手术[1, 2]。

如果将内镜旋转 180° 后图像缺陷并未左右切换，则必须寻求其他解决单侧图像问题的方法。这时问题很可能与摄像头或将摄像头连接到成像系统的线缆有关。虽然应首先想到清洁摄像头并将其重新连接至内镜，但一般可能需要更换摄像头或线缆以解决问题。手术室内的机器人手术团队应能够迅速发现并解决此类问题。在术前准备阶段，他们应尽可能做到第一时间发现摄像头和线缆的问题并加以解决。

6.2.2 问题：色彩或亮度失衡（图6.2）

手术开始时，尽管图像本身很清晰，坐在医生控制台前的术者仍可能会注意到左右眼之间的图像差异。这通常被认为是两侧图像的亮度失衡所致，也可能是图像色彩失真所致，如果某一侧的图像呈暖色调或冷色调，则图像亮度及色彩失衡通常是由于摄像头白平衡的失效所引起的。

解决这个问题需要重新调节白平衡。将已安装的摄像头从机械臂上取下来，取一张洁净的白纸（不是纱布或纱垫）放置于距离内镜末端5~10cm处，当白纸充满镜头后，按

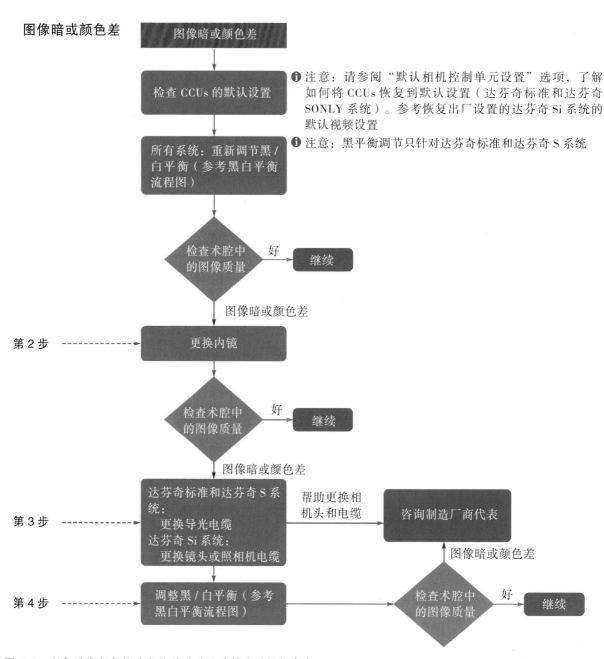

图6.2 彩色图像颜色较暗或较差时的故障排除（授权来自 Intuitive Surgical Inc., Sunnyvale, CA.）

下摄像头上的图像设置按钮，并打开视频系统触摸屏上的图像设置菜单，点击白平衡选项。一旦白平衡重新设置完成，触摸屏上就会显示"成功"。需要注意的是，重新设置白平衡时应保证光源 100% 开启，否则就算重新调节白平衡，仍可能会持续出现图像色彩及亮度失衡的问题[1, 2]。

6.2.3　问题：重影（图 6.3）

与白平衡的问题类似，术者在医生控制台前也可能会看到重影，即术者的视野内会出现两个独立或有部分重叠的物体图像。这是由于摄像头 3D 校准不完全或不准确所致。进行 3D 校准的难点在于摄像头的左右两个镜头所获得的图像是不对称的。解决这个问题的方法是，将摄像头从床旁机械臂上取下来，并将腔镜校准器连接在内镜末端，按下摄像头上的图像设置按钮，打开触摸屏上的图像设置菜单，点击自动 3D 校准选项。这时，触摸屏上会显示两个单独的红、绿"十"字，达芬奇手术系统会自动对焦，两个"十"字会自动对齐。校准一旦完成，屏幕上就会提示并询问"校准是否完成"；若校准未成功，该过程将重复进行，直至校准完成。还有一点需要强调的是，如果使用的是非 0° 内镜，则需要在镜头向上和向下的角度进行重复校正[1, 2]。

6.2.4　问题：冷光源问题 / 故障

在使用达芬奇手术系统时，视频系统中的冷光源可以照亮整个术野。一般情况下，建议照明灯使用时间达 1 000h 后就给予更换。如果系统处于激活状态且照明灯使用时间已经超过 1 000h，视频系统触摸屏上就会显示一条错误信息，提示照明灯已达使用极限。另一种情况是，在手术当中，关闭照明灯时触摸屏上可能会显示"建议预防性维护，请联系客服"，这通常是由于冷光源和灯泡之间的连接存在问题。

当手术中出现这些问题时，应立刻将所有器械及摄像头从床旁机械臂上取下以免损伤

患者。随后，将达芬奇手术系统关闭，同时按下视频系统背面右下方的开关键以切断总电源。这样就可以在进一步处理该问题时避免电损伤。切断电源后，可以安全地打开灯座并暴露照明灯泡，而后将灯泡沿灯座外缘滑行取下。如果问题是灯泡超过了使用寿命，则仅需更换灯泡。如果是冷光源与灯泡的连接有问题，一种方法是将灯泡取下后重新安装；另一种方法则是更换新的灯泡。之后关闭灯座，重新连接电源线，接通视频系统的电源，启动手术系统[1, 2]。

6.2.5　问题：图像噪点或黑边

在整台机器人手术的不同时段，显示屏上的图像可能会发生失真的现象。具体而言，通常是由于亮度设定过高，导致图像出现噪点，从而削弱了部分组织或器官的观察视野。要解决这个问题，需要调整视频系统触摸屏或术者控制台触控面板上的亮度设定值，点击菜单栏顶部的视频设置，确保亮度没有设定在设置条最右端的橙色区域内，否则应将设置条中的滑块移至正常范围。

在进行机器人手术时，术者可能在医生控制台观察到术野边缘有黑晕和较暗的区域，这种现象也叫作"暗角"。其原因是观察到的术野范围比摄像头的光源输出范围大，可通过调节医生控制台上的触控面板，确保摄像头没有设置为宽屏模式，从而消除这种现象[1]。

6.3　器械故障

6.3.1　问题：确定器械的使用情况

在进行机器人手术之前，检查手术中所有配备器械的剩余使用次数或寿命是非常重要的。在安装使用之前，大多数 5mm 和 8mm 的器械预期可以使用 10 次，这就意味着，如果对这些器械进行适当的维护和保养，就能保证其可以用于 10 台独立的手术，其中机器人的

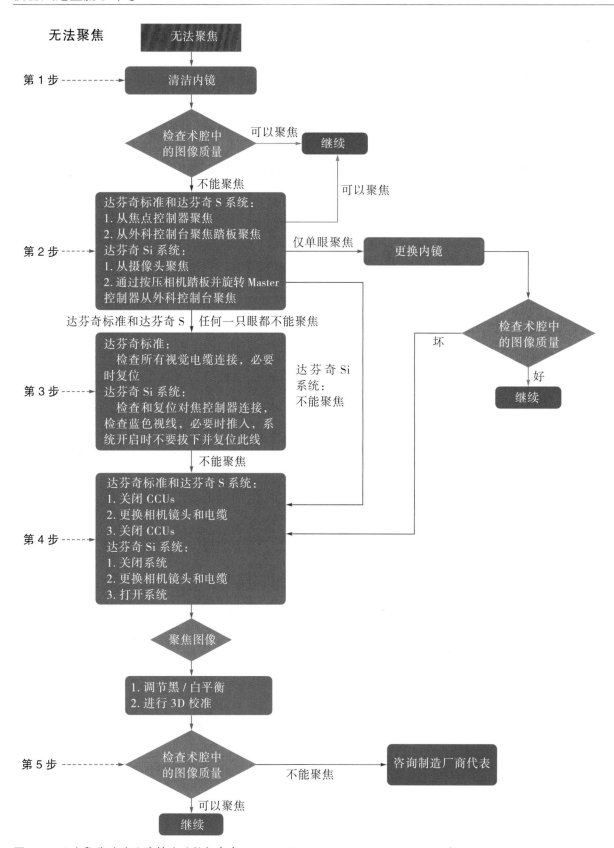

图6.3 无法聚焦时的故障排除（授权来自 Intuitive Surgical Inc., Sunnyvale，CA.）

施夹钳最多可使用 100 次，而用于培训的设备一般能使用 30 次左右。

为了确定剩余的使用次数，将器械以标准方式插入合适的 Trocar 中，并固定在床旁机械臂上。安装到位后，点击工具菜单中的"Inventory Management"（清单管理）选项，这时会显示连接到机械臂上器械的相关信息，包括每个器械的名称、剩余使用次数及总寿命。例如，"双极弯剪 5/10"表示该设备预计能使用 10 次，目前还可使用 5 次。

需要注意的是，如果器械被插到 Trocar 中且被术者在医生控制台前进行了操作，达芬奇手术系统会自动记录器械已使用 1 次。为避免这种情况的发生，检查器械剩余使用寿命时应只是将器械连接到床旁机械臂上，而不是将其整个插入 Trocar 中。一旦插入 Trocar 中，达芬奇手术系统并不会因为器械被拆卸或更换而移除这次的使用信息。只要床旁机械臂上的无菌适配器仍连接，即使重启系统或关机，系统也不会删除该使用信息[1]。

6.3.2 问题：未检测到 Trocar

达芬奇手术系统每个机械臂的 Trocar 卡座中均安装有传感器系统，以感知卡座上的 Trocar 及当前 Trocar 的长度（标准或加长）。这与 Trocar 颈部金属环与 Trocar 卡座内的传感器之间的相互作用有关。一旦 Trocar 被识别，系统即可确定当前器械需要插入多深才能通过 Trocar 尖端。

在器械对接或更换期间常会发生一个问题，即"未检测到 Trocar"。当 Trocar 与机械臂上的 Trocar 卡座连接不佳时，就会出现此类问题，导致术者在医生控制台前无法操控连接到该机械臂上的器械。该问题常来自覆盖 Trocar 卡座的橡胶垫，后者相当于机械臂上无菌覆膜的一部分。一旦橡胶垫挤在 Trocar 卡座间，附近的传感器就无法感知到 Trocar。或者还可能因为，无菌覆膜堆在了 Trocar 卡座的后侧，导致后方的翼状结构无法完全关闭，令 Trocar 卡座不能完全接合。为防止在对接过程中发生此类错误，应注意确保 Trocar 与卡座连接时处于平行状态，且无菌覆膜的所有部分均应平稳铺盖，以实现 Trocar 与卡座之间的正确对接[1]。

6.4 系统故障

6.4.1 问题：可恢复故障、不可恢复故障及机械臂故障

根据问题的严重程度，达芬奇手术系统中的系统故障分为可恢复故障和不可恢复故障。发生可恢复故障时系统将暂停功能，直到做出相应的处理后才能恢复到正常状态。当发生可恢复的故障时，视频系统触摸屏及医生控制台的控制面板上会显示错误状态的窗口，提示发生故障并提供可参考的简要说明和相应的错误代码。可恢复故障包括对机械臂施力过大、机械臂碰撞、功率波动、低电池电量等。解除故障后，点击错误状态窗口上的"故障解除"键即可使系统立即恢复正常功能。

不可恢复故障一般表示系统内部的故障，通常较为严重，需要完全重启系统才能恢复系统的功能。与可恢复故障一样，当发生不可恢复故障时，显示屏将会显示错误状态窗口，其中包含可供参考的相应错误代码。为保障患者的安全，应将所有器械和设备移开，并关闭整个系统，而后按下电源键来重新启动系统[3]。

有时，床旁机械臂系统的某个机械臂也会发生故障。达芬奇手术系统允许在发生这种故障时禁用某个独立的机械臂，从而在排除机械臂故障或对其进行维护后能继续进行手术直至完成。如果发生机械臂故障，视频系统触摸屏及医生控制台上的触控面板会显示错误状态窗口，提示具体为哪个机械臂故障及其错误代码以供参考。可点击错误状态窗口上"禁用机械臂"按键暂停该臂的使用，故障机械臂在系统重启后才能恢复功能[3]。

对于任何无法通过标准步骤解决的可恢复或不可恢复故障，需要联系达芬奇机器人手术系统的售后服务。可通过访问视频系统触摸屏或控制台触控面板上的工具菜单中的事件子菜单来获取可能用到的相关信息[3]。

6.5 总 结

故障的发生并不少见，且在任何机器人手术的术前和术中都有可能发生。在充分了解组成机器人内部系统的各种组件和相关连接部位的情况下，可采用简明的方法来逐步解决这些故障，从而降低对机器人手术进程的影响，其中最重要的是应该培养一支专业的机器人手术团队，通过大量的培训与实践来提高他们识别及应对各种可能发生的问题和故障的能力。

6.6 要 点

• 手术机器人是一种由许多组件构成的复

杂设备，因此在整台手术中发生问题和故障的可能性很大。

• 一支专业、富有经验的机器人手术团队应对机器人各种组件有着深入的了解，从而能够减少和避免术前准备阶段故障的发生，同时能够迅速应对和处理术中可能发生的各种问题。

参考文献

[1] Intuitive Surgical. da Vinci Si system troubleshooting online module [Internet video]. http://www.davincisur-gerycommunity.com . Accessed, 2014.
[2] Intuitive Surgical. Troubleshooting flow chart [Corporate Publication]. Intuitive Surgical, 2010.
[3] Intuitive Surgical. da Vinci Si system safety features online module [Internet video]. http://www.davincisur-gerycommunity.com . Accessed , 2014.

第7章 机器人手术中的解剖学基础

Kevin R. Kasten, Todd D. Francone

摘要： 从古希腊到当代的外科实践，解剖学知识至关重要，特别是在手术领域，很大程度上依赖于解剖学的框架来诊断和治疗患者。尽管解剖学知识是手术的根本基础，但许多教学机构对解剖学教育的重视程度越来越不够。在微创手术中，没有扎实解剖学知识的医生因对局部视野的不熟悉可能导致严重的焦虑。尤其是腹部手术，在开腹、腹腔镜和机器人技术中一些关键结构的暴露情况不完全相同，因此应根据术式采用不同的方案。本章将从机器人手术的角度阐述结直肠手术的相关解剖结构。

关键词： 机器人；解剖；结直肠；切除术；直肠

7.1 引　言

在美国首次应用腹腔镜行右半结肠切除术后的 25 年间，全世界良性腹部病变手术仅不足 25％ 使用了腹腔镜技术[1, 2]。最初，由于手术并发症和肿瘤长期预后不良的影响，腹腔镜手术的发展一直较慢。尽管有多项随机对照试验显示腹腔镜手术与开腹手术的效果相当，但在美国，对于恶性肿瘤切除术腹腔镜手术的利用率却仍低于 12％[3]。虽然最近的研究数据表明，微创手术在癌症治疗中呈现出强劲的增长趋势，但在良性疾病的治疗中并无明显变化[3]。与普通手术相比，结直肠微创手术发展缓慢的原因主要包括手术复杂，中转风险高，花费较高，手术视野不佳，以及特定术式中器官处理的难度较大等。腹腔镜前列腺切除术也面临同样的问题，泌尿外科医生随即改良并采用了 3D 增强现实技术和多臂多功能关节的腔镜设备。在过去的 10 年间，机器人手术并没有简单地取代腹腔镜前列腺切除术，而是与之共存[4]。同样地，越来越多的结直肠和普通外科医生正在跟随机器人手术的先驱者们利用机器人技术完成盆腔内的解剖。

解剖学在外科医生学习和应用机器人手术技术中的作用非常重要。虽然 3D 增强现实技术具有许多优点，但与开腹和腹腔镜手术相比，触觉反馈的缺失影响巨大。本章我们阐述了机器人结直肠手术的一些关键问题，包括可视化、

K. R. Kasten, M.D.
Division of Colon and Rectal Surgery,
Brody School of Medicine at East Carolina
University, Greenville, NC, USA

T. D. Francone, M.D., M.P.H. (✉)
Department of Colon and Rectal Surgery,
Lahey Hospital & Medical Center,
41 Mall Road, Burlington, MA 01805, USA

Tufts University Medical Center, Boston, MA, USA
e-mail: todd.d.francone@lahey.org

© Springer International Publishing Switzerland 2015
H. Ross et al. (eds.), *Robotic Approaches to Colorectal Surgery*,
DOI 10.1007/978-3-319-09120-4_7

器械的位置和患者的安全等。但与之前一样，患者的死亡率和其具体病情是相关的。如果无法使用机器人安全地完成操作，则必须选择其他手术方式。

7.2 机器人辅助腹腔镜结肠切除术的基础

一般认为，外科医生学习和开展一项新技术需要改变之前的很多习惯，而我们的建议是，外科医生应该尽量少地改变手术习惯，才可以提高机器人手术的成功率。与传统腹腔镜手术一样，机器人辅助结直肠切除术也有多种方法（中间向外侧，外侧向中间，上方向下方，下方向上方）。外侧向中间的解剖入路与传统开腹手术相同，可以沿着 Toldt 筋膜的"白线"将结肠与侧腹膜分离。相比之下，中间向外侧的入路则先是沿着结肠系膜切开，结扎血管蒂，当游离侧腹膜时，手术的大部分就已经完成了。我们一般优先选择此入路，原因是该方法具有以下几个优势：

（1）手术早期进行血管的结扎，这在理论上可以防止肿瘤在整个肠系膜血管中的播散，同时可以基于 Turnbull 的无瘤原则游离结肠。

（2）在存在腹腔或盆腔脓毒血症时（如憩室炎或克罗恩病等），一般情况下，先将远离感染部位的血管高位结扎，可以为后续操作提供更好的视野，并且可以更容易地将结肠从其他重要器官周围分离出来（如后方和侧方器官）。

（3）先不游离结肠在侧方腹壁的附着，可以减少冗余肠管和肠系膜对后续操作的影响。

掌握关键结构、解剖平面（腹膜和后腹膜）、神经系统解剖和淋巴引流的知识，可以让外科医生更容易地适应新的手术方式。最好的手术方案是能让术者感觉最舒适的方案。在当前新技术缺乏触觉感知的情况下，保持解剖入路的一致性在手术中显得至关重要。

从机器人辅助手术的角度来看，术者选择的方案必须满足以下两点：①在有限的镜头运动范围内实现最佳的可视化；②最大限度地降低机械臂移动或固定的伤害风险。

正确的机器人设备位置和流程是手术成功的关键。一旦机器人系统对接完成，患者的位置也就固定了。与大多数微创手术一样，应使用凝胶垫或靠垫，以及安全绑带等将患者固定在手术台上，以尽量减少在摆放体位时患者的位移。应在患者的手、手腕、肘部和足跟等压力点处适当地使用填充物品，并与患者的体位相配合（如：改良截石位、仰卧位、分腿位等）。对于接受乙状结肠或右半结肠切除术的患者，我们使用分腿位（图 7.1），以这种体位进行手术有许多优势，包括以下几点：

（1）如果术中需要行结肠镜检查，可以方便暴露肛门和直肠。这对于术前未进行明确标记的肿瘤，或病变较为局限需要进行双镜联合手术的患者非常有用。

（2）在炎症性疾病，如克罗恩病的诊治过程中，隐匿性瘘管在术前检查中可能很难被发现。因此，手术策略可能需要同时涉及右侧和左侧的操作，甚至可能会使用经肛门的吻合装置。

（3）在更困难的手术过程中，可以在患者的两腿之间进行操作。

根据术者选择的机器人对接方式，有时分腿体位可能并不实用。术者应同时熟悉侧面（平行）和盆腔的对接方法，以便根据患者的情况选择最合适的方案。上述两种机器人对接方式都可用于盆腔的解剖操作；然而，对于右半结肠或左半结肠切除，包括直肠低位前切除，一般首选侧方对接。房间的合理布局可为整个团队提供足够的操作空间，也有助于机器人的对接和卸载。制订房间布局和对接方案的详细计划可以使机器人实现高效、实用的对接。虽然有研究表明机器人比腹腔镜手术时间更长，但事实上大多数延长的时间都消耗在了系统的对接上。经过恰当的团队发展、规划和实践，这些时间可以显著减少 [5, 6]。

机器人辅助手术是腹腔镜手术的"增强版"，因此 Trocar 的定位非常重要。如果

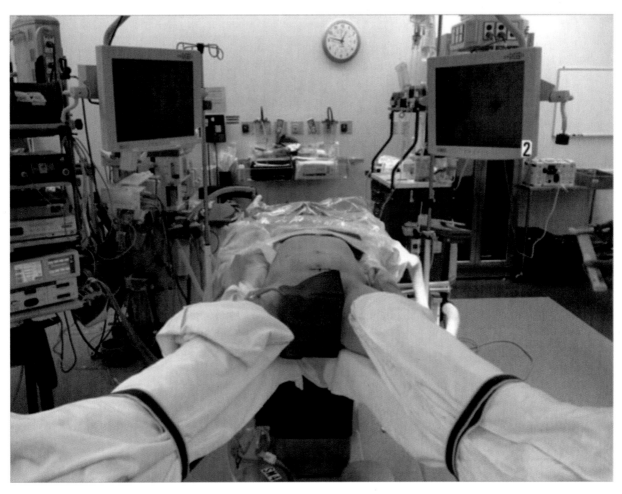

图 7.1　患者的体位。大部分情况下患者呈分腿位，如果需要同时在会阴部进行操作，如括约肌间切除时，应将患者摆放为改良截石位

Trocar 定位不当，解剖结构的暴露和判断就会非常困难，另外，由于 Trocar 定位不当导致的器械碰撞会严重阻碍手术的进行。目前 Si 型达芬奇机器人在针对单个象限的手术，特别是固定于骨盆的器官，如在泌尿外科和妇科等手术中的表现十分优异。而结直肠手术与这些专科有所不同，因为它通常需要多象限的解剖操作。目前的达芬奇机器人机械臂在转换手术视野的过程中经常会发生碰撞。现已有几种方案被推荐用于右半或左半结肠切除术，以及盆腔内的解剖，但仍主要根据术者选择的手术方式进行 Trocar 的定位。

手术准备和铺巾之后，在腹壁上标记计划好的 Trocar 位置。腹腔充气后，再次确认或根据气腹调整相应的 Trocar 位置。应充分利用体表的空间使各 Trocar 尽量分开，以避免术中的碰撞。根据术者的偏好，采用开放式（Hasson）、内镜式或闭合式（Veress）的方法完成 Trocar 的穿刺。我们习惯将 12mm 的摄像头 Trocar 定位在肚脐偏头侧和右侧 2cm 的位置用于左半结肠的切除，将其置于脐旁时用于右半结肠的切除。左半结肠切除时也在脐旁放置摄像头 Trocar，如图所示（图 7.2~7.5）。可以使用 5mm 腹腔镜镜头，8mm 机器人镜头或 12mm 机器人镜头完成腹腔内的探查，并在直视下将机器人器械插入腹腔。所有患者均应先通过镜头探查腹腔。我们认为腹腔探查在机器人辅助结肠手术中非常重要，原因包括以下几点：首先，术者必须检查腹腔和盆腔，以明确是否存在隐匿性的转移灶、解剖结构变异或

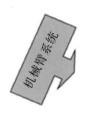
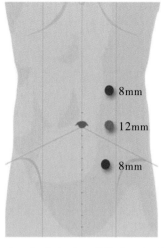

图 7.2　机器人右半结肠切除术的 3 臂技术。切除标本从正中切口或根据术者的选择处取出

图 7.3　机器人右半结肠切除术的 4 臂技术。切除标本从正中切口或根据术者的选择处取出

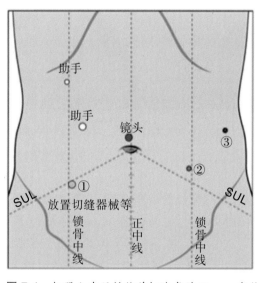
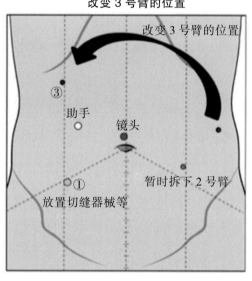

图 7.4　机器人直肠低位前切除术的 Trocar 定位。当游离结肠脾曲时，3 号臂由左侧腹部更换至右侧腹部，而 2 号臂则被暂时拆下以避免不必要的碰撞（SUL：脐与髂前上棘连线）

无法安全使用机器人辅助手术的情况。其次，术者可以评估 Trocar 的位置和解剖情况，确定机器人辅助手术是否能够带来获益。12mm 的机器人摄像头相当笨重，如果不慎掉落会导致昂贵的修理费用，所以我们不鼓励在这一阶段使用这种镜头。而且，打开 5mm 的腹腔镜镜头和其他腹腔镜设备可能会增加不必要的手术费用。不必要的设备使用越少，总费用越低，

因此，我们一般会选择 5mm 的机器人摄像头，因为它更容易操纵，特别是当镜头 Trocar 位于上腹部时。一旦所有的 Trocar 放置完毕，即可在摄像头直视下插入各种机器人器械，并将其全部指向患者的盆腔。

要点：和其他所有的微创技术相同，所有腹腔 Trocar 和器械的放置均应在直视下进行，以避免不必要的脏器损伤。

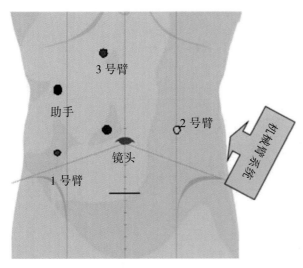

图 7.5 机器人乙状结肠切除术的 Trocar 定位。注意摄像头 Trocar 的位置稍微偏离中线，这样便于在解剖脾曲和盆腔上部时使用 3 号臂（该臂的 Trocar 同样也稍微偏离了中线）

7.3 右半结肠

7.3.1 解剖概述

右半结肠的血供来自由肠系膜上动脉分支出的回结肠动脉，后者在十二指肠第三段的后下方走行。回结肠动脉存在于 100% 的患者中，而 98% 的患者存在结肠中动脉。相比之下，从肠系膜上动脉分支的右结肠动脉实际上仅存在于 11% 的患者中（图 7.6）。通常，右半结肠远端的血供来自结肠中动脉，而结肠中动脉也是横结肠近端 2/3 的主要供给血管，它在胰腺下方由肠系膜上动脉分支而来，然后跨越胰腺走行（图 7.7A）。通常，结肠中动脉的主干非常短，会迅速形成左右分支，在提拉横结肠系膜时形成经典的 "Y" 型外观（图 7.7B）。当解剖结肠中动脉的右侧分支时，还必须考虑结肠中静脉的右侧分支。在横结肠系膜的后方，结肠中静脉可以和胃网膜静脉间存在交通支。当游离横结肠系膜时，这些交通支可能被破坏，导致难以控制的出血。

腹腔探查完成后，将患者置于轻度的头低脚高位，并适当左倾。这种轻度倾斜的体位往往利于机器人手术的操作，可以避免操作位置变化时带来的不便。这在机器人辅助的脾曲游离时尤其重要，因为过分的头低脚高位会阻碍左上腹腔的充分暴露。通常先放置摄像头和 1 号臂的 Trocar，以方便调整体位并评估手术的可行性。术者将大网膜提起翻过横结肠，将小肠从骨盆中牵出并推向左上腹，之后在直视下置入其他 Trocar。当患者处于分腿体位时，机械臂系统跨过患者的右胸进行对接。可以使用 3 臂或 4 臂技术进行右半结肠的切除（图 7.2、7.3）。在 4 臂技术中，3 号臂通常用于提拉肠系膜或网膜，1 号臂和 2 号臂则用于解剖操作，侧方入路或中间入路均可。

7.3.2 侧方入路

该方法更容易学习和操作，需要认清几个关键的解剖学标志，从而更安全、更方便和更精准地切除肿瘤（又称全结肠系膜切除术）。排除右半结肠切除术时的阑尾病理性增大后（即黏液囊肿、囊腺瘤、囊腺癌或类癌），则可钳夹该管状结构以帮助牵拉；否则，可以轻柔地夹住回肠末端或盲肠，以便将肠管向前和左上腹牵拉。3 号臂通常用于从左侧将肠系膜向头侧、腹侧的方向牵拉，以便暴露结肠和肠系膜与后腹膜的融合处（Toldt 白线），沿该融合处分离进入一个疏松的间隙，由此可沿着升结肠向远端解剖分离直至肝曲。根据暴露的情况和术者的偏好，可使用 1 号臂和 2 号臂完成该部分的操作。在回盲瓣附近，输尿管跨过右髂血管的分叉，注意仔细辨认和保护右侧输尿管（图 7.8）。全程保持正确的解剖层面进行游离，因为外侧层次的偏离可能会打开 Gerota 筋膜，甚至损伤肾脏。

在腹膜后结肠系膜的正确层面内向回结肠血管的根部一直游离，可以到达十二指肠和胰腺的前表面。然后将回肠末端的肠系膜从腹膜后分离到右髂血管的水平。这时，回结肠血管束的根部可以使用能量器械、切割缝合器或血管夹进行离断。当使用血管闭合设备时，我们建议另外加用圈套器或血管夹以控制不必要的出血。

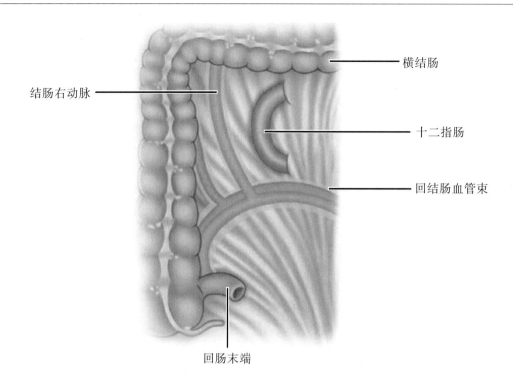

图7.6 100%的患者存在回结肠动脉，大部分结肠右动脉发自回结肠动脉，而非肠系膜上动脉（经允许引自 Landmann RG, Francone T. Surgical Anatomy// Minimally Invasive Approaches to Colon and Rectal Disease: Techniques and best practices. Ross HM, Lee SW, Mutch MG, et al. New York: Springer, 2015: 25−50.）

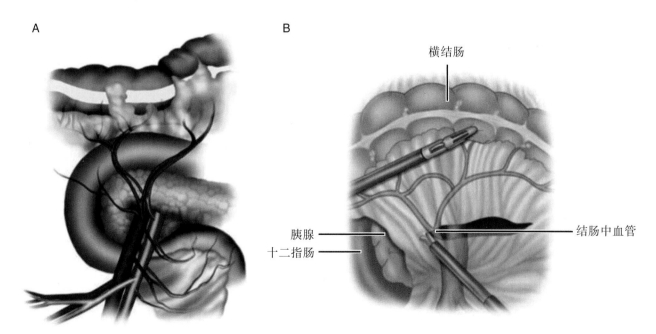

图7.7 A.肠系膜上动脉和其分支。B.注意结肠中血管典型的"Y"型分叉。经允许引自 Landmann RG, Francone T. Surgical Anatomy// Minimally Invasive Approaches to Colon and Rectal Disease: Techniques and best practices. Ross HM, Lee SW, Mutch MG,et al. New York: Springer, 2015:25−50.

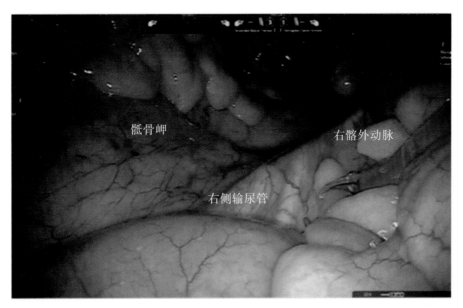

图 7.8　右侧输尿管稍偏外侧跨过右侧髂外动脉进入盆腔

7.3.3　中间入路

掌握腹腔镜或机器人技术进行中间入路结肠切除术的关键是准确进入结肠系膜和后腹膜之间融合的无血管层面。在开始之前，术者应该尝试明确该手术的相关解剖结构（回结肠血管、输尿管和十二指肠），以防止发生不良事件。相较于肥胖患者，对体形消瘦患者的这些结构的辨识则更加容易，通过牵拉横结肠即可观察到十二指肠或"C 环"。小心地在基底部牵拉盲肠或其系膜，并向前外侧腹壁的方向抬起，显示出从十二指肠下方发出的回结肠动脉（图7.9）。这种牵拉可以产生对应的张力或"弓弦"效应，使系膜沿血管形成明显的皱褶，便于更好地暴露血管走行（图7.10）。3 号臂可用于牵拉盲肠，松开 1 号臂和 2 号臂以展开正确的平面。由于缺乏触觉反馈，机器人手术中一定

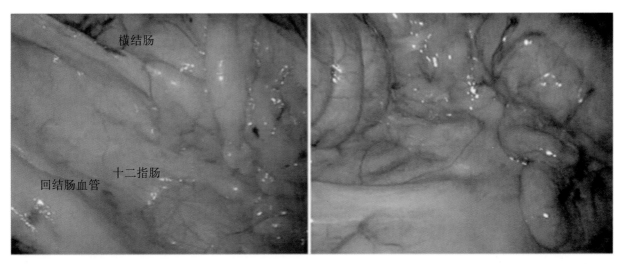

图 7.9　回结肠动脉向十二指肠的后下方走行；在体形消瘦的患者中，解剖前就可以观察到十二指肠的结构。经允许引自 Landmann RG，Francone T. Surgical Anatomy// Minimally Invasive Approaches to Colon and Rectal Disease: Techniques and best practices. Ross HM, Lee SW, Mutch MG, et al. New York:Springer,2015:25-50.

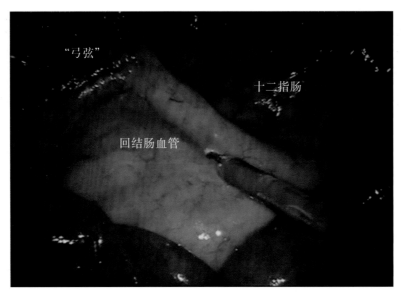

图 7.10　向前外侧的腹壁方向夹起盲肠或其系膜，可以沿着回结肠血管形成帐篷或弓弦样外观

要注意避免撕脱血管。一旦张力形成，就可以打开系膜形成的血管皱褶，气腹的"充气效应"可以分开其中的无血管间隙，从而使手术进入正确的解剖层面，轻柔地钝性游离结肠系膜和后腹膜之间的间隙，必须特别注意位于该层面中后方的十二指肠 C 形环，避免器械或能量设备将其损伤（图 7.11A、B）。当在正确的层面操作时，通常无须专门辨认位于其下方的输尿管或髂血管。然而，在存在浸润性病变时，如良性的克罗恩病穿孔或恶性的侵袭性肿瘤，术者必须时刻留意周围的解剖结构。

随着上述无血管层面的扩展，回结肠血管两侧的系膜脂肪会越来越薄（图 7.10）。沿着该系膜进行仔细的解剖，在血管蒂的根部周围形成一个窗口，暴露出回结肠血管的离断位置（图 7.11A）。当关键结构显露并避开危险部位时，即可进行血管的高位结扎。根据术者的习惯可以选择内镜钉缝器械、能量设备或血管夹等。如前所述，当使用血管闭合设备时，我们建议另外加用圈套器或血管夹以控制不必要

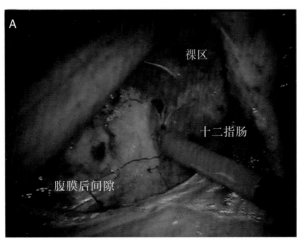
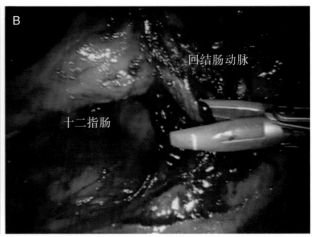

图 7.11　A. 行中间入路时首先将腹膜后间隙向背侧游离，应随时注意辨认十二指肠以避免损伤。B. 离断回结肠动脉后，术者必须时刻留意十二指肠的位置

的出血。

　　要点：进行回结肠血管的结扎时，应注意随时可能进入视野的十二指肠（图 7.11B）。

　　一旦血管结扎完毕，小心地将肠系膜向上抬起，在后腹膜上方继续轻柔、钝性地向上游离，在分离肠系膜和后腹膜时，始终可以看见一个白色、疏松的 Toldt 间隙（图 7.12）。操作时注意将腹膜反折的边界线轻轻向下推，而不是去牵拉其他组织。一般来说，在 1 号臂和 2 号臂进行解剖操作的同时，3 号臂固定不动，用于持续向上牵拉结肠系膜。如果术者始终保持在正确的层面内进行操作，则出血、进入右肾后方或损伤十二指肠的风险都很小。如果在该间隙内的视野不佳，常常是由于不合适的牵拉张力所致。

　　当到达侧腹壁时，继续向上游离至结肠肝曲附近。操作时必须注意右结肠血管，以及可能在此处碰到的结肠中动脉的右侧支。将横结肠系膜向腹侧拉起，即可以很容易地辨识结肠中血管。该血管通常首先在胰腺下缘被发现，但进一步游离可以看到其主干由肠系膜上血管发出，并在胰腺上方走行（图 7.13）。在腹腔镜和机器人辅助手术中，术者必须注意避免无意中损伤这些血管，特别是靠近该区域的胰十二指肠和胃网膜血管，以避免导致难以控制的出血。

　　结肠中血管的右侧分支在右半结肠切除术中经常需要离断（图 7.14）。如前所述，牵拉横结肠系膜通常可以很好地显露左、右分支，呈现出一个典型的"Y"形分叉（图 7.7B）。类似于回结肠血管的结扎，在右侧分支从结肠中血管主干分出的根部进行离断。此外，结肠右静脉也可能出现在该区域，一般结肠中血管右侧分支的外侧从胰腺向肝曲方向走行。如果遇到这种情况，应该仔细结扎该血管，以防止游离右半结肠时发生出血。一旦上述两支血管得到安全的结扎，即可开始肠系膜的解剖，确保回肠末端、盲肠和横结肠的系膜已被充分游离。

　　这时，右半结肠仍然在外侧腹壁、肝曲和胃结肠韧带等处固定附着，一般可使用能量器械（超声刀或双极电凝）、单极电凝或剪刀等轻松地将这些附着处离断。我们通常选择从骨盆的边缘开始解剖，用 3 号臂轻柔地向内上方牵拉盲肠或回肠末端，而 1 号臂和 2 号臂则游离结肠旁沟侧腹壁的韧带，向上直到结肠肝曲。

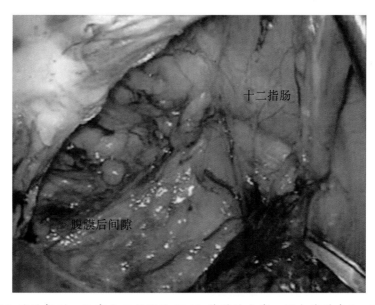

图 7.12　中间至外侧入路的解剖，注意十二指肠和 Toldt 筋膜的白线。经允许引自 Landmann RG，Francone T. Surgical Anatomy//Minimally Invasive Approaches to Colon and Rectal Disease: Techniques and best practices. Ross HM, Lee SW, Mutch MG, et al. New York:Springer, 2015: 25–50.

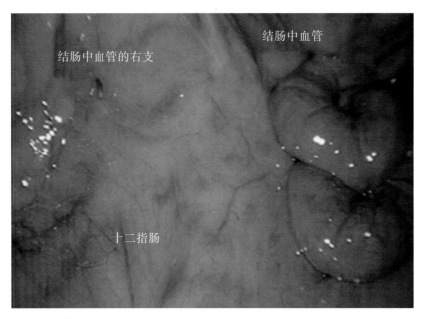

图 7.13　横结肠和结肠中血管的解剖结构。经允许引自 Landmann RG，Francone T. Surgical Anatomy// Minimally Invasive Approaches to Colon a nd Rectal Disease: Techniques and best practices. Ross HM, Lee SW, Mutch MG, et al. New York:Springer, 2015: 25–50.

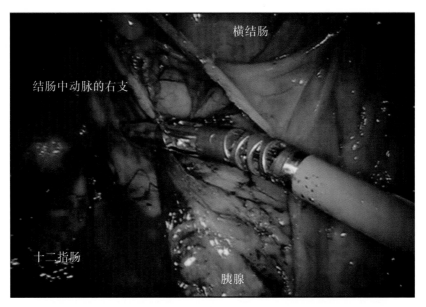

图 7.14　进行右半结肠切除术时经常需要解剖并离断结肠中血管的右侧分支

沿着回肠末端下方肠系膜可以看到一条于腹膜后附着的反折线（图 7.15），该反折线位于输尿管的内侧，在右侧盆腔覆盖右髂血管，并位于骶骨岬的外上方。如果回肠末端向腹侧牵拉的张力适当，则术者会进入之前结肠系膜和后腹膜之间的疏松层面。将回肠向腹侧牵拉，沿着上述反折继续解剖，向十二指肠和胰腺方向

游离回肠末端的系膜。保持该间隙的正确解剖，可以确保游离足够的小肠与横结肠并进行无张力的吻合。

离断肝结肠韧带和胃结肠韧带后，松解的右半结肠即可提至腹腔中央，如果行体外肠吻合，可以通过腹壁正中切口取出标本。右半结肠切除时，游离远端肠管的范围一般到镰状韧

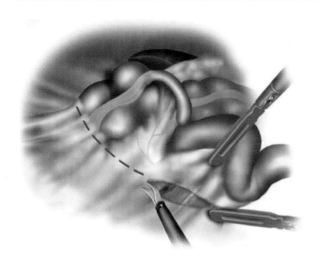

图 7.15　沿着回肠末端系膜的下方可以看到于腹膜后间隙附着的皱褶线。该皱褶位于输尿管的内侧，在右侧盆腔覆盖右侧髂血管，同时位于骶骨岬的外上方。经允许引自 Landmann RG, Francone T. Surgical Anatomy// Minimally Invasive Approaches to Colon and Rectal Disease: Techniques and best practices. Ross HM, Lee SW, Mutch MG, et al. New York:Springer, 2015: 25−50.

带或结肠中血管附近，最好从该处开始向肝曲进行逆向游离。使用 3 号臂向腹侧牵拉大网膜，用 1 号臂和 2 号臂打开小网膜囊，显露胃后壁和结肠系膜。注意在游离横结肠时应将大网膜的各层小心地分次离断，最终将大网膜完全松解，继而转向解剖肝结肠韧带。在该韧带与近端横结肠系膜之间存在一个无血管层面，分离时务必小心处理，因为解剖时很可能损伤右结肠静脉，或后方的十二指肠上部和降部。在胆囊附近，术者一般会进入之前中线至外侧游离

时打开的无血管间隙，两个层面汇合处的组织呈淡紫色。当周围组织充分游离后，可以很容易地打开外侧腹壁的附着韧带。至此，即完成了右半结肠的完全松解。

　　要点：在拆卸机器人之前，术者必须确保标本已充分游离，尤其是回肠末端。如果还需要继续游离，则应沿着输尿管内侧和骶骨岬上外侧的皱褶切开，后者是回肠末端系膜附着在腹膜后间隙的位置。

7.4　横结肠切除

　　单纯的横结肠区段切除较为少见，一般多为横结肠与左半结肠或右半结肠的联合切除。理论上，横结肠切除术可以将机械臂系统放置在患者的右肩或左肩侧，并采用半月形的布局在下腹部放置 Trocar。我们没有进行过单纯的机器人辅助横结肠切除术，但在右半结肠或左半结肠切除时使用机器人系统切除过横结肠的部分。如前所述，Trocar 的定位对于手术的成功实施至关重要（图 7.2~7.5）。

　　如果需要进行全结肠切除术，那么该手术的操作类似于左半结肠和右半结肠切除术的联合，过程中需要将机械臂系统重新连接。当进行全结肠切除术时，我们首先游离右半结肠，并进入小网膜囊（图 7.16A、B），继而向结肠肝曲和尽可能远的脾曲方向进行游离。拉起横结肠将显露出结肠中血管，但应注意牵拉张

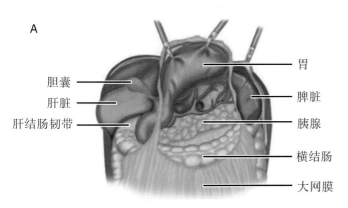

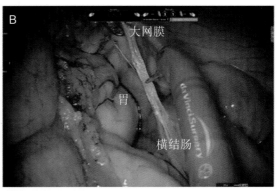

图 7.16　A. 经大网膜（胃结肠韧带）进入小网膜囊。B. 早期进入小网膜囊便于进行横结肠的游离

力，避免撕扯血管蒂（图7.17）。助手Trocar的操作非常关键，第二个助手Trocar可以作为标本取出孔，同时对于术野受限的肥胖患者也很有用。如果可能，最好单独游离并结扎结肠中动脉的左、右分支。血管结扎后，当术者从胰腺上游离横结肠系膜时，将遇到胰腺上的胃网膜右静脉，在解剖结肠中静脉前应该注意保护这根血管。

7.5 左半结肠

7.5.1 解剖概述

7.5.1.1 肠系膜下动脉

供给横结肠远端、降结肠和乙状结肠等后肠来源器官的血管主要来自肠系膜下动脉（IMA），理解其分支走行有助于肠系膜和结肠的切除（图7.18、7.19）。在主动脉分叉到髂总动脉之前，肠系膜下动脉在L3椎体水平发出第一个分支，即左结肠动脉，距离肠系膜下动脉的起点2~3cm。左结肠动脉进一步分

为升支和降支血管，升支血管支配远端横结肠和降结肠，而降支血管支配远端降结肠和近端乙状结肠。乙状结肠同时接受从肠系膜下动脉分出的与直肠上动脉伴行的乙状结肠动脉的血供。肠系膜下动脉终止于直肠上动脉，后者为上段直肠和远端乙状结肠提供血供。在骶骨岬下方，直肠上动脉分为左、右两支，在盆内筋膜内向直肠两侧走行。值得注意的是，结肠脾曲接受左结肠动脉和结肠中动脉分支的血供。结肠血管的解剖变异较多，但最常见的情况是左结肠动脉的升支和结肠中动脉的降支通过边缘血管互相连通。

7.5.1.2 输尿管

术者必须明确左侧输尿管的位置，一般走行于腹膜下腰大肌的表面上。如果在肠系膜下动脉的下方游离过深，则很可能会将输尿管和生殖血管从腰大肌上牵拉到手术区域。为了保持正确的方向，术者应谨记双侧输尿管从肾盂竖直地走行至盆腔边缘，跨过髂血管，并一般保持在下腔静脉和主动脉外侧5cm的位置。经典的解剖学教材指出，右侧输尿管跨过右侧髂外动脉（图7.8、7.20），而左侧输尿管的走

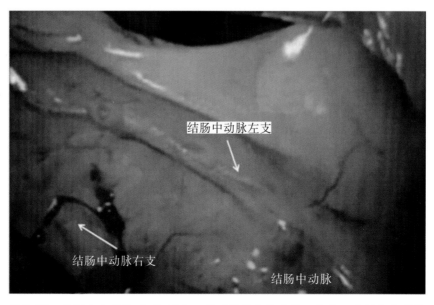

图7.17 结肠中血管的"Y"型分叉并不总是非常典型，其左、右侧分支常常一起朝向右侧走行。如图所示，右侧分支跨过胰头和十二指肠；左侧分支则先向上、再转向左侧

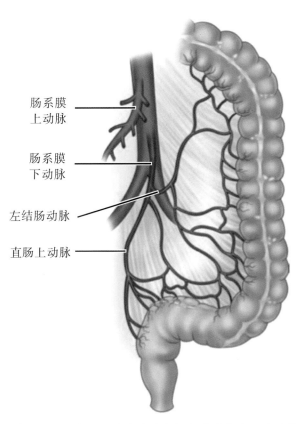

肠系膜
上动脉

肠系膜
下动脉

左结肠动脉

直肠上动脉

图 7.18　肠系膜下动脉跨过左侧髂总动静脉，并延伸为其终末支——直肠上动脉。经允许引自 Landmann RG，Francone T. Surgical Anatomy// Minimally Invasive Approaches to Colon and Rectal Disease: Techniques and best practices. Ross HM, Lee SW, Mutch MG, et al. New York: Springer, 2015: 25–50.

行更偏内侧，从左侧髂总动脉上跨过（图 7.20）。双侧输尿管沿着外侧盆腔壁向后下方走行，随即从后外侧汇入膀胱，并形成膀胱三角区（图 7.21）。

进行盆腔的游离时，通常在骨盆边缘遇到骑跨在髂血管上的输尿管。如果在骨盆内观察到输尿管，则说明游离距男性输精管或女性子宫动脉的外侧过远。无论应用何种手术技术，开腹、腹腔镜或机器人等，手术医生都必须适应在各种方式下完成解剖入路（内侧至外侧，外侧至内侧）。当术者无法明确地辨别输尿管时，必须采用别的替代方法来确认并预防输尿管的损伤。当输尿管辨别困难时，我们一般先进行内侧向外侧的解剖，再进行外侧向内侧的解剖。

7.5.1.3　生殖血管

当辨别肠系膜下动脉和输尿管时，生殖动脉也常常被同时发现。生殖动脉由主动脉发出，位于肾动脉的下方，斜向骨盆走行，在肾盂和盆腔入口间中点的位置跨过输尿管。睾丸血管跨过腹股沟韧带和骶髂关节中间后进入腹股沟深环。在女性中，卵巢血管在盆底边缘进入阔韧带。术中术者有时难以立即发现生殖血管的损伤，但这可能会导致明显的出血。

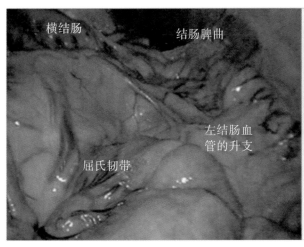
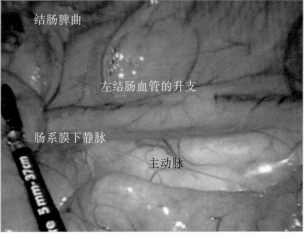

图 7.19　左半结肠的解剖。经允许引自 Landmann RG，Francone T. Surgical Anatomy// Minimally Invasive Approaches to Colon and Rectal Disease: Techniques and best practices. Ross HM, Lee SW, Mutch MG, et al. New York:Springer,2015: 25–50.

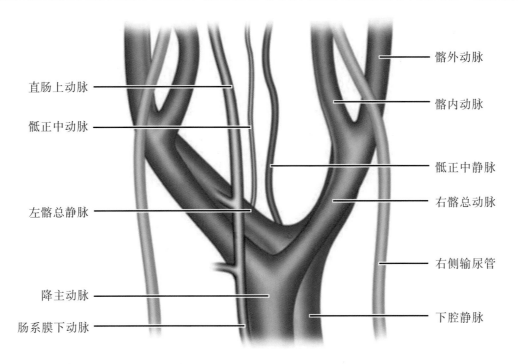

直肠上动脉

骶正中动脉

左髂总静脉

降主动脉

肠系膜下动脉

髂外动脉

髂内动脉

骶正中静脉

右髂总动脉

右侧输尿管

下腔静脉

图 7.20　输尿管的走行。经允许引自 Landmann RG，Francone T. Surgical Anatomy// Minimally Invasive Approaches to Colon and Rectal Disease: Techniques and best practices. Ross HM, Lee SW, Mutch MG, et al. New York:Springer,2015: 25-50.

7.6　左半结肠切除术

与右半结肠切除术一样，左半结肠切除术也需要在腹腔多个象限内操作。即使不进行脾曲的游离，放置 Trocar 时也必须方便手术在至少两个不同的象限中进行解剖（左上象限和左下象限）。必须非常重视 Trocar 的定位，以避免机械臂不必要的碰撞，并确保手术的顺利实施。图 7.4 和 7.5 展示了左半结肠切除术、乙状结肠切除术及脾曲游离时的 Trocar 定位。与腹腔镜手术不同，一旦机器人对接完成，就不能随意移动或调整 Trocar 的位置。在腹腔镜探查时，术者应在患者不过于头低脚高的情况下，尽可能地暴露腹腔左上象限和左下象限。陡峭的头低脚高位会使小肠聚集在左上腹，阻碍了肠系膜下静脉（inferior mesenteric vein, IMV）根部和脾曲的暴露（图 7.22）。可以适当地将患者向右侧倾斜，但是角度过大可能使内侧向外侧的游离更加困难。

当患者已被安全固定于轻度的头低脚高和右倾体位时，即可从盆侧或左侧对接机械臂系统。建议术者同时掌握两种方法，但应为其团队选定一个主要的方法以便更加熟练地进行设备安装。如前所述，我们一般将机械臂系统跨过患者的左髋部上方进行对接。术者在医生控制台前评估腹腔内的解剖结构，注意右侧输尿管、髂血管和其他与乙状结肠和骶骨岬关系密切的器官。由于缺乏触觉反馈，主要依靠视觉引导解剖，因此应在整个手术过程中保持清晰的方向感，如稍有疑惑，则应退回骨盆的全视野，并重新定位。

在内侧至外侧的解剖中，首先使用 2 号臂小心地抬起乙状结肠系膜以显示肠系膜下动脉的走行（图 7.23A、B）。该血管在跨过骶骨岬后分为左、右直肠上动脉。在肠系膜下动脉下方平行切开系膜可使气腹的 CO_2 进入正确的游离平面（图 7.23C），解剖该无血管间隙可显露乙状结肠系膜和后方的结构，如骶前筋膜、自主神经和髂血管等（图 7.24）。

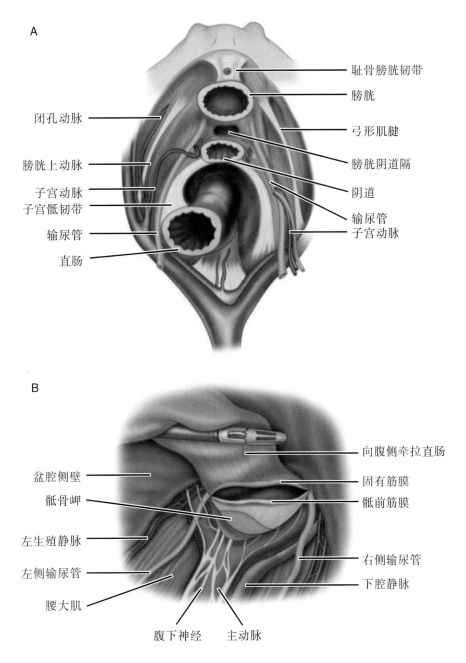

图 7.21 A. 盆腔入口。B. 骶骨前间隙入口。经允许引自 Landmann RG，Francone T. Surgical Anatomy// Minimally Invasive Approaches to Colon and Rectal Disease: Techniques and best practices. Ross HM, Lee SW, Mutch MG, et al. New York:Springer,2015: 25-50.

　　1 号臂和 2 号臂即可进行内侧入路的解剖游离。经过几次手术后，术者很快会意识到 2 号臂在左侧腰部和左上腹区域的操作不便，因此，该臂主要用于上至下或腹至背方向的牵拉。了解各 Trocar 在不同区域内的操作局限性也可以减少不必要的碰撞，比如，2 号臂在游离脾曲时的作用有限，通常可以将其暂时卸下，以使 3 号臂和 1 号臂具有足够的空间进行解剖。

　　当用一支机械臂抬起乙状结肠系膜时，剩下的机械臂可以在肠系膜下动脉的下方仔细地向侧壁进行游离。注意并避免损伤左侧输尿管、生殖血管和下腹神经丛（图 7.25A、B）。如果这些结构没有被清楚地识别，就应该及时进行调整，直到这些腹膜后结构显露明确并避

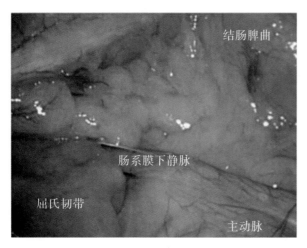

图7.22 将小肠向右上腹牵拉可使肠系膜下静脉（IMV）和结肠脾曲的暴露更加清楚

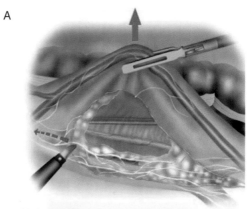

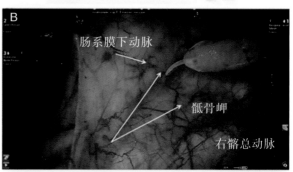

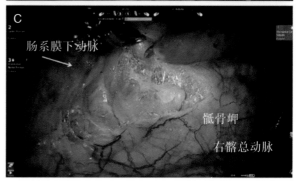

免损伤。确保输尿管的安全后，可以离断肠系膜下动脉，然而，我们倾向于继续在肠系膜下动脉和下静脉根部之间进行中间至外侧的游离（图7.26）。将中间至外侧入路的无血管间隙完全打开，可以清楚地将肠系膜下动脉根部的"T"型结构完全暴露（图7.27）。这时，术者可以决定离断肠系膜下动脉时是否需要保留左结肠动脉，或在需要游离脾曲的情况下离断肠系膜下静脉。进行中间至外侧入路的解剖时，早期离断肠系膜下静脉可使游离脾曲的操作更加宽松，但应注意肠系膜下静脉在游离过程中容易被撕裂，导致不可控制和致命的出血（图7.28）。肠系膜下静脉一般在脾曲附近的胰尾下部被辨识，应注意Treitz韧带处的十二指肠，以避免不经意间的牵拉或灼伤。确保以上注意事项后，即可重点完成结肠脾曲的松解。我们一般使用血管封闭设备离断肠系膜下动脉和静脉，也可选择其他方法，比如切割缝合器或血管夹等。

当肠系膜下动脉被离断后，中间至外侧入路的解剖随即完成。该入路的解剖越完整，结肠侧方韧带的游离则越简单（图7.29A）。一旦从腹膜后间隙游离至腹壁，即可继续转向头侧至肾上极（图7.29B）。应该注意的是，如果Trocar的定位不理想，此时的操作可能会变得较为困难。术者必须确保适当的机械臂位

图7.23 A.在肠系膜下动脉（IMA）的下方游离左半结肠（绿色箭头表示将血管束夹起，虚线箭头表示游离的方向）。注意输尿管和生殖血管的关系。B.将血管束轻轻夹起即可观察到肠系膜下动脉跨过骶骨岬（SP）处的轮廓。肠系膜下动脉与骶骨岬之间的间隙称为"关键三角区"，是腹膜后间隙与结肠系膜之间无血管层面的标志。C.沿着肠系膜下动脉的下方切开腹膜，可以使CO_2气体充入疏松的无血管间隙内，可以引导术者辨认正确的解剖层面。经允许引自 Landmann RG, Francone T. Surgical Anatomy// Minimally Invasive Approaches to Colon and Rectal Disease: Techniques and best practices. Ross HM, Lee SW, Mutch MG, et al. New York:Springer, 2015: 25-50.

置，以避免对腹腔内结构造成无意的损伤。当在左上腹区域操作时，2号臂的作用不大，如果强行使用，还可能导致不必要的碰撞或组织损伤。

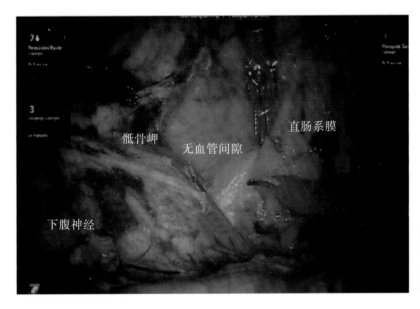

图 7.24　盆腔的解剖。图中可见输尿管、生殖血管、骶骨岬、下腹神经，以及直肠固有筋膜和骶前筋膜之间疏松的无血管间隙（PSS）

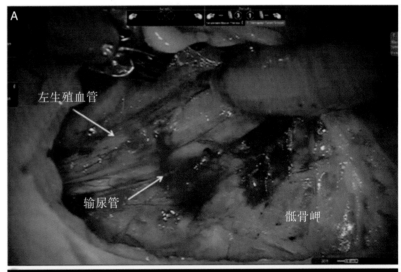

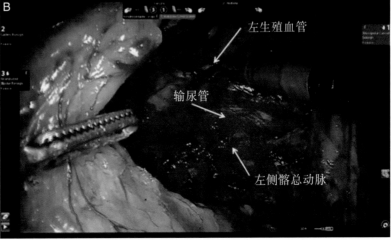

图 7.25　小心辨认并避免损伤左侧输尿管、左侧生殖血管及下腹神经。左侧的输尿管更偏内侧，跨过左侧髂总动脉并进入盆腔

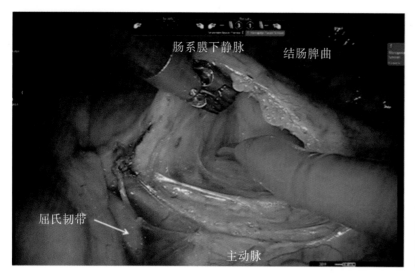

图7.26 在肠系膜下动静脉之间进行内侧至外侧入路的解剖将有利于结肠脾曲的松解

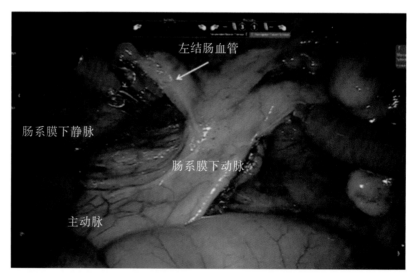

图7.27 可将肠系膜下动脉游离为"T"型外观,便于在需要时识别并保留左结肠血管

7.6.1 结肠脾曲

中间至外侧入路的充分游离,头侧可直达胰腺下缘,仅残留外侧的脾结肠韧带。如果无须游离脾曲,则只需将结肠旁沟外侧腹壁的附着用电凝切开,即可完成降结肠和乙状结肠的松解(图7.29)。如果需要游离脾曲,则从左侧腹壁开始,将结肠侧韧带朝向脾曲的方向切开。此时1号臂可用单极电凝或能量器械切开结肠在外侧腹壁的附着,而3号臂用于牵拉近端结肠以提供足够的张力。注意在游离脾曲时充分利用助手的Trocar,可提供适当的张力并

暴露术野。结肠侧方的游离应尽可能地向头侧进行。一旦暴露视野变得困难,可重新转向游离横结肠和小网膜囊。

大网膜与横结肠在脾曲的连接处通常分为两层,使用电切或其他能量器械分层解剖,以避免误伤胃壁,另外术者也能够更好地区分结肠系膜与大网膜后层之间的附着关系。当打开了小网膜囊后(图7.16),即可进行脾结肠韧带的离断。用3号臂向腹侧牵拉大网膜,同时通过助手Trocar向尾侧牵拉结肠,此时1号臂即可沿着正确的平面进行游离。持续解剖直到

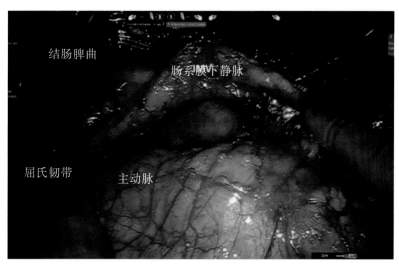

图 7.28　在胰尾下方、邻近结肠脾曲处辨认肠系膜下静脉。经允许引自 Landmann RG，Francone T. Surgical Anatomy// Minimally Invasive Approaches to Colon and Rectal Disease: Techniques and best practices. Ross HM, Lee SW, Mutch MG, et al.　New York:Springer,2015: 25-50.

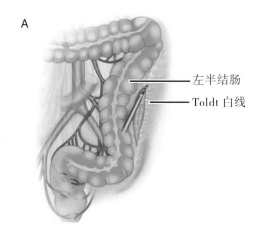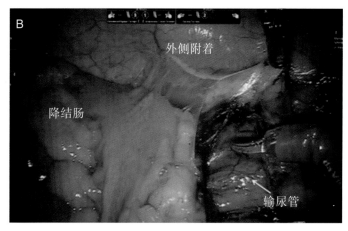

图 7.29　由盆腔向脾曲游离结肠侧腹壁的附着，这时 2 号臂通常会因为碰撞而使用受限

结肠脾曲彻底松解，并可将待吻合的结肠肠管无张力地牵拉至盆腔。

　　进入小网膜囊完成脾曲的游离可能需要采取多种方法。如果不能从外侧至内侧的方向进入小网膜囊，或者因为粘连无法从前方进入，则可以考虑使用后方入路，以预防胰腺的损伤。将横结肠向前腹壁抬起，进入 Treitz 韧带上方的无血管区，显露十二指肠上方和附近的横结肠系膜。如果需要进行更广泛的切除，采用上述方法进入小网膜囊将利于显露结肠中血管的左支。如果计划吻合降结肠，应注意不要损伤该分支及其边缘动脉。

7.7　盆　腔

7.7.1　解剖概述

　　术者如果没有深刻理解盆腔的解剖结构，就很容易在机器人辅助手术中迷失方向，从而极大地增加了误伤的风险。因此，在进行直肠切除微创手术之前掌握相关的解剖知识是非常重要的。

7.7.1.1 盆腔的基本结构

盆腔的4个部位（后部、外侧部、前部、中部）包含了血管、输尿管、神经和直肠（图7.30）等结构。后部包含了直肠、直肠系膜、直肠固有筋膜和骶前筋膜。骶前筋膜包裹了自主神经、骶前静脉丛和骶正中动脉，而固有筋膜作为盆内筋膜的延续覆盖直肠和直肠系膜。盆腔后部的前界为直肠生殖膈，也称为邓氏（Denonvilliers）筋膜，将阴道或前列腺与腹膜外的直肠分开（图7.31）。在游离过程中需要格外小心，以避免损伤膀胱和因下腹神经丛受损所致的性功能障碍。膀胱和周围的脂肪垫位于盆腔前部，神经血管束走行于这两个结构之间。女性患者的盆腔中部包含阴道、子宫、骶结节韧带和覆盖这些结构的盆内筋膜。盆腔外侧部包含肠系膜下动脉的分支、髂内动脉和进入膀胱的远端输尿管。以上这些结构最好在进入盆腔之前就基本明确。

7.7.1.2 神经支配

与输尿管和盆腔中的重要血管相比，大多外科医生忽视了支配神经的保护。机器人辅助手术可以提供极为清晰的视野，便于显示支配左半结肠和直肠的副交感和交感神经束。交感神经由L1~L3发出，肠系膜下丛和下腹下丛的神经纤维一起沿着肠系膜下动脉和直肠上动脉走行，并于骶骨岬处融合成腹下神经丛支配下段直肠（图7.32A、B）。从这里开始，两个较大的神经束形成并沿着侧盆壁进入盆腔，终止于直肠系膜的外侧。S2~S4发出的副交感神经纤维组成盆内脏神经，通常也称为勃起神经，支配直肠和肛管。勃起神经在侧盆壁与腹下神经一起走行，最终成为前列腺周神经丛。在男性患者中，该神经丛支配尿道球腺（库珀腺）、射精管、尿道、前列腺、精囊腺和输精管（图7.33）。这些神经的损伤会给男性带来严重的后果，而发生于女性也会导致阴道干燥、性交疼痛、膀胱功能障碍和直肠功能障碍等。依靠增强3D现实技术和机械腕的灵活性，机器人辅助手术可以安全地识别和保护这些重要的神经血管束，进而减少了患者的手术并发症。

7.7.2 低位前切除术

该手术结合了左半结肠切除和盆腔的解剖操作。如上所述，掌握盆腔的解剖学知识可以预防意外伤害和并发症的发生。先进的光学

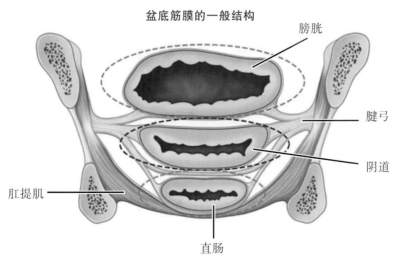

图7.30 绿色虚线表示后方的直肠，蓝色和橙色的虚线表示中间及前方的结构，其中中间结构仅存在于女性患者中。经允许引自 Landmann RG，Francone T. Surgical Anatomy// Minimally Invasive Approaches to Colon and Rectal Disease: Techniques and best practices. Ross HM, Lee SW, Mutch MG, et al. New York:Springer,2015: 25–50.

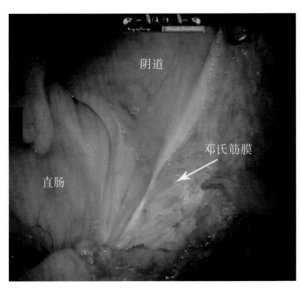

图 7.31　直肠前方的解剖层面，如图可见邓氏筋膜。经允许引自 Landmann RG, Francone T. Surgical Anatomy // Minimally Invasive Approaches to Colon and Rectal Disease: Techniques and best practices. Ross HM, Lee SW, Mutch MG, et al. New York: Springer, 2015: 25–50.

系统和机械腕活动使机器人技术比腹腔镜具有更加显著的优势。另外，机器人辅助的腹腔镜腹 – 会阴联合切除术需要将盆腔的解剖扩展至盆底。相较于传统的腹腔镜手术和开腹手术，机器人技术在盆腔狭窄或肥胖的患者中具有更加微创的优势。

目前已有很多 Trocar 定位的方法，图 7.4 和 7.5 中展示了常见的几种。对于消瘦的患者，图 7.5 中的 Trocar 定位可用于脾曲的游离和盆腔的解剖；然而，图 7.4 展示的方法更适合于大多数患者。将 3 号臂对接于右上腹的 Trocar 中，用于中间至外侧入路和脾曲的游离操作。当开始盆腔的解剖时，建议将 3 号臂移动到左侧腰部的区域。注意，3 号臂经常会与摄像头相互碰撞，并可能难以到达盆腔深部。如在左侧放置 2 号臂和 3 号臂，则会在进行盆腔深部解剖时减少机械臂间的碰撞。

在盆腔解剖之前，我们一般先进行中间至外侧入路的游离并松解结肠脾曲。在正确的层面内离断肠系膜下动脉将有利于盆腔的解剖。此时的关键是打开直肠固有筋膜后方的间隙，将直肠系膜与骶前筋膜分开（图 7.23A）。注意保护骶前筋膜，它覆盖了骶前静脉、骶正中动脉、神经束和骶骨等。向前上方牵拉直肠并切开侧方的腹膜，气腹 CO_2 即可充入并显露上述无血管间隙，从而避免了误入骶前筋膜的下方（图 7.23C）。该层面也被称为"棉花糖"层，因为它具有白色疏松的特殊外观（图 7.24），应保持在该无血管间隙内的仔细解剖，直达后方和侧方的肛提肌和耻骨直肠肌，一般情况下是不会出血的。

要点：床旁助手将直肠持续地向盆腔外牵

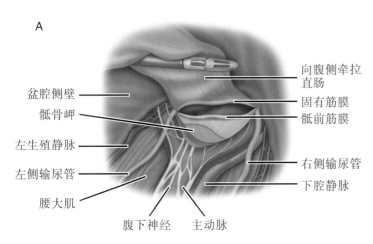

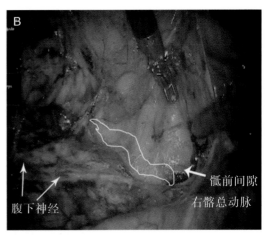

图 7.32　A. 进入骶前间隙。注意此处输尿管和神经的走行。B. 盆腔的解剖，可见骶骨、下腹神经，以及直肠固有筋膜和骶前筋膜之间疏松的无血管间隙。经允许引自 Landmann RG， Francone T. Surgical Anatomy // Minimally Invasive Approaches to Colon and Rectal Disease: Techniques and best practices. Ross HM, Lee SW, Mutch MG, et al. New York:Springer,2015: 25–50.

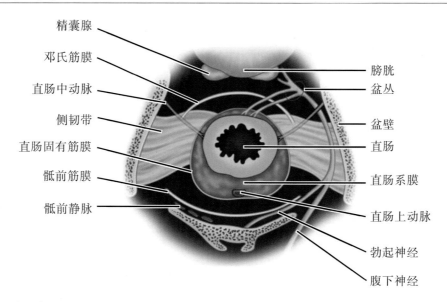

图 7.33　前列腺、神经、直肠和其他盆腔结构的示意图。经允许引自 Landmann RG，Francone T. Surgical Anatomy // Minimally Invasive Approaches to Colon and Rectal Disease: Techniques and best practices. Ross HM, Lee SW, Mutch MG, et al. New York: Springer, 2015: 25–50.

拉有助于手术的进行。可以使用纱布条绑住直肠，助手通过牵拉纱布以避免因撕扯肠系膜而造成的不必要出血或影响对肿瘤边缘的判断。2 号臂和 3 号臂此时可以在游离层面提供合适的张力，而 1 号臂则可以使用能量器械。

在开腹和腹腔镜手术时，通常将直肠系膜后方的游离延伸至两侧，之后再去分离直肠前方（图 7.34）。通常沿着右侧腹膜反折向直肠子宫陷凹和腹膜反折的前方进行游离。在游离过程中，会遇到盆腔筋膜融合形成的"直肠侧韧带"。虽然这些韧带中可能包含一些血管，但通常相对细小，不能称为直肠中动脉。但即使如此，该处的游离也必须小心，多使用单极电凝完成操作。完成直肠右侧部分后，左侧也可参照此方法进行解剖。

完成了直肠后方和两侧的游离后，即可进行直肠前方的解剖。后方和两侧的连续游离可以引导术者保持在正确的解剖层面内。通常，记住此处直肠筋膜呈"C 型"或"拉链式"的结构，将有助于辨别正确的解剖平面（图 7.35）。沿着正确的层面进行解剖将有助于识别疏松的无血管间隙。沿着邓氏筋膜进行游离时可以在前方看到阴道/前列腺和精囊（图 7.31、7.36）。

如果患者存在盆腔炎症、接受过放疗或直肠系膜较厚等，外侧的解剖平面可能难以显露，此时如果向直肠左右方向延展的太远，可能导致盆内脏神经、盆壁血管甚至输尿管的损伤。因此在解剖时必须仔细考虑骨盆的宽度和轮廓，并在相应的解剖平面内进行操作。另外，可以选择在直肠后方系膜游离完成后即转向前方的解剖，这通常有助于识别直肠外侧"C 型"或"拉链式"的筋膜结构。2 号臂和 3 号臂通常用于牵拉前列腺或阴道，而助手 Trocar 仍用于提供直肠足够的头侧张力。

要点：在直肠游离过程中，特别是前方和两侧的解剖，术者需要用到全部 3 个机械臂。合适的张力有助于寻找无血管间隙，特别是在盆腔的深部结构中。

在直肠最远端的解剖中，机器人有利于识别远端直肠肛管的系膜（图 7.37）。术者将会看到直肠系膜的脂肪基本消失，并可能继续经括约肌间游离至远端盆底（图 7.38）。虽然在大多数低位前切除术中，这种游离程度不是必需的，但熟悉相关的解剖学结构可以使外科医生清楚地辨别手术层面并最大化机器人辅助结直肠手术的获益。

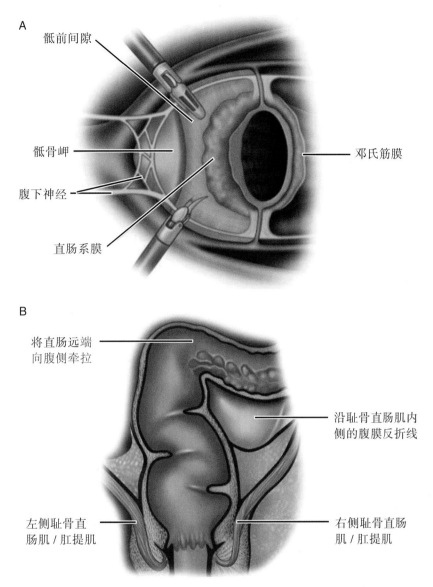

图 7.34　A. 骶骨岬水平的盆腔横断面示意图。B. 后方的解剖。将直肠远端向腹侧牵拉，可见耻骨直肠肌和后方两侧的肛提肌。注意沿着耻骨直肠肌内侧缘的腹膜反折线（白线），可经此处进入括约肌间的间隙。图 A 经允许引自 Landmann RG，Francone T. Surgical Anatomy// Minimally Invasive Approaches to Colon and Rectal Disease: Techniques and best practices. Ross HM, Lee SW, Mutch MG, et al.　New York:Springer,2015: 25–50.

7.7.3　腹会阴联合切除术

如果需要行腹会阴联合切除术，则必须将直肠游离至肛提肌的下方（图 7.39），之后即可行会阴部的切除。肛管和下段直肠游离后通过坐骨直肠窝和尿生殖膈移除。如果肿瘤广泛浸润，可能需要同时切除女性患者的阴道、外阴和尿道，最终通过腹部或会阴处的切口移除整个标本。

7.7.4　难　点

7.7.4.1　骶前出血

要点：碰到任何难以控制的出血时，直接压迫都是稳定手术和止血操作的第一步。如果需要，应及时寻求同事的帮助。

骶前出血有时难以控制，因为血管可能会缩回骶骨孔内，而且骶前静脉系统的压力也较高。骶前静脉没有静脉瓣，且与椎体静脉丛相

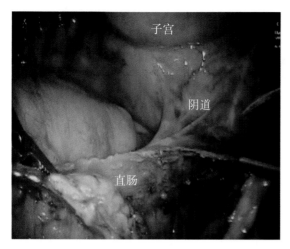

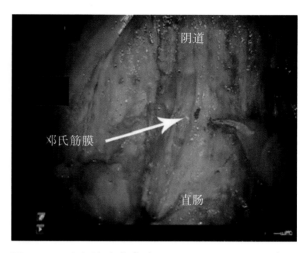

图7.35 沿右侧盆壁游离直肠远端前外侧时的反"C型"结构。经允许引自 Landmann RG，Francone T. Surgical Anatomy// Minimally Invasive Approaches to Colon and Rectal Disease: Techniques and best practices. Ross HM, Lee SW, Mutch MG, et al. New York:Springer,2015: 25–50.

图7.36 邓氏筋膜常常难以辨认，小心地反向牵拉直肠和泌尿生殖器官将有利于显示正确的解剖层面。经允许引自 Landmann RG，Francone T. Surgical Anatomy// Minimally Invasive Approaches to Colon and Rectal Disease: Techniques and best practices. Ross HM, Lee SW, Mutch MG, et al. New York: Springer,2015: 25–50.

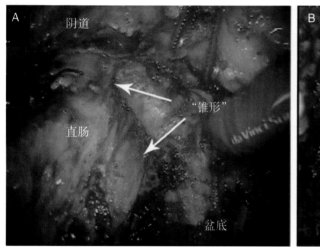
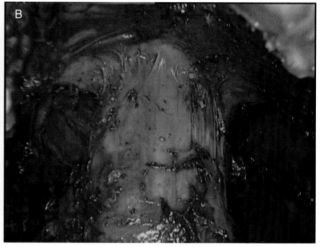

图7.37 A.在全直肠系膜切除时，可能需要将直肠一直游离至盆底。B.此处直肠呈锥形外观，其系膜明显变薄。图 A 经允许引自 Landmann RG， Francone T. Surgical Anatomy// Minimally Invasive Approaches to Colon and Rectal Disease: Techniques and best practices. Ross HM, Lee SW, Mutch MG, et al. New York:Springer,2015: 25–50.

互交通。无论在开腹还是腹腔镜手术中，骶前静脉出血都是难以控制的。当进行腹腔镜手术时，如果无法有效止血，可以考虑中转为手辅助或开腹手术，以确保充分暴露术野和患者的安全。在中转前，应通过填塞和器械压迫进行止血，最终通过压迫、大头钉或肌肉补片来控制出血。

7.7.4.2 子宫悬吊

当女性患者的子宫较大或阔韧带悬吊效果

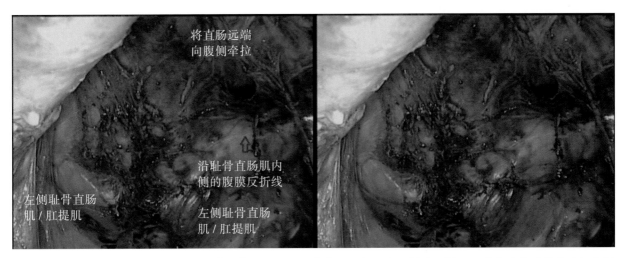

图 7.38　后方的解剖。将直肠末端向前方牵拉，可见耻骨直肠肌和后方两侧的肛提肌。注意沿着耻骨直肠肌内侧缘的腹膜反折线（白线），可经此处进入括约肌间的间隙

不佳时，直肠前方和邓氏筋膜的显露将较为困难（图 7.40）。这时有以下几种解决方法，我们通常选择最后一种：

（1）使用举宫器。将举宫器放置于阴道内，由助手或用牵拉器固定在适当的位置。

（2）使用抓钳或扇形牵开器。一般由助手操作，可以提供一些有限的牵拉作用。

（3）静态牵引和悬吊。使用经腹固定针（即 2-0 Prolene 线和 Keith 针），穿过腹壁和阔韧带向下，绕过子宫底，再由后向前穿过子宫阔

韧带和腹壁，然后拉紧缝线的两端，使子宫悬吊起来。也有一些手术医生可能更喜欢直接将针穿过子宫底，以减少子宫动脉出血的可能。

最后一个方案可提供更好的牵拉和术野。此外，还解放了助手以更好地操纵其他腔镜器械。

7.8　要　点

• 在微创手术，特别是机器人辅助手术中，

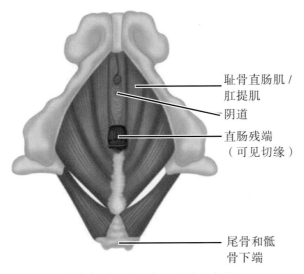

图 7.39　盆底解剖及会阴部肌肉的示意图

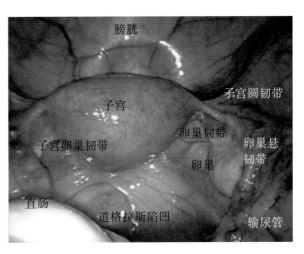

图 7.40　子宫的解剖结构，可见直肠子宫陷凹 [道格拉斯（Douglascul）陷凹]

熟悉局部解剖将带来更好的术野暴露。在进行解剖操作之前，必须尽量明确所有的重要结构。

• 良好的暴露、细致的技术和合适的助手非常重要。它们是保障患者取得最佳治疗的重要组成部分，可以改善患者的预后，并减少并发症的发生。

• 在结直肠手术中，适当的张力对显露术野和保持正确的解剖层面非常重要。在机器人辅助手术中，这种张力的维持非常具有挑战性，主要是因为机器人系统缺乏相应的触觉反馈。这时需要利用视觉来协助判断张力的情况，例如紧绷的系膜和组织发白等现象说明缺乏血供。

• 在腹腔镜结肠切除术的整个过程中必须注意识别腹膜后结构，以避免将其损伤，包括：右半结肠切除术（十二指肠），横结肠切除术（胰腺和肠系膜血管），左半结肠切除术（输尿管、生殖血管和自主神经），以及盆腔解剖（输尿管和下腹神经）。

参考文献

[1] Excellence. NNIfHaC. NICE implementation and uptake report: laparoscopic surgery for colorectal cancer. March , 2010.

[2] Robinson CN, Chen GJ, Balentine CJ, et al. Minimally invasive surgery is underutilized for colon cancer. Ann Surg Oncol, 2011, 18(5): 1412-1418.

[3] Rea JD, Cone MM, Diggs BS, et al. Utilization of laparoscopic colectomy in the United States before and after the clinical outcomes of surgical therapy study group trial. Ann Surg, 2011, 254(2): 281-288.

[4] Ramamoorthy S, Obias V. Unique complications of robotic colorectal surgery. Surg Clin North Am, 2013, 93(1): 273-286.

[5] Lasser MS, Patel CK, Elsamra SE, et al. Dedicated robotics team reduces presurgical preparation time. Indian J Urol, 2011, 28(3): 263-266.

[6] Einarsson JI, Hibner M, Advincula AP. Side docking: an alternative docking method for gynecologic robotic surgery. Rev Obstet Gynecol, 2011, 4(3-4): 123-125.

第8章

不同的机器人术式

Vincent Obias, Lee J. Milas

摘要：结直肠微创手术由腹腔镜技术开始，逐渐发展出全腹腔镜、全机器人和联合术式等各类不同的手术方法，这主要是由患者的具体情况、手术技巧的发展及技术设备的不断更新所决定的。然而，技术的不断更新无法改变临床医学的最终目的，即患者预后的改善、生存质量的提高、手术时间的缩短和医疗成本的控制。

关键词：机器人手术；术式；微创手术；结直肠手术；增强技术；全机器人术式；乙状结肠切除术；右半结肠切除术；机器人直肠手术；经自然腔道机器人手术

8.1 引 言

结直肠微创手术由腹腔镜技术开始，逐渐发展出全腹腔镜、全机器人和联合术式等各类不同的手术方法，这主要是由患者的具体情况、手术技巧的发展及技术设备的不断更新所决定的。然而，技术的不断更新无法改变临床医学的最终目的，即患者预后的改善、生存质量的提高、手术时间的缩短和医疗成本的控制。

V. Obias, M.D. (✉)
Division of Colon and Rectal Surgery, George
Washington University Hospital, 2150 Pennsylvania
Ave NW, Washington, DC 20037, USA
e-mail: vobias@gmail.com

L. J. Milas, M.D.
Department of General Surgery, The George
Washington University School of Medicine,
Yardley, PA, USA

© Springer International Publishing Switzerland 2015
H. Ross et al. (eds.), *Robotic Approaches to Colorectal Surgery*,
DOI 10.1007/978-3-319-09120-4_8

8.2 机器人结直肠手术

发展机器人结肠手术的主要目的是为了克服腹腔镜手术的技术局限。但机器人系统也有其本身的缺点，最明显的是机器人在体内有限的活动范围与结肠手术要求的宽阔术野之间的矛盾。结肠手术常在腹腔内的多个区域进行操作，因此一般需要采用联合腹腔镜或多次重接机械臂的手术方式。另外也可以利用不同的穿刺孔，每次只需重接1~2个机械臂，从而避免了重置整个机械臂系统。

8.3 完全机器人术式

8.3.1 右半结肠切除术

患者取仰卧位，双上肢收于身侧。经肚脐处刺孔建立气腹。机械臂操作孔和辅助孔的位置根据术者的习惯而定，关于这一点

Rawlings 等[9]和 Baik[10]进行过详细的阐述。机械臂系统位于患者的右侧，既可以位于右上方（Rawlings，中线与患者中轴呈 45° 夹角），又可以与摄像孔位于同一水平（Baik，中线垂直于患者中轴）。手术台向左下倾斜使小肠垂落在手术野以外。可以先手持内镜对腹、盆腔进行仔细检查，也可待机械臂连接完善后使用机器人进行检查。手术的解剖和切除通常沿着中心向外侧的方向进行，后面的章节会描述具体的细节。Baik 等描述了最常用的体外肠吻合方法，因为该方法对于掌握腹腔镜技术的术者来说非常熟悉，同时也可以减少手术时间[10]。而 Rawlings 等报道了机器人右半结肠切除术的体内回结肠吻合方法。

笔者首选的刺孔位置是于脐部置入镜头，剑突下置入 3 号臂，腹部左上区置入 1 号臂，耻骨上区置入 2 号臂。这种方式可以方便术者在基本的解剖游离后进行体内吻合或从耻骨上区取出结肠进行体外吻合。而对于 BMI < 30kg/m² 的患者，我们一般选择脐部的单孔式式，使用 2~8mm 的器械和 8mm 的镜头。

8.4　乙状结肠切除术

患者仰卧，使用可调节脚蹬安放至改良截石位。双侧肩部上方放置靠垫以免调节手术台时患者向床头滑动，同时双上肢收于身侧。经肚脐处刺孔建立气腹并置入内镜。采用如前所述方式对腹腔、盆腔进行仔细检查。机械臂操作孔和辅助孔的位置根据术者的习惯而定，关于这一点 Rawlings 等[9]和 Baik[10]进行了详细的阐述。机械臂系统位于患者左侧，既可以位于左下方（Rawlings，中线与患者中轴呈 45° 夹角），又可以与摄像头位于同一水平（Baik，中线垂直于患者中轴）。患者取右倾卧位。Baik 介绍了一种全程（包括游离脾曲时）使用的头低脚高位（Trendelenburg position）技术，手术中无须改变机械臂的位置。而 Rawlings 则先利用右倾的头高脚低位（reverse Trendelenburg position）游离脾曲，再更换机械臂的位置并改为头低脚高位，继续解剖肠系膜下动脉和直肠上段。Baik 采用的技术可以减少机器人系统的多余操作，但患者头低脚高位时游离脾曲可能给术者带来较大的困难。这些不同的手术方式花费的时间并没有被提及。具体的细节将在其后的章节中进行描述。部分外科医生提倡一种游离左半结肠的联合术式，将在后面进行阐述。

笔者在乙状结肠切除术中选择的刺孔位置为：脐部置入镜头，右下腹置入 1 号臂，右上腹锁骨中线与肋缘下两指的交点置入 3 号臂，左上腹高于镜头孔数厘米的水平置入 2 号臂。有时如果需要较大的空间来游离盆腔，我们会在左半结肠和脾曲游离完成后取出 3 号臂，并在左下腹置入另一个 8mm 的 Trocar。手术切除标本则会通过脐部或左下腹的刺孔位置取出。

8.5　机器人直肠手术

无论采用哪种方法，全直肠系膜切除都是直肠癌根治术的标准要求。腹腔镜直肠手术在狭窄盆腔或局部进展期病变的切除中存在局限性，具有较高的中转开腹率[11, 12]。

8.5.1　机器人直肠低位前切除术

机器人直肠低位前切除术具有一定的挑战性，因为既需要进行左上腹脾曲的游离和肠系膜下动脉的结扎，又需要在左下腹进行全直肠系膜的切除。术中需要撤离和搬动笨重的机器人系统，并更换机械臂的位置。此前联合腹腔镜的手术方式被用来克服此类困难，而现在许多外科医生选择全机器人的手术方式，同样解决了上述问题。机器人手术系统经过改良，更长、更轻且更为灵活的机械臂将进一步帮助克服现有的技术困难[13-21]。

8.5.2　联合腹腔镜直肠低位前切除术

患者仰卧，取改良截石位。双侧肩部上方

放置靠垫以免调节手术台时患者向床头滑动，同时双上肢收于身侧。经肚脐处刺孔建立气腹并置入内镜。采用如前所述方式对腹腔、盆腔进行仔细检查。机械臂操作孔和辅助孔的位置根据术者的习惯而定，Baik[10] 对此进行了详细的阐述。患者采取右倾的头低脚高位。术者站在患者右侧使用腹腔镜进行肠系膜下动脉的结扎和脾曲的游离，并将左半结肠游离至直肠和乙状结肠交界处。然后将机械臂系统放置在患者两腿间，具体的 Trocar 位置根据医生的习惯设定。手术细节将在后面的章节里详细介绍。将耻骨上区的 Trocar 刺孔延长至 4cm 从而取出切除的标本。术中根据肿瘤的具体情况决定行结直肠的吻合或腹会阴的联合切除术。

8.5.3　全机器人直肠手术

Hellan 等 [22] 和 Luca 等 [23] 均已证实了机器人全直肠系膜切除术的可行性。将机械臂系统放在患者的左下方，内镜置于脐上。手术分为两个阶段，第一个阶段需要结扎肠系膜下动静脉，并游离脾曲及左半结肠至直肠乙状结肠交界处（与联合腹腔镜的方式相同）。机械臂的位置根据术者的习惯设定。第二个阶段主要行全直肠系膜的切除，这时需要改变机械臂的位置。但整个手术过程中无须移动患者和机械臂系统。

我们一般首选全机器人的手术方式。我们在建立气腹后找到腹部中点，并在其右侧约 2cm 处置入镜头，1 号臂（以及切缝用Trocar）置于右下腹，3a 号臂置于锁骨中线与右上腹肋缘下 2 指水平的交点，2 号臂置于左侧锁骨中线高于镜头孔水平上数横指的位置，3b 号臂置于左下腹。我们先在肠系膜下动脉下方识别输尿管，并用血管闭合器于根部切断肠系膜下动脉。接着由中间向外侧在腹膜后行降结肠的分离。3a 号臂即可完全游离脾曲。当左半结肠和脾曲完整游离后，可将 3a 号臂更换至左下腹 3b 号刺孔的位置，而 3a 号刺孔则可以作为辅助孔。接下来根据肿瘤的位置行相应水平的全直肠系膜切除。切缝器通过右下腹刺

孔使用，而结肠则通过左下腹刺孔的延长口拿出。切断肠管后，我们使用荧光染料和吲哚菁绿（ICG）明确肠管血供良好，再进行荷包缝合。之后行肠管的端端吻合和直肠充气试验。

8.6　机器人经自然腔道手术

结直肠微创手术发展的同时，经自然腔道手术也逐渐受到重视。无论在腹腔镜或是机器人手术中，取出切除标本均需要一个长 4~5cm 的腹部切口，可能是腹部 Trocar 刺孔的延长，也可能是增加一个新的腹壁切口。临床经验显示腹部切口与术后疼痛相关，容易造成切口感染，并增加了切口疝的可能。经自然腔道取出切除标本（natural orifice specimen extraction，NOSE）的手术方式可将组织从阴道或直肠等人体的自然腔道内拿出。该方法被认为可以减少患者的皮肤损伤和术后疼痛，加速患者的康复并减少住院时间。

机器人技术同样适用于经自然腔道的手术。Choi 等报道了他们在机器人辅助结直肠癌根治术中使用的 NOSE 方法 [28]。共有 13 例患者接受该手术，11 例为低位前切除术，2 例为前切除术。低位前切除术采用联合腹腔镜的方法，首先使用腹腔镜结扎肠系膜下动静脉、游离脾曲及左半结肠，再使用机器人行全直肠系膜的切除。所有患者均在体内行肠管的切除与吻合。切除标本后放入无菌塑料袋并从肛门拿出，直肠上端或乙状结肠远端肿瘤的女性患者，可行阴道横切并将标本取出，之后再使用机器人于体内缝合阴道切口。该研究中的 7 名女性有 2 名采用了上述方法，而其他患者仍为经直肠的术式。研究人员报道了这两例患者发生的 3 起术后并发症，一人出现吻合口出血，一人在肠系膜下动脉出血后再次出现吻合口瘘。所有的环周切缘均为阴性，而一人的远端切缘为阳性。研究人员并没有发现更高的阴道直肠瘘发生率，或腹腔镜经阴道 NOSE 术中见到邻近脏器损伤。这可能与机器人系统在狭窄盆腔内

的视野和操作性的改进有关，也使机器人经阴道或经直肠 NOSE 术具有了独特的优势。

NOSE 术还被用来行结直肠的切除活检。Hellan 和 Maker[29] 报道了 1 例拒绝行 Miles 术的 70 岁女性患者，其齿状线以上 3cm 有一个直径 5cm 的胃肠道间质瘤（gastrointestinal stromal tumor, GIST），她选择了经阴道切除的术式。患者取截石位，术者切开阴道后壁并延伸至左侧会阴，类似于传统的会阴侧切。通过肛管将肿瘤推至前方后，这个 5cm×5cm×8cm 的肿物通过阴道被成功切除。病理结果显示直肠的固有肌层无肿瘤浸润，但是肿瘤细胞距切缘小于 0.1mm。研究者指出，经肛门行齿状线以上 3cm 直肠肛管肿瘤的局部切除是基本可行的，但本例患者的肿瘤过于巨大，可能会出现切缘阳性的风险。Fu 等之前报道了为 18 例女性患者成功实施了距齿状线以上 4cm 直肠腺癌的经阴道切除术 [30]，其中只有 1 例患者出现了阴道直肠瘘。

8.7　根据患者的具体情况选择不同的机器人术式

术前选择患者的过程包括对患者及手术方式的评估。采用哪种术式的关键在于结直肠肿瘤的大小、位置和分期。这也决定了哪种方法具有最好的手术效果，并进一步影响患者的长期预后。不是所有的标准术式都适合每一例患者，个体差异往往会限制手术的选择。病态肥胖的患者常带来巨大的困难，但也并非是机器人手术的绝对禁忌证。现有的研究一般将 BMI > 33kg/m^2 作为排除的标准。严重骨关节炎或高龄的患者可能难以适应截石体位或将机械臂系统置于双腿之间。严重心血管或肺部疾病的患者也难以适应头高脚低位或气腹过程。相反，NOSE 术可能在减少并发症方面具有一定优势，可避免腹部伤口和对 COPD 患者的肺功能损伤。总之，应在明确患者本身和疾病的情况下充分权衡利弊，选择最稳妥的手术方案。

参考文献

[1] Weber PA, Merola S, Wasieleswski A, et al. Telerobotic-assisted laparoscopic right and sig-moid colectomies for benign disease. Dis Colon Rectum, 2002, 45: 1689-1694.

[2] D'Annibale A, Morpurgo E, Fiscon V, et al. Robotic and laparoscopic surgery for treatment of colorectal diseases. Dis Colon Rectum, 2004, 47: 2162-2168.

[3] Delaney CP, Lynch AC, Senagore AJ, et al. Comparison of robotically performed and traditional laparoscopic colorectal surgery. Dis Colon Rectum, 2003, 46: 1633-1639.

[4] Rawlings AL, Woodland JH, Vegunta RK, et al. Robotic versus laparoscopic colectomy. Surg Endosc, 2007, 21: 1701-1708.

[5] de Souza AL, Prasad LM, Park JJ, et al. Robotic assistance in right hemicolectomy: is there a role. Dis Colon Rectum, 2010, 53: 1000-1006.

[6] Park JS, Choi GS, Park SY, et al. Randomized clinical trial of robotic-assisted versus standard laparoscopic right colectomy. Br J Surg, 2011, 99: 1219-1226.

[7] Park SY, Choi GS, Park JS, et al. Robot-assisted right colectomy with lymphadenectomy and intracorporeal anastomosis for colon cancer: technical consider-ations. Surg Laparosc Endosc Percutan Tech, 2011, 22: 1219-1226.

[8] D'Annibale A, Pernazza G, Morpurgo E, et al. Robotic right colon resection: evaluation of first 50 consecutive cases for malignant disease. Ann Surg Oncol, 2010, 17: 2856-2862.

[9] Rawlings AL, Woodland JH, Crawford DL. Telerobotic surgery for right and sigmoid colectomies: 30 consecutive cases. Surg Endosc, 2006, 20: 1713-1718.

[10] Baik SH. Robotic assisted colorectal surgery// Baik SH, editor. Robot surgery. Rijeka: InTech, 2010: 73-94. www.intechopen.com.

[11] Guillou PJ, Quirke P, Thorpe H, et al. Short-term end-points of conventional versus laparoscopic-assisted surgery in patients with colorectal cancer (MRC CLASICC trial): multicenter, randomized controlled trial. Lancet, 2005, 365: 1718-1726.

[12] Jayne DG, Guillou PJ, Thorpe H, et al. Randomized trial of laparoscopic-assisted resection of colorectal carcinoma: 3-year results of the UK MRC CLASICC trial group. J Clin Oncol, 2007, 25: 3061-3068.

[13] Baik SH, Ko YT, Kang CM, et al. Robotic tumor-specific mesorectal excision of rectal cancer: short-term outcome of a pilot randomized trial. Surg

Endosc, 2008, 22: 1521-1525.

[14] Baek JH, Pastor C, Pigazzi A. Robotic and laparoscopic total mesorectal excision for rectal cancer: a case-matched study. Surg Endosc, 2011, 25: 521-525.

[15] Quah HM, Jayne DG, Eu KW, et al. Bladder and sexual dysfunction following laparoscopically assisted and conventional open mesorectal resection for cancer. Br J Surg, 2002, 89: 1551-1556.

[16] Kim JY, Kim NK, Lee KY, et al. A comparative study of voiding and sexual function after total mesorectal excision with autonomic nerve preservation for rectal cancer: laparoscopic versus robotic surgery. Ann Surg Oncol, 2011, 19: 2485-2493.

[17] Luca F, Valvo M, Ghezzi TL, et al. Impact of robotic surgery on sexual and urinary functions after fully robotic nerve-sparing total mesorectal excision for rectal cancer. Ann Surg, 2013, 257(4): 672-678.

[18] Nagtegaal ID, Van de Velde CJ, Van der Worp E, et al. Macroscopic evaluation of rectal cancer resection specimen: clinical significance of the pathologist in quality control. J Clin Oncol, 2002, 20: 1729-1734.

[19] Baik SH, Kwon HY, Kim JS, et al. Robotic versus laparoscopic low anterior resection of rectal cancer: short-term outcome of a prospective comparative study. Ann Surg Oncol, 2009, 16: 1480-1487.

[20] Patriti A, Ceccarelli G, Bartoli A, et al. Short- and medium-term outcome of robot-assisted and traditional laparoscopic rectal resection. JSLS, 2009, 13: 176-183.

[21] Pigazzi A, Luca A, Patriti A, et al. Multicentric study on robotic tumor-specific mesorectal excision for the treatment of rectal cancer. Ann Surg Oncol, 2010, 17: 1614-1620.

[22] Hellan M, Stein H, Pigazzi A. Total robotic low anterior resection with total mesorectal excision and splenic fl exure mobilization. Surg Endosc, 2009, 23: 447-451.

[23] Luca F, Cenciarella S, Valvo M, et al. Full robotic left colon and rectal cancer resection: technique and early outcome. Ann Surg Oncol, 2009, 16: 1274-1278.

[24] Hussain A, Mahmood H, Singhal T, et al. Long-term study of port-site incisional hernia after laparoscopic procedures. JSLS, 2009, 13: 346-349.

[25] Winslow ER, Fleshman JW, Birnbaum EH, et al. Wound complications of laparoscopic vs. open colectomy. Surg Endosc, 2002, 16: 1420-1425.

[26] Brennan TJ, Zahn PK, Pogatski-Zahn EM. Mechanism of incisional pain. Anesthesiol Clin North America, 2005, 23: 1-20.

[27] Franklin Jr ME, Ramos R, Rosenthal D, et al. Laparoscopic colonic procedures. World J Surg, 1993, 17: 51-56.

[28] Choi GS, Park IJ, Kang BM, et al. A novel approach of robotic-assisted anterior resection with transanal or transvaginal retrieval of the specimen for colorectal cancer. Surg Endosc, 2009, 23: 2831-2835.

[29] Hellan M, Maker JK. Transvaginal excision of a large rectal stromal tumor: an alternative. Am J Surg, 2006, 191: 121-123.

[30] Fu T, Liu B, Zhang S, et al. Transvaginal local excision of rectal carcinoma. Curr Surg, 2003, 60: 187-197.

[31] Sanchez JE, Rasheid SH, Kreiger BR, et al. Lapa-roscopic-assisted transvaginal approach for sigmoidectomy and rectocolpopexy. JSLS, 2009, 13: 217-220.

[32] Diana M, Perretta S, Wall J, et al. Transvaginal specimen extraction in colorectal surgery: current state of the art. Colorectal Dis, 2011, 13: e104-111.

[33] Franklin ME, Kelley H, Kelley M, et al. Transvaginal extraction of the specimen after total laparoscopic right hemicolectomy with intracorporeal anastomosis. Surg Laparosc Endosc Percutan Tech, 2008, 18: 294-298.

[34] Karahasanoglu T, Hamzaoglu I, Aytac E, et al. Transvaginal assisted totally laparoscopic single-port right colectomy. J Laparoendosc Adv Surg Tech A, 2011, 21: 255-257.

[35] Sylla P, Rattner DW, Delgado S, et al. NOTES transanal rectal cancer resection using transanal endo-scopic microsurgery and laparoscopic assistance. Surg Endosc, 2010, 24: 1205-1210.

第9章 床旁助手的作用

Anna Serur, Rebecca Rhee, Mattew M. Philp

摘要： 自从 2002 年在结直肠手术中引入机器人辅助技术以来，手术第一助手的作用变得越来越重要。在常规的腹腔镜手术中，第一助手主要提供一些技术帮助（比如扶镜、吸引和牵引）。而在机器人手术中，主刀医生主要坐在控制台前实施手术，这时床旁助手除了负责更换器械和内镜之外，更重要的是为患者的安全负责。本章主要阐述床旁助手的作用，以及如何使其在机器人手术中更高效地工作。

关键词： 第一助手；床旁；机器人手术；腹腔镜助手；团队

9.1 引 言

自从 2002 年在结直肠领域引入机器人手术以来，越来越多的外科医生开始对使用机器人进行结直肠手术产生兴趣[1]。与传统的腹腔镜手术相比，机器人手术具备很多优势的同时，也要求对术者、助手、护士及手术技术员进行更多的培训。在所有的手术中，助手的作用是必不可少的，尤其在机器人手术中变得更加重要，因为助手是患者与手术机器人之间唯一的"连接人"。手术当中，助手主要负责：术前准备，患者体位摆放，手术间布置，Trocar 定位，术中牵拉，以及解除故障[2-5]，如表 9.1 所示。根据具体情况，助手可以是另一位主治医生、住院医师、医师助理或手术室护士。一个合格的助手应该熟知手术的基本步骤，并能帮助和促进主刀医生安全、高效地完成手术，如表 9.2 所示。助手在手术当中所起的作用取决于手术的类型和助手所掌握的手术技能等。

到目前为止，美国 Intuitive 公司共推出了四代达芬奇机器人，且一代比一代更先进。随着吸引器、能量设备、吻合器等在机器人手术中的引入，助手的作用随之发生了改变。但并非所有的机构都购买了最新的组件，手术的关键步骤仍可通过助手所操作的旧器械来完成。

本章旨在定义床旁助手的作用，以及刚开始进行机器人手术的主刀医生如何在床旁助手

A. Serur, M.D., F.A.C.S., F.A.S.C.R.S.
Division of Colon and Rectal Surgery, Maimonides Medical Center, Brooklyn, NY, USA
e-mail: ann9002@gmail.com

R. Rhee, M.D. (✉)
Division of Colorectal Surgery, Maimonides Medical Center, 745 64th Street, 2nd Floor, Brooklyn, NY, USA
e-mail: rerhee@maimonidesmed.org

M. M. Philp, M.D.
Division of Colon and Rectal Surgery, Department of Surgery, Temple University Hospital, Philadelphia, PA, USA

© Springer International Publishing Switzerland 2015
H. Ross et al. (eds.), *Robotic Approaches to Colorectal Surgery*, DOI 10.1007/978-3-319-09120-4_9

表 9.1　床旁助手的工作内容

床旁助手在手术中的作用
·手术间布置，给机器人覆盖无菌膜
·患者体位摆放
·对接机器人
·术中牵引、吸引、冲洗；使用吻合器、能量器械、夹钳等
·更换器械
·保持摄像头的清洁，必要时改变镜头的角度
·调整机械臂
·紧急情况下断开机器人连接

表 9.2　床旁助手应具备的素质

合格的床旁助手应具备的素质
·与操作台前的主刀医生保持密切沟通
·熟知手术操作步骤
·具备相关解剖学知识
·熟知所有器械的作用，熟练掌握机器人手术系统的相关理论知识
·了解手术机器人的局限性

的帮助下更高效、更快、更安全地完成手术，同时减少中转开腹率并避免主刀医生与助手之间配合不佳。

9.2　术前准备

助手应参与患者的术前准备及手术间的布置。通常需要明确患者的 BMI 值、有无合并症及术前的机体状态，包括有无皮肤疾病或神经方面的问题。对于老年人或患有严重关节炎的患者，在摆放体位时需特别注意，可在其骨性粗隆及关节周围放置更多的垫单。在患者进入手术室前，助手应与手术室的工作人员仔细核查确认各类设备、机械臂系统的覆盖，以及摄像头的校准等。

9.2.1　患者的体位摆放

患者的体位在结直肠手术中至关重要。在进行机器人结肠切除术时，合理的术前准备和计划能够提高手术效率及安全性。在与机器人对接后不能随意改变患者的体位。有时，患者长时间保持一个体位会导致身体局部长期受压，不良体位会导致局部压疮、神经受损或其他并发症。在腹腔镜手术中，臂丛神经损伤发生率接近 0.16%，而在机器人手术中其发生率可能更高[6]。

为避免机器人手术中臂丛神经的损伤，应尽可能将机械臂集中放置在患者的一侧。应避免使用绑带，可以使用可塑性垫子或防滑床垫。我们一般采用 Pink Pad-Pigazzi 体位套装（Xodus Medical Inc.）来避免患者在手术过程中的滑动，将其与患者的身体紧密贴合来分散压力，从而起到保护的作用（图 9.1）。助手的主要职责是确保正确的患者体位、垫衬及安全性。一旦在 Pink Pad 上摆好体位，就很难再移动患者了。因此，需要在患者躺上去之前检查好床垫的摆放位置，也应在麻醉之前就调整好患者的体位。

因为主刀医生既无法感知机械臂相对于患者的位置，也无法看到控制台外发生的情况，所以在手术期间，助手要负责检查患者是否有移位，且确保机器人的机械臂不会接触到患者

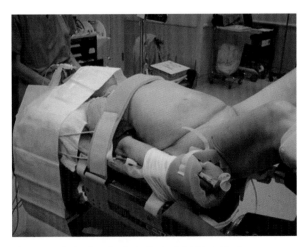

图 9.1　左半结肠切除术或盆腔解剖时使用 Pink Pad-Pigazzi 体位套装（Xodus Medical Inc.）摆放的标准截石位

以免发生意外损伤（图9.2）。

当患者处于最佳体位且机器人已完成对接后，助手即可在患者旁选择合适的站立位置。在左半结肠和盆腔手术中，助手通常会站在患者的右侧；而在右半结肠切除术中，助手则站在患者的左侧。手术室人员通常会为助手提供座凳，以最大限度地提高其舒适度，同时保证腹腔镜的辅助作用不会受到影响（图9.3）。

9.2.2　Trocar 的定位

Trocar 的定位对手术成功至关重要。根据每例患者身体状况的不同，需个体化安排各个 Trocar 的位置。如果各 Trocar 之间距离过近，就会妨碍器械的移动并导致器械发生碰撞；若 Trocar 离手术部位过远，则会使器械难以到达手术部位。Trocar 的定位通常是由助手来完成的（图9.4）。

机器人操作孔和助手 Trocar 的定位具体取决于手术类型，其原则是保证助手在手术中能将腔镜器械送达目标区域，同时避免对患者及助手自身造成伤害，以及保证机械臂的原有灵活性。我们建议将助手 Trocar 定位在离操作孔或镜头孔不超过5cm 的范围内。

9.3　机器人在特定手术中的作用

9.3.1　右半结肠切除术

在进行机器人辅助右半结肠切除术时，助手 Trocar 一般位于左下象限，可用于牵拉回盲部。若机器人的吻合器或能量设备无法使用时，可以让助手使用能量设备、夹钳或切割缝合器来离断血管束。在体内吻合时，可通过助手 Trocar 传递缝合线而无须撤出器械，从而节省时间。

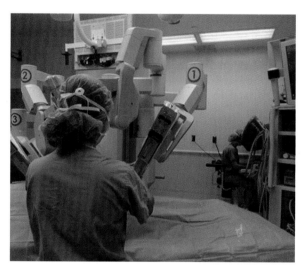

图9.2　主刀医生在控制台前专注于手术操作，这时床旁助手必须保证机械臂系统和患者之间的安全对接

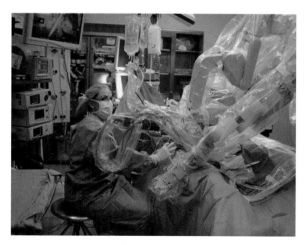

图9.3　床旁助手坐着进行辅助操作，舒适性可以提升她对整台手术的耐力。注意机械臂和助手间的安全距离

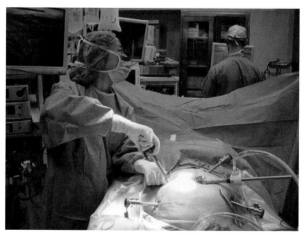

图9.4　床旁助手经常需要进行机器人和辅助 Trocar 的定位穿刺

9.3.2　盆腔手术

绝大多数结直肠外科医生都认为机器人在盆腔手术中有很大的优势。对于低位切除术、腹部脏器切除术和直肠切除术，助手 Trocar 通常定位于右上象限。如果有必要可再留置一个 Trocar，将其放在耻骨联合中点上方 2cm 处（图 9.5）。助手 Trocar 定位的关键在于远离镜头孔且与其他 Trocar 不在一条直线上。我们通常在锁骨中线外侧 1~2cm 处，距髂前上棘上方 8cm 的镜头孔上方或下方放置一个 12mm 的 Trocar。此位置能使我们在手术开始时利用该 Trocar 进行牵拉，或在切割直肠时能将吻合器放进体内，或在盆腔内解剖分离时能进行吸引。如有必要，可将 Trocar 放置在之后要进行回肠造口术的部位。应注意，如果将 Trocar 放置在更内侧时，助手就很难操纵机器人机械臂之间的器械，且机械臂在助手头部或双手的位置活动时有发生危险的可能。对于左半结肠切除术，我们通常仅使用 3 个机械臂并将助手 Trocar 放

置在与盆腔手术相似的位置。手术中有时需要放置更多的 Trocar，助手应能进行适当的定位并熟练放置 Trocar 以加快手术进程。

9.4　机器人的安装

当摆放好患者体位、放置好所有 Trocar 且小肠被牵拉至远离手术部位时，即可进行机器人的对接。将镜头臂对接到中央 Trocar，将两边的 2 个或 3 个机械臂对接至相应的 Trocar 上。助手应知道如何快速对接和拆解机械臂，以及如何安全地安装器械。如果技术水平允许，助手可以完全掌控机械臂系统的安装和调整，而主刀医生就可以在远离患者的位置查看机器人与患者对接的全貌，从而在手术开始时即可达到最佳状态。

9.5　更换器械

助手应该对手术器械了如指掌。机器人完成对接后，应在直视状态下将相应的器械插入 Trocar 中，并将其固定在机械臂上，使器械尖端朝着手术部位的方向。双极或单极电凝的线缆应在插入器械之前或之后立即连接。手术中需多次清洁摄像头或调整镜头角度。助手应善于从 Trocar 操控摄像头。为了便于摄像头的插入，我们一般先将摄像头的尖端插入 Trocar，之后再将摄像头的主体固定到机械臂上。另外，当改变摄像头的角度上下观察时，我们一般将摄像头从机械臂上卸下，旋转镜头并固定，同时将摄像头的尖端留在 Trocar 中来最大限度地减少移动（图 9.6）。在任何一台手术中，都需要更换器械。达芬奇手术系统内有一套内置的器械更换记忆系统，便于在术中安装器械。但助手应避免完全依赖该系统，在更换器械过程中必须随时保持警惕，避免对腹腔结构造成损伤。助手应熟知手术操作步骤，并及时更换相应的器械。安装和更换手术器械时，主刀与

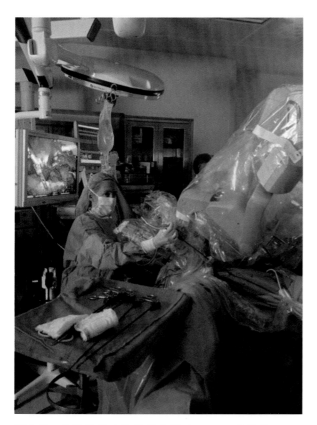

图 9.5　盆腔手术时耻骨弓上辅助 Trocar 的操作

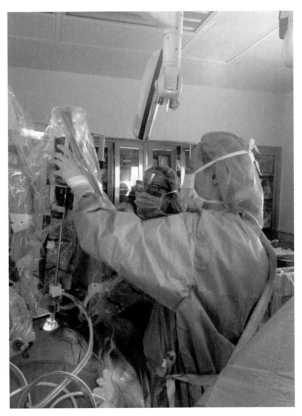

图9.6　改变摄像头的角度时，摄像头没有完全脱离 Trocar

助手间的充分沟通是保证手术安全性的关键。助手在进行每一个动作时，包括移除或安装器械、连接电凝线缆等，都应与主刀医生充分沟通。

9.6　故障处理

9.6.1　机械臂碰撞

术中腹腔内外的碰撞需要通过调整机械臂来解决。我们建议在调整机械臂前先移除手术器械，以避免任何不必要的腹腔内损伤。

9.6.2　术中并发症处理

作为机器人和患者之间的"连接人"，助手在保障患者的安全方面起着至关重要的作用。手术中可能会出现各种并发症，包括肠管破裂、输尿管损伤等，其中最凶险的是术中出血。在大多数情况下，助手可以通过吸引暴露出血点、牵拉组织、移动周围结构等协助主刀医生控制出血。在其他情况下，助手可通过电凝、血管夹、体内缝合等方法进行止血。

有些并发症需要立即中转腹腔镜或开腹手术，此时便需要助手有效地控制出血，同时移除器械并将机械臂从 Trocar 取出。例如，如果发生机器人无法控制的术中出血，助手需要先用抓钳按压或夹闭出血血管，主刀医生再松解被器械夹持的组织。如果发生系统故障，且无法使用主控制器松开组织，则助手可以利用释放工具手动打开抓钳，并迅速拆除器械和内镜，且将机械臂与套管断开。或者在移除器械后，将机械臂和 Trocar 同时卸下，以便在床旁更快地开腹。但必须注意，除非将所有的机械臂从套管上取下，且切换为空档模式，否则不能将机械臂系统从患者旁移开。将机械臂系统由"D"档切换到"N"档（图9.7A、B）。如果选择了微创手术，助手的技能可能会成为手术成功的关键因素之一。

9.6.3　助手的安全

床旁助手还有一个特殊的挑战就是避免移动的机械臂对自己造成物理伤害。主刀医生在控制台前专注于腹腔内的操作时，无法观察机械臂的运动，这时就要求助手充分把握机械臂与自己面部、手臂、胸部、腹股沟等区域的位置关系。在不通过腹腔镜进行操作时，助手应与患者保持安全的距离。

避免床旁助手损伤的一个方法是随时保持主刀和助手之间的交流。同时，预判主刀的下一步操作，从而预知机械臂的活动范围，也可以避免助手受伤。主刀医生在每次更换手术区域时，最好能提醒床旁助手注意，例如，在离断肠系膜下动脉及完成内侧至外侧的解剖时，应提醒助手下一步要转而继续游离外侧组织；再比如从脾曲转向盆腔的解剖时，机械臂的角度将完全转变，这时也应该提醒助手注意。总之，应避免机械臂的突然移动。

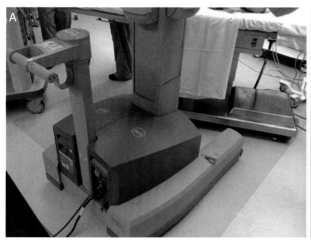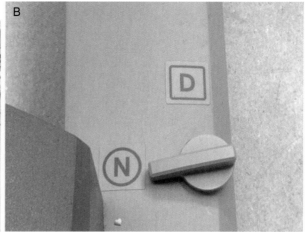

图 9.7　在紧急中转开腹的情况下，床旁助手将器械和 Trocar 等取下后，机械臂系统（A）可以从患者旁移开，注意应将机械臂系统切换至"N"档（B）

9.7　学习手术操作

由于越来越多的教学机构将机器人手术纳入实践，因此对机器人手术的培训已成为外科手术教育的一部分。实践训练对于提升腹腔镜和机器人手术技能至关重要，而床旁协助就是实践的重要途径。床旁助手在掌握安全、有效的辅助技能的同时，也应该学习必要的技能从而晋升为主刀医生。与腹腔镜手术一样，住院医师应参与患者围手术期的全程管理[7]。

许多医院都使用仿真训练室来培训住院医师以提高他们的手术技能。应充分利用手术机器人上的计算机模式和培训模式进行培训，以便住院医师们为今后的独立操作做好准备。

9.8　总　结

为了在机器人结直肠手术中更好地操作或提供协助，床旁助手必须具备基本的手术技能，熟悉手术的具体步骤，对机器人器械有详尽的了解，能对各种情况做出迅速反应并处理故障。虽然有些医疗中心分享了他们没有助手的单人手术经验[8]，但我们认为，助手可以保证机器人结直肠手术的安全性和有效性，其作用到目前为止仍然非常重要。

参考文献

[1] AlAsari S, Soh Min B. Robotic colorectal surgery: a systematic review. ISRN Surg, 2011, 2012: 1-12.

[2] Smith J, Tewari A. Role of patient side surgeon in robotics//Robotics in urologic surgery. Philadelphia: Elsevier Saunders, 2008: 31-37.

[3] Martin S. The role of the first assistant in robotic assisted surgery. Br J Perioper Nurs, 2004, 14(4): 159-163.

[4] Yuh B. The bedside assistant in robotic surgery—keys to success. Urol Nurs, 2013, 33(1): 1-4.

[5] Ardilla B, Orvieto M, Patel V. Role of the robotic surgical assistant//Robotic urologic surgery. 2nd. New York: Springer, 2012: 495-505.

[6] Shveiky D, Aseff JN, Iglesia CB. Brachial plexus injury after laparoscopic and robotic surgery. J Minim Invasive Gynecol, 2010, 17(4): 414-420.

[7] Chiu A, Browne WB, Sookrai KA, et al. The role of the assistant in laparoscopic surgery: important considerations for the apprentice-in-training. Surg Innov, 2008, 15(3): 229-236.

[8] Drasin T, Dutson E, Gracia C. Use of a robotic system as a surgical first assistant in advanced laparoscopic surgery. J Am Coll Surg, 2004, 199(3): 368-373.

第三部分

手术操作流程：

游离组织、分离血管，取出标本和吻合的方法

第 10 章 机器人右半结肠切除术

Kelly Olino, Tushar Samdani, Julio Garcia-Aguilar

摘要：本章主要概述机器人右半结肠切除术的操作步骤，我中心已成功开展100多例该类手术。在进行体外吻合的右半结肠切除术时，我们一般采用 3 Trocar 的手术技术，而计划进行体内吻合时则采用 4 Trocar 的方法。右半结肠的游离有很多种手术入路，但我们常采用由中间至外侧的方法。当然，也可以根据外科医生的偏好进行相应的调整。机器人系统可为右半结肠切除术提供精准的解剖和极佳的视觉效果，是进行结肠微创手术的选择之一。

关键词：右半结肠切除术；体内右半结肠切除术；体内吻合术；机器人辅助；微创手术；器械；患者选择；患者准备；患者体位；Trocar 定位

10.1 器械和工具

- 必要的器械包和无菌手术单。
- 气腹针。
- 10mm 腹腔镜气囊 Trocar（镜头 Trocar）。
- 机器人摄像头。
- 0° 和 30° 机器人内镜。
- 5mm 腹腔镜摄像头（预计术中会有组织粘连）。

- 摄像头加温器。
- 8mm 机器人 Trocar（一个排气的，一个不排气的）。
- 5mm 腹腔镜 Trocar。
- 排烟器。
- 5mm 吸引 / 冲洗器。
- 腹腔镜肠钳。
- 单极弯剪。
- 有孔双极钳。
- 机器人血管夹。
- Cadiere 钳。
- 机器人持针器（体内缝合）。
- 机器人吻合器（体内吻合）。
- Alexis 小切口保护器。

Electronic supplementary material: This chapter contains video segments that can be found on the following
DOI: 10.1007/978-3-319-09120-4_10

K. Olino, M.D. • T. Samdani, M.D.
J. Garcia- Aguilar, M.D., Ph.D. (✉)
Department of Surgery, Memorial Sloan Kettering
Cancer Center, 1275 York Avenue, New York, NY
10065, USA
e-mail: garciaaj@mskcc.org

© Springer International Publishing Switzerland 2015
H. Ross et al. (eds.), *Robotic Approaches to Colorectal Surgery*,
DOI 10.1007/978-3-319-09120-4_10

10.2 患者的选择和准备

10.2.1 患者的选择

一些前瞻性随机临床试验已经证明，腹腔镜结肠切除术可以减轻术后疼痛、提高短期手术效果，并与开放手术有相似的肿瘤学预后。而机器人辅助结肠切除术相较于传统腹腔镜手术的优势仍存在争议。一些回顾性综述及 meta 分析指出，机器人和腹腔镜下结肠切除术具有相同的并发症发生率和短期疗效，但机器人手术的中转开腹率更低，而体内吻合率更高[1-4]。在仅有的一项随机对照临床试验中，机器人辅助和腹腔镜辅助右半结肠切除术具有类似的手术效果和肿瘤学预后[1]，但机器人手术在手术时间、手术室费用及总费用等方面均高于腹腔镜手术。

右半结肠切除术是外科医生开始进行机器人辅助微创手术的理想选择之一。患者的选择标准与传统腹腔镜手术的选择标准类似。由于高度可视化和灵活性的优势，机器人系统很善于解剖游离肠系膜上动静脉周围的肿大淋巴结。在肿瘤靠近肝曲、需要解剖游离胃网膜右血管进行全网膜切除时，机器人也能提供更多的帮助。机器人辅助右半结肠切除术的禁忌证与传统腹腔镜手术一样，即需要切除邻近器官的局部进展期肿瘤、存在腹膜播散、存在广泛的腹腔内粘连和其他不能耐受气腹的情况等。

10.2.2 患者的准备

拟行机器人手术的患者应在术前一天清洁灌肠，进无渣流食，并口服聚乙二醇类导泻剂和抗生素。麻醉诱导前应给予预防剂量的低分子肝素及抗生素。在切皮前应静脉内给予广谱的抗革兰氏阴性菌和厌氧菌的抗生素。

10.2.3 手术室准备

首先，手术室应该具备足够的空间，以容纳手术医生、助手、器械护士、机械臂系统、机器人控制台、摄像头及 CO_2 气腹机。机器人的机械臂系统放于患者右侧，1 号机械臂朝向患者头部，2 号及 3 号机械臂朝向患者足部。床旁助手站在患者的左侧，器械护士及器械台位于患者的左足侧。麻醉团队及设备照常位于床头。机械臂系统应斜置于患者的右肩上方，与手术台的轴线呈 45° 角。视频监视器、静脉输液架、设备吊杆及麻醉车均应放置于合适的位置，避免与控制台或机械臂系统发生碰撞。图 10.1 展示了合理的手术间布局。

10.3 患者的体位，以及 Trocar 的定位和对接

10.3.1 患者的体位

完成气管插管、留置尿管和胃管、建立静脉通路后，患者呈仰卧位，其髂嵴正中位于手术床的屈曲关节处，两手臂自然收拢于体侧，铺以软垫，尽量减少臂丛神经损伤的可能。这样的体位有利于机器人的对接，也能为助手提供更多的操作空间。承重关节及骨性突起部位需要软垫保护，用绑带在肩膀和大腿处将患者固定在手术床上。由于术中可能需要变换体位，为确保安全，我们也常用防滑泡沫床垫来避免患者的滑脱。应使用保暖材料覆盖在患者身上，避免出现低体温。在患者双下肢使用持续性加压设备，防止深静脉血栓形成（如果需要，可以将手术床头向下调整 10°~15° 使其低于床尾，以防止对接后与机械臂发生外部碰撞）。最后，在铺无菌单之前调整手术床，并进行仔细的术前检查，确保手术床在各方向的移动正常，尤其是在头低脚高位和左侧倾斜位。

10.3.2 Trocar 的定位

在机器人辅助右半结肠切除术前进行 Trocar 定位时，除了要考虑患者的体型和体态之外，还要考虑到横结肠的切除范围、体内或体外吻合等问题。一般情况下，如果采用体

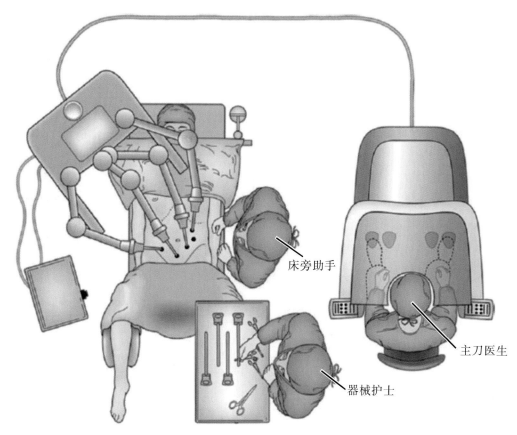

图 10.1　手术室的布局。经允许引自 Gossedge G, Jayne D. Robotic Technique for Right Colectomy// Kim J, Garcia-Aguilar J, et al. Surgery for Cancers of the Gastrointestinal Tract: A Step by Step Approach.New York:Springer,2015: 187-194.

外吻合，则推荐放置 4 个 Trocar（1 个摄像头 Trocar，2 个机械臂 Trocar，1 个辅助腹腔镜 Trocar），这样切除的标本就可通过延长摄像头的穿刺孔取出。如果选择体内吻合，则需要一个额外的大孔 Trocar（12~15mm），从而能使吻合器进入腹腔。Trocar 定位的基本原则是：摄像头 Trocar 与目标部位距离 15~18cm；气腹建立后，两个 Trocar 应间隔 8cm 左右以避免器械的碰撞。

10.3.2.1　摄像头 Trocar（12mm）

用气腹针在 Palmer 点（左侧锁骨中线肋缘下 3cm 处）穿刺并建立 12~15mmHg 的气腹，而后根据患者的体态及病变位置，在脐上或者脐左距锁骨中线 2~3cm 处放置 10~12mm 摄像头气囊 Trocar。从髂前上棘至脐画一条髂-脐线。也可采用开放式的 Hasson 法建立气腹，然后将

摄像头从 Trocar 插入，检查有无转移病灶等。

10.3.2.2　4 Trocar 机器人右半结肠切除术（体外吻合）

建立气腹后，再决定机械臂 Trocar 及助手腔镜 Trocar 的位置：

• 1 号机械臂，可排气机器人 Trocar（8mm）：定位于左锁骨中线肋缘下约两横指处，与摄像头 Trocar 的距离应该不小于 8~10cm，该 Trocar 与排烟器连接用于排气。

• 2 号机械臂，机器人 Trocar（8mm）：定位于左锁骨中线与髂-脐线的交叉处，并距左髂前上棘至少两指。另外，通过该 Trocar 放入的器械应能达到肝曲并进行相应的操作。该 Trocar 与其他 Trocar 的距离不应小于 8~10cm。

• 助手 Trocar（5mm）：将助手 Trocar 定位于左锁骨中线外侧，距离 1、2 号器械 Trocar

床旁助手

主刀医生

器械护士

至少 8~10cm。

• 3 号机械臂：如果术者需要使用第 3 个机械臂以更好地暴露目标部位，则可在耻骨上方至少两横指处留置一个 8cm 或 12cm 的 Trocar。

10.3.2.3　5 Trocar 机器人右半结肠切除术（体内吻合；图 10.1）

• 如果计划实施体内吻合术，有些术者倾向于将摄像头 Trocar 定位于脐左侧距左锁骨中线至少 2~3 横指处。

• 1 号和 2 号机械臂 Trocar 及一个腹腔镜助手 Trocar，用于体外吻合。

• 3 号机械臂：在耻骨弓上 2~3 横指处中线右侧留置一个 12mm 的 Trocar（根据使用的吻合器选择机器人 Trocar 或腹腔镜 Trocar）。该 Trocar 的切口应是横行的，以便之后扩大成一个小的横切口用于取出标本。

10.3.2.4　暴露解剖区域

在对接机器人之前，将手术床向左侧稍倾斜，并使患者处于头低脚高位。当计划实施体内吻合时，手术台可以在患者臀部的连接处轻度弯曲，使 3 号机械臂的活动范围更大，以免碰撞患者的腿部。探查腹腔后，用腹腔镜器械将大网膜及横结肠向头侧推至胃上方，然后将小肠轻柔地移动至左侧，从而暴露回盲部和十二指肠。

10.3.3　机械臂系统的对接与器械选择

移动已覆盖好的机械臂系统之前，应清理其行进路线上的所有线路和其他设备。机械臂系统应从右侧接近患者，并呈 45° 角放置于右肩上方。

对接机械臂时，重要的是要确保摄像头 Trocar 的穿刺孔、目标解剖位置和机械臂系统的中心柱对齐。利用 Trocar 和离合装置来对接其余的机械臂。一旦对接成功后，不解除对接就不能变动机械臂系统的位置。对接时，摄像头臂应处于"最佳位置（sweet spot）"，以使摄像头和机械臂的运动范围最大化。摄像头臂上，蓝色箭头应与第二关节上的蓝色标记对齐，或第一关节和第三关节呈 90° 角。当使用全部 3 个机械臂时，将机械臂的关节点尽可能地远离术野，可以有效避免碰撞的发生。

10.3.3.1　机械臂上器械的安装

（1）4 Trocar 机器人右半结肠切除术（体外吻合；图 10.2）

• 摄像头臂：在重量平衡后，将预热的机器人 0° 内镜插入摄像头 Trocar。手术大部分操作都能利用 0° 内镜完成，但如果患者比较肥胖，肝曲位置较深，则可选用 30° 内镜。

• 1 号机械臂（8mm）：一般使用单极弯剪和机器人血管夹。

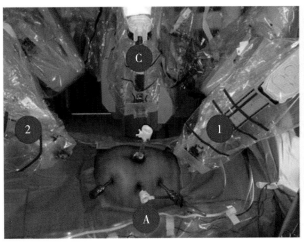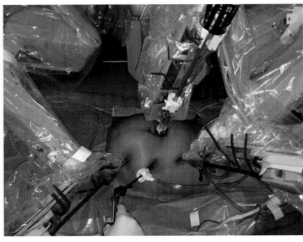

图 10.2　机器人的对接和器械的安装

• 2 号机械臂（8mm）：一般使用双极抓钳和 Cadiere 钳抓持肠管和暴露解剖部位。

• 助手 Trocar（5mm）：床旁助手常通过此 Trocar 使用吸引器、灌洗器或腔镜肠钳。

（2）5 Trocar 机器人右半结肠切除术（体内吻合）

• 3 号机械臂：一般使用 Cadiere 钳，以暴露更多的解剖部位。但此处主要用来使用吻合器和机器人针持来进行吻合。

10.4　操作步骤

10.4.1　右半结肠切除术

10.4.1.1　初始暴露

我们一般采用由中间向外侧的手术入路，当然也可选择由外侧向中间的入路。将大网膜推向头侧，小肠牵拉至腹腔左侧，以暴露结肠系膜。助手可能需要保持持续的牵拉，尤其是对于网膜体积较大的肥胖患者（视频 10.1）。

10.4.1.2　血管的处理

回结肠血管的高位结扎

钳夹回结肠交界处的系膜并将其轻推向左下腹，以暴露回结肠血管。确认血管后，用带孔双极抓钳（2 号臂）在距肠系膜上动脉 5cm 处夹持回结肠血管（图 10.3）。用单极弯剪（1 号臂）在回结肠血管内侧切开腹膜，并继续游离进入腹膜后间隙（图 10.3）。从该间隙对腹膜后的结构和十二指肠进行探查，并继续游离到回结肠血管在肠系膜上血管的起始部。

游离回结肠血管起始部周围的腹膜，暴露肠系膜上血管和十二指肠。明确解剖关系后，裸化回结肠血管的根部，将周围的淋巴结留在

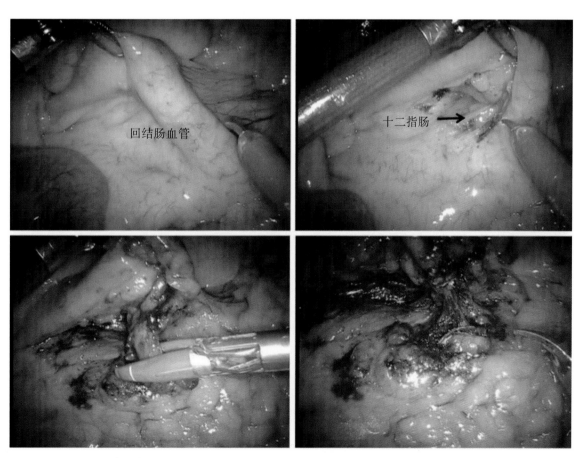

图 10.3　回结肠血管的解剖和离断

标本侧（图 10.3）。接着用 Hem-o-lock® 夹或血管闭合器离断血管（图 10.3）。

10.4.1.3　由中间至外侧的游离

从 Toldt 筋膜上提起结肠系膜，用 1 号臂的单极弯剪将腹膜后间隙钝锐分离（图 10.4）。使用双极抓钳反向牵拉，向侧方游离直至腹壁。沿着十二指肠及胰头上方的平面继续解剖，可通过胰腺和系膜脂肪颜色质地的不同辨别该无血管平面（图 10.4）。接着在肠系膜根部沿肠系膜上血管进行游离，直至暴露出右结肠血管的起始部。此处血管的解剖多有变异，有些患者可能会缺如右结肠动脉（图 10.4）。在这些患者中，下一步暴露的应该是结肠中血管。同样地，在认清楚解剖结构后，在起始部裸化并离断结肠右血管。注意结肠中血管的右侧分支常规也要离断（图 10.4）。

如果肿瘤位于横结肠右侧，就需要进行扩大性右半结肠切除术。在这种情况下，需要将结肠中血管从其起始端进行离断。如果结肠中血管起始端存在肿大的淋巴结，则可能与胰腺和肠系膜根部有粘连，该处的解剖就会变得较为困难。在这种情况下，我们建议从结肠系膜的下方逐渐靠近胰头的位置，顺着胃网膜右血管将肿大的淋巴结清扫下来（图 10.5）。

离断血管并将横结肠系膜的右侧从胰腺和腹膜后游离后，注意力就需转移至大网膜及胃网膜血管弓。将结肠及肠系膜推向盆腔。在标准的右半结肠切除术中，应从胃网膜血管弓的外侧使用血管闭合设备离断网膜血管。随即进入小网膜囊，注意此处常会存在部分粘连。暴露网膜囊后，便可与之前在横结肠下方游离出的平面汇合。继续向外侧连续游离结肠和网膜，并沿着肝曲到达降结肠。最后，通过游离右下

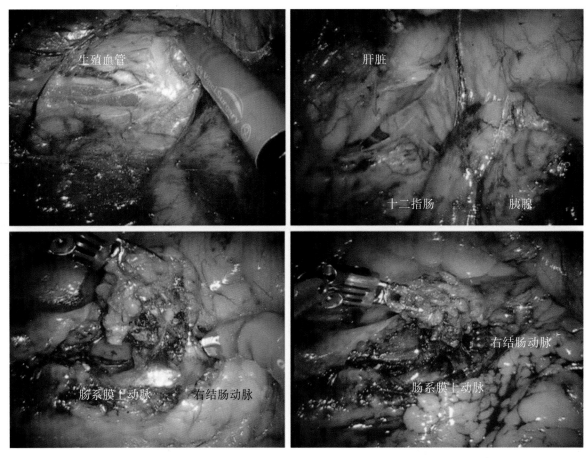

图 10.4　中间至外侧的游离入路和右结肠动脉的离断

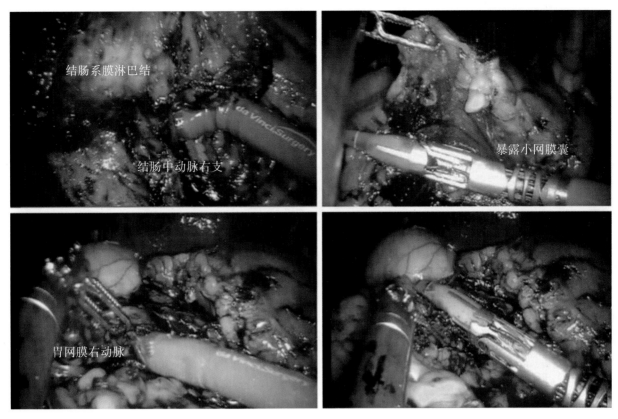

图 10.5　淋巴结肿大融合时右半结肠的游离，进入小网膜囊，胃网膜右血管的离断

腹壁附着的腹膜，将盲肠、阑尾及末端回肠完全松解下来，在此过程中，应注意避免损伤右侧的生殖血管及输尿管（图 10.6）。

10.4.1.4　肠系膜和大网膜的分离

我们建议充分游离回肠末端，尤其是准备进行体外吻合时。回肠末端的肠系膜常用血管闭合设备在距回结肠血管 5~6cm 处离断（图 10.7）。

之后使用双极钳（2 号臂）和助手的腹腔镜抓钳夹持横结肠，在平行于系膜直血管的方向将肠系膜游离至肠壁，并将边缘动脉夹闭离

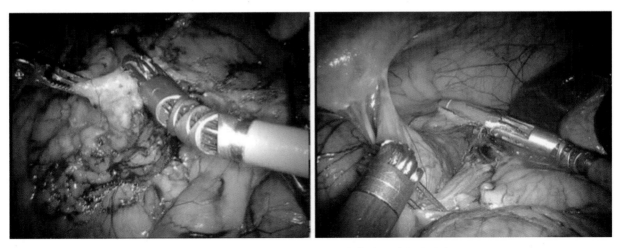

图 10.6　保留胃网膜右血管时进入小网膜囊的标准方法，之后完成结肠外侧的游离

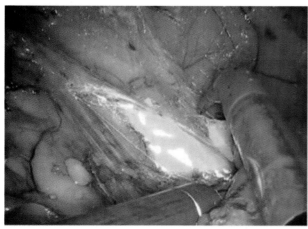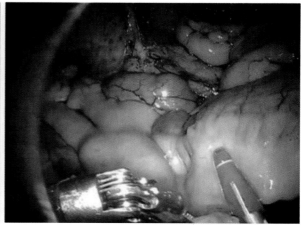

图 10.7 肠系膜的游离和回肠末端的松解

断。大网膜和结肠在同一水平横断，横断处远端的结肠和网膜也应适当松解，特别是在体外吻合时，可以进一步减少吻合口的张力。

10.4.1.5 肠吻合和标本取出

（1）体外吻合

当右半结肠的游离全部完成并确认止血后，通过助手 Trocar 用肠钳夹起阑尾，然后将机器人断开，取下机械臂，但保留各个 Trocar。将机械臂系统小心地从患者身边撤离时，需有专人负责抬起机械臂，以免对患者造成损伤。切开摄像头穿刺孔延长至 4cm，并放置一个切口保护器。用肠钳将阑尾送至切口处，然后拖出标本，准备进行体外吻合。仔细检查并确保肠系膜对准后，使用切割缝合器进行功能性的端端吻合。吻合之后，我们一般不关闭肠系膜缺损。冲洗腹腔并再次检查后，逐层关闭切口及所有穿刺孔（图 10.8）。

（2）体内吻合

可用腹腔镜或机器人切割缝合器离断回肠末端和横结肠。我们一般采用功能性的端 - 端吻合法，先将回肠及横结肠的断端在肠系膜缘的对侧连续缝合至少 8~10cm，确保两侧的充分对合。暂不剪断缝线以便在使用切割缝合器吻合时保持肠管的方向。用 1 号臂和 3 号臂夹住肠管上的缝线，用 2 号臂上的单极弯剪在距横结肠断端 2cm 的位置剪开一个切口，该切

口的长度应足够通过切割缝合器的尖端。接着换用 1 号臂和 2 号臂夹住缝线，使用带有蓝钉（3.5mm 的吻合钉）的 45mm 机器人切割缝合器通过 15mm 的 Trocar，将其尖端插入肠管断端的两个切口中。切割缝合器的尖端较宽的一头插入横结肠，较窄的一头插入回肠，同时夹住肠管上的缝线保持组织的位置，助手可以帮助对齐肠管以确保切割缝合器在系膜缘的对侧进行吻合。最后，用可吸收线连续缝合关闭肠管共同开口。仔细检查缝合处有无出血、吻合钉有无变形、腹腔内有无活动性出血，并确保肠管的蠕动方向正确。确认止血可靠后，即可用腹腔镜肠钳夹持住标本，同时拆卸机械臂，移开机械臂系统。延长 3 号臂的 Trocar 刺孔，放置切口保护器，进而取出标本。用 PDS 可吸收缝线缝合该切口及摄像头 Trocar，最后缝合皮肤切口。

10.5 术后管理

术后第一天给予患者小剂量的静脉麻醉药止痛。如果可以耐受，可提前经口进食。一般情况下，术后 2~3d 患者的胃肠道功能即可恢复。我们的患者最早可在术后第 2 天就出院，但一般出院时间为术后第 3 天。

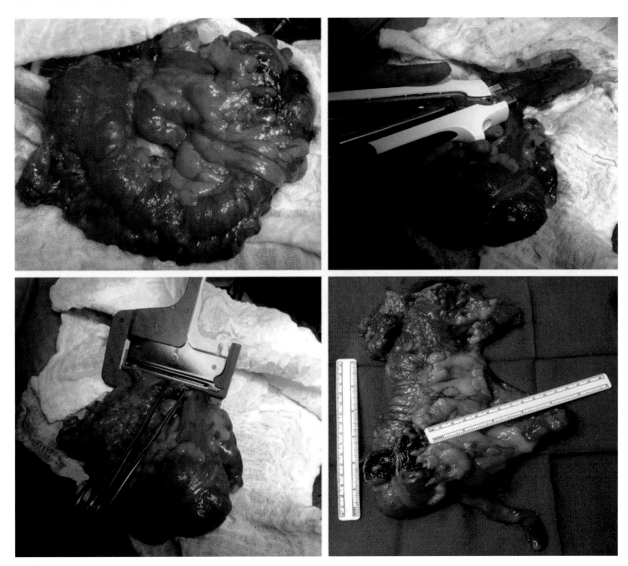

图 10.8　回结肠的体外吻合

10.6　要　点

为了避免术中并发症，应注意保持良好的术野暴露，进行恰当的牵引和对抗牵引。由于机器人没有触觉反馈，必须格外注意牵拉时的力度。首次使用机器人系统常常会出现肠系膜撕裂的情况。应尽量避免对肠管长时间的直接牵拉，以免出现肠系膜的撕裂或牵拉损伤。

建立合适的解剖平面，从而避免出血和对周围脏器的损伤。

将助手的工作标准化，创建一支配合默契的手术团队。

术前应仔细查看所有的影像学结果，以明确各种可能出现的血管或解剖变异。

根据患者的体型放置 Trocar。对于肥胖患者，Trocar 的定位应相对集中，避免术中器械难以到达肝区。必要时可使用针对肥胖患者的专用器械。对于体形瘦弱的患者，Trocar 的定位应相对分散，以避免器械之间的碰撞。

本章主要概述了我们实施的超过 100 例右半结肠切除术的成功经验。我们一般选择 3 Trocar 技术进行体外吻合，而选择 4 Trocar 技术进行体内吻合。虽然有很多游离右半结肠的方法，但我们更倾向于选择从中间至外侧的手术入路。当然，也可以根据术者的偏好来改变手术方式。机器人辅助的右半结肠切除术可以提供精准的解剖和极佳的视觉效果，是进行结肠微创手术的选择之一。

参考文献

[1] Park JS, Choi GS, Park SY, et al. Randomized clinical trial of robot-assisted versus standard laparoscopic right colectomy. Br J Surg, 2011, 99: 1219-1226.

[2] deSouza AL, Prasad LM, Park JJ, et al. Robotic assistance in right hemicolectomy: is there a role. Dis Colon Rectum, 2010, 53: 1000-1006.

[3] Juo YY, Hyder O, Haider AH, et al. Is minimally invasive colon resection better than traditional approaches: first comprehensive national examination with propensity score matching. JAMA Surg, 2014, 149: 177-184.

[4] Liao G, Zhao Z, Lin S, et al. Robotic-assisted versus laparoscopic colorectal surgery: a meta-analysis of four randomized controlled trials. World J Surg Oncol, 2014, 12: 122.

第11章 机器人左半结肠和乙状结肠切除术

Carrie Y. Peterson, Doaa Alsaleh, Sang W. Lee, Govind Nandakumar

摘要：机器人左半结肠和乙状结肠切除等微创手术正变得越来越普及。在早期的研究报告中，其短期临床疗效与腔镜手术相比并无明显差异。目前，由于缺乏随机对照试验，机器人手术的临床获益尚不明确。但根据其他机器人手术的经验和一些研究结果表明，结直肠手术也可能获得相同的临床效果。本章将阐述机器人左半结肠和乙状结肠切除术的具体步骤，包括患者的选择、手术间布局及紧急情况的应对等，同时也将简要地回顾机器人左半结肠和乙状结肠切除术的相关文献，评估其短期疗效和肿瘤学预后。

关键词：机器人；左侧；左半结肠切除术；乙状结肠切除术

11.1 引　言

手术机器人在结直肠手术中的应用是一个不断发展的新兴领域。最早于2001年提出的机器人结肠切除术如今已经越来越被广泛地应用于临床[1]。机器人比腹腔镜技术具有更多的优势：如三维成像、灵活的器械、稳定的动作及机器牵拉等。然而，目前还不清楚该技术会给患者带来何种获益及产生多少经济成本。现有的观点认为，机器人结直肠手术最大的获益来自机器人系统在盆腔内的操作。机器人更高的可视性和灵活的机械臂可以在狭小的空间中完成更精准的切缝操作。如今，已有很多研究报道了机器人技术在直肠切除术中的影响和预后，本书的第13章将对此进行详细的讨论[2-4]。本章旨在阐述机器人左半结肠和乙状结肠切除术的详细步骤，并讨论术前需考虑到的各种重要问题。

C. Y. Peterson, M.D. • D. Alsaleh, M.D.

S. W. Lee, M.D., F.A.C.S., F.A.S.C.R.S. (✉)

G. Nandakumar, M.D. (✉)

Division of Colorectal Surgery, New York Presbyterian Hospital, Weill Cornell Medical Center, 525 East 68th Street, Box 172, New York, NY 10021, USA

e-mail: sal2013@med.cornell.edu; doctorgovind@gmail.com

© Springer International Publishing Switzerland 2015

H. Ross et al. (eds.), *Robotic Approaches to Colorectal Surgery*, DOI 10.1007/978-3-319-09120-4_11

11.2 机器人结肠部分切除术的适应证

机器人左半结肠和乙状结肠切除术的适应证与腹腔镜手术基本一致。首先，患者必须具有足够的生理储备才能耐受全身麻醉和气腹。在外科医生尝试机器人手术的初期，许多报道均显示其手术时间明显延长[5]。另外，患者的腹腔内应没有明显的粘连，或至少能在使用机器人前使用腹腔镜进行腹腔粘连的松解。机器人的机械臂被设计用来进行围绕靶器官的小范围活动，并不适合腹腔内大幅度的移动。由于手术机器人缺乏触觉反馈系统，所以那些需要依靠触诊判断解剖层面的手术，如急性或慢性憩室炎、局部浸润的恶性肿瘤都不是机器人技术的理想适应证（至少并非首选），因为对肿瘤切缘的判断失误或对周围器官造成的意外损伤将超过该技术能取得的潜在收益。在考虑到上述内容的基础上，机器人左半结肠和乙状结肠切除术在治疗各种良恶性结肠病变时已显示出了很好的疗效[6-8]。

11.3　机器人左半结肠和乙状结肠切除术的步骤

11.3.1　手术室布局

• 根据手术室的大小及资源利用情况，有很多手术室布局的方法可供选择。

—将机械臂系统放置于患者左侧将有助于减少对接时的移动距离。

—将手术台稍偏一侧更有助于减少机械臂的移动距离，并为助手提供更多的空间（图11.1）。

• 床旁助手位于患者右侧，与器械台相邻。

11.3.2　患者的体位

• 优先考虑改良截石位。考虑到手术时间的延长、深静脉血栓的风险或其他严重并发症的可能，应使用可分腿手术台。

• 选择头低脚高位，确保患者牢固安置于手术台上，避免身体的滑动[9]。

—建议将弯垫置于患者双肩，用弹性绷带环形包裹上部躯体并缠绕双肩（图11.2）。

—在铺巾之前，应先进行"倾斜测试"：确保当处于最大限度的头低脚高和向右下方倾斜的体位时，患者不会从手术台上滑脱。

11.3.3　Trocar的定位

• 首先通过开放式技术在脐部留置一个12mm的气囊Trocar以插入摄像头。因为气囊Trocar的长度足够摄像头的顺利插入，且能使腹部留置的"额外"Trocar最少。

—机器人摄像头由助手插入腹腔。

• 对于需要游离脾曲的远端降结肠和乙状结肠手术，需采用类似于低位前切除术的Trocar定位，即将Trocar集中朝向左下腹的病变周围。

—由髂前上棘至摄像头Trocar画一条直线，若将Trocar定位在该线以下，则可能在解

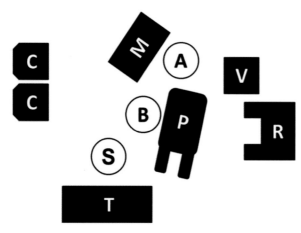

图11.1　手术室的布局，以及人员和设备的位置（C：控制台；M：监护仪；A：麻醉师；V：视频系统；B：床旁助手；S：器械护士；P：患者；R：机械臂系统；T：器械台）

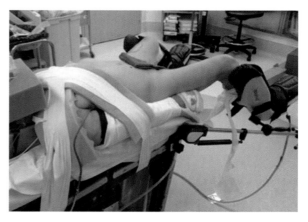

图11.2　患者接受机器人乙状结肠切除术时，使用泡沫软垫和弹性绷带环形缠绕上部躯体和双肩

剖盆腔时导致器械的相互拥挤，并且会限制器械到达脾曲。

—在右上腹锁骨中线处留置一个 8mm 的机器人 Trocar。

—在右下腹锁骨中线处也放置一个 8mm 的机器人 Trocar，距摄像头 Trocar 约 8cm，一般在前述所画直线上方 1~2cm。如果要进行体内吻合，也可将该 8mm 的摄像头 Trocar 换成 12mm 规格。

—可在左下腹也放置一个 8mm 的摄像头 Trocar。

—对于盆腔内的操作，因牵拉动作的重要性，我们一般会在距左下腹 Trocar 外侧 8cm、上方 1~2cm 的位置再留置一个 8mm 的 Trocar，以便盆腔内游离时作为第 3 只可供牵拉的机械臂。

—在右上腹和右下腹之间的右中腹部可留置一个供床旁助手使用的 5mm 腹腔镜 Trocar。

• 对于降结肠中部附近的病变，应采用"圆形剧场"样的定位方式将各 Trocar 指向左上腹部病变所在的部位（图 11.3B）。

—沿右锁骨中线在右上腹和右下腹分别留置一个 8mm 的机器人 Trocar。

—第 3 个 8mm 的机器人 Trocar 可留置在左下腹，然而这对于左半结肠切除术可能不是必需的，并且可能会干扰其他机械臂而发生碰撞。但如果右下腹和左下腹的 Trocar 不在同一个矢状面上，这种影响就可以被最小化。

—每个 Trocar 之间应至少保持 8cm 的距离，以免发生机械臂的碰撞。此外，Trocar 不应直接放置在摄像头的前方或后方，会影响手术视野。

—留置在右中腹部的 5mm Trocar 非常有用，能让床旁助手在必要时进行牵拉和吸引等操作。

11.3.4 机械臂系统的对接

11.3.4.1 左半结肠的暴露

• 床旁助手扶持机器人摄像头，术者通过右上腹和右下腹的 Trocar 使用腹腔镜抓钳。

—将患者放至约 30° 的头低脚高位，且左侧向上倾斜 15°。

—将横结肠和大网膜翻至肝脏上方，将小肠推向右侧腹腔，以暴露屈氏韧带、肠系膜下静脉和乙状结肠的血管根部。

• 注意病变的位置以及是否存在解剖变异，如冗肠等。

11.3.4.2 成角度对接

• 适用于大多数远端降结肠和乙状结肠切除术，因为该方法可使器械便于到达脾曲，同时在不用重新对接机械臂的情况下进行盆腔的解剖。

• 将机械臂系统置于手术台的左下方，朝内侧呈 45° 角，从而将机械臂系统跨过患者的左髋部进行对接（图 11.4）。

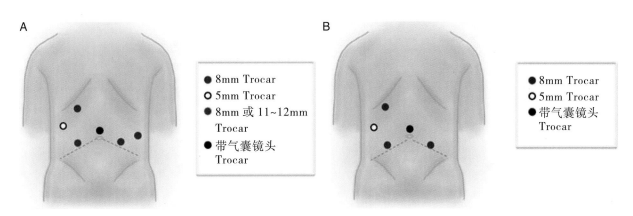

图 11.3 Trocar 的不同定位。A. 远端降结肠和乙状结肠病变。B. 远端横结肠和近端降结肠病变

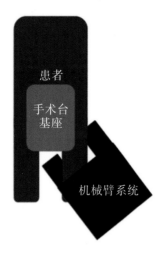

图 11.4 左半结肠和乙状结肠切除术时将机械臂系统成角度地对接。机械臂系统和手术台的基座约成 45° 夹角

• 在手术过程中，第 3 只机械臂可能会更换 Trocar 进行操作。

— 在解剖、结扎血管束和游离脾曲时，3 号臂位于患者左上腹的上方，插入右上腹的 Trocar 中。1 号臂插入右下腹的 Trocar 中（图 11.5A）。2 号臂暂时不用，但可以插入左下腹的 Trocar 中，在必要时提供一些牵引。在进行这些操作时，应锁定最靠近机械臂系统的 3 号臂关节，以最大化其伸展范围。

— 在盆腔解剖时，拔出 3 号臂并插入左外侧的 Trocar 中。2 号臂和 1 号臂仍置于左下腹和右下腹的 Trocar 中（图 11.5B）。

11.3.4.3 侧方对接

• 适用于近端降结肠、脾曲或横结肠末端的病变。

• 机械臂系统垂直于手术台放置，跨过患者的左侧躯干（图 11.6）。

— 2 号臂置于右上腹 Trocar 中，1 号臂置于右下腹 Trocar 中。

— 3 号臂在患者左髋部上方插入左下腹的 Trocar 中，并安装抓钳器械。

11.3.4.4 器械的选择

• 手术医生用右手控制 1 号臂上的单极弯剪或血管封闭设备。

• 手术医生用左手控制 2 号或 3 号臂上的双极抓钳（Chaudière 钳或 Prograsp 钳）。

• 手术医生不一直使用的牵引臂上应安装另一个抓钳，例如双孔抓钳。

11.3.5 血管的解剖

• 使用 3 号臂牵引或在床旁助手的帮助下，夹起乙状结肠系膜使其稍有张力，以辨认肠系膜下动脉的血管蒂。

• 在骶骨岬水平切开腹膜至肠系膜下动脉根部的右侧；用"轻扫"样动作暴露肠系膜下动脉并从后方仔细解剖（图 11.7）。

— 在正确的游离层面内基本无血管且通常

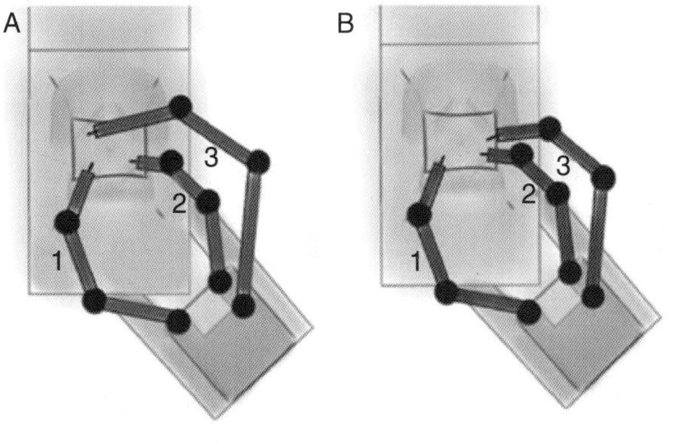

图 11.5 成角度对接时各个机械臂的位置。A. 适用于脾曲的操作，将 3 号臂固定在机械臂系统的基底以最大化其伸展距离。B. 适用于乙状结肠或盆腔内的操作，将 3 号臂从基底断开，插入左外侧的 Trocar

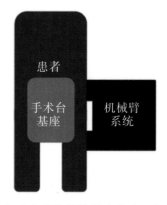

图 11.6 处理左半结肠近端病变时，机械臂系统的侧方对接。机械臂系统从左侧垂直放置在手术台旁

不会出血。

—在解剖至肠系膜下动脉起始段附近时，应注意保护下腹神经。

—继续在肠系膜下动脉基底部的远端进行游离，辨认左结肠动脉的分叉处（图 11.8）。

—在肠系膜下动脉后方寻找层面，辨认腹膜后间隙的结构。

—辨认并保护左侧输尿管后方可结扎离断肠系膜下血管蒂。

• 为了最大限度地游离结肠脾曲，应延伸上述腹膜切口至肠系膜下静脉根部，松解屈氏韧带的粘连（图 11.9）。

—在肠系膜下静脉旁将左结肠系膜轻轻提起，同时打开腹膜。分离肠系膜下静脉周围的组织并离断血管，防止后面的操作将其撕裂（图 11.9）。

11.3.6　由中间到外侧的解剖及游离

• 在肠系膜下静脉或直肠上动脉后方解剖时，向外侧延伸出的解剖平面将引导术者从腹膜后游离横结肠。

—用一只机械臂置于横结肠下方将其轻轻抬起，以便展开间隙并提供张力。轻柔地从腹膜后钝性游离横结肠（图 11.10A）。

—左手使用钝头的双极抓钳，右手使用另一个钝性器械，比如血管封闭设备。较尖锐的器械，如马里兰（Maryland）抓钳或弯剪会增加操作难度和损伤的可能性。

—与之前一样，只要找到正确的解剖平面就几乎不会遇到血管或造成出血。

—通常可以发现一个薄层筋膜形成的"白线"——腹膜后筋膜，应在该白线上方进行解剖，从而将其保留于在腹膜后间隙上。

• 继续从横结肠向外及向下游离延伸至乙状结肠。

• 当肠系膜下动脉外侧的间隙游离完成，且辨认出左结肠动脉的走行后，即可明确左侧输尿管的位置（通常位于肠系膜下动脉左侧的腹膜后间隙中；图 11.11）。

—用左侧抓钳或在助手的帮助下，从下方顶起肠系膜下动脉并暴露腹膜后间隙。

—用右侧抓钳或 3 号臂，轻柔地游离腹膜后间隙并暴露左侧输尿管，辨认各血管的走行及结构。

—在此类手术中，留置输尿管支架的作用很小，因为机器人系统缺乏触觉反馈，无法通过触摸定位输尿管。但由于机器人系统摄像头的高度可视化，因此在输尿管的识别方面一般

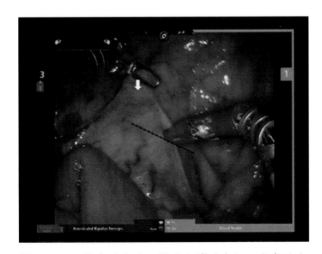

图 11.7　保持牵引张力，暴露血管的走行。术者的左手夹起乙状结肠系膜（白色箭头）并暴露肠系膜上动脉的走行。床旁助手可帮助将乙状结肠牵至左侧盆腔。使用血管封闭设备或单极剪刀打开腹膜，并沿黑色虚线的方向进行解剖游离

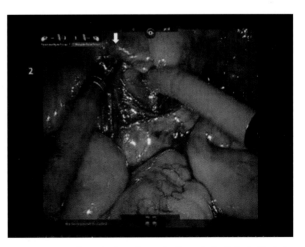

图 11.8　术者的左手抬起肠系膜下动脉（白色箭头）并保持张力，向肠系膜下动脉的后方继续游离，寻找到正确的解剖层面后，术者使用右手向外侧持续钝性分离此无血管的间隙

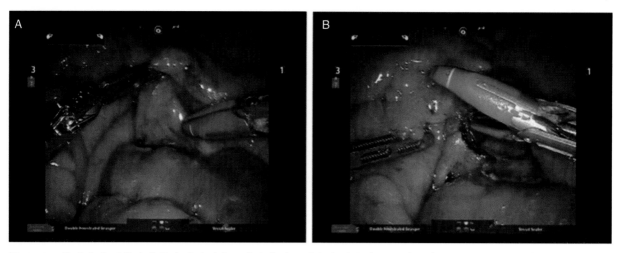

图 11.9　将肠系膜下静脉尽量向近端游离可使左半结肠的松解更彻底。另外，在图示的位置更容易辨认其血管的走行。A.左手夹起肠系膜下静脉外侧的系膜，可以清楚地在腹膜后间隙看到该静脉的根部。B.切开腹膜并游离血管后方，即可使用血管封闭设备将肠系膜下静脉离断

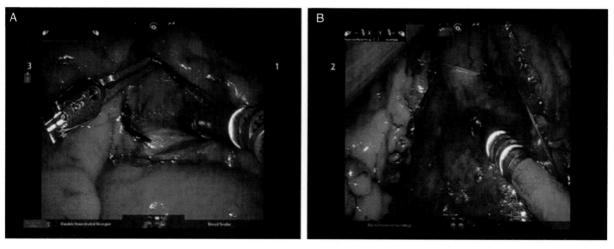

图 11.10　由中间向外侧游离的正确解剖层面可以从数个位置进入，其中包括肠系膜下动脉和肠系膜下静脉的后方。A.肠系膜下静脉后方进入该层面的图像。B.当向外侧游离时，可见到一条白线（即腹膜后筋膜），应注意保留避免损伤

不会有很大困难。

　　—如果系膜的层次解剖过深或难以迅速发现输尿管，可以观察被抬起的横结肠的背面结构，以便分清解剖层次。

　　• 确认左侧输尿管后，即可安全地离断血管（图 11.12A）。

　　—可以使用机器人血管封闭设备在根部结扎肠系膜下动脉。若暂未配备该器械，可将左下腹 Trocar 中的机械臂移除，并让助手

在此处使用另一把双极电凝器械离断血管（图 11.12B）。

　　—对有严重动脉硬化的患者，建议将右下腹 Trocar 更换为 11~12mm 规格，并使用腹腔镜切割缝合器离断血管。或者也可先用能量器械离断血管，再用 ENDOLOOP® 圈套器（Ethicon, Cincinnati, OH）进行结扎。之后，将 8mm 的机器人 Trocar 插入这个较大的腹腔镜 Trocar 中（port-in-port 技术），以便继续

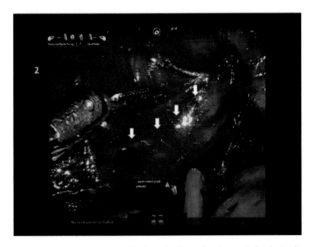

图 11.11　左侧输尿管（白色箭头）的辨别在手术中非常重要，应在离断血管前确认其走行并注意保护。在本图中，术者用右手将肠系膜上静脉向上牵拉出视野，床旁助手使用吸引器保持视野干净并暴露输尿管

使用机械臂进行操作。

• 可继续将横结肠和腹膜后筋膜之间的无血管平面向侧方及上下方进一步游离（图 11.13）。

——横结肠解剖的外侧界限为腹壁，到达时可以发现游离平面前方有一个向下的急转结构。

——向上游离时，术者需注意胰腺周围的结构，保持胰腺前方的正确层面；常常会出现游离至胰腺后方的情况，这时可能会造成难以控制的出血。

——一旦辨认出胰腺上缘，表明游离的范围已经足够。

——向外侧继续解剖，可以便于结肠脾曲的松解，尤其是在脾曲的位置较高时。游离时应注意脾脏的位置。

11.3.7　结肠脾曲的游离

• 助手可通过腹部右侧的 5mm Trocar 插入腹腔镜无损伤抓钳来提供牵拉和张力。

• 由横结肠中部开始找到正确的解剖层面，用常规方法分离横结肠与大网膜（图 11.14）。

——尽可能向结肠脾曲的方向游离。

11.3.8　外侧的游离

• 因为此时结肠系膜中间至外侧的大范围游离已基本完成，因此本步骤的解剖平面应很容易找到。

——助手夹持乙状结肠和降结肠并向中间牵拉，在 Toldt 筋膜形成的白线处切开腹膜（图 11.15）。

——从乙状结肠外侧的附着处开始，向上继续游离至结肠脾曲。

——在解剖该部分时，常用单极弯剪或机器人血管封闭设备。

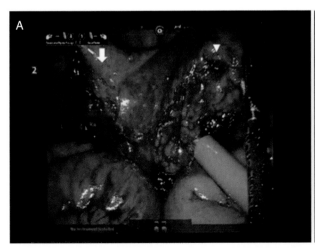
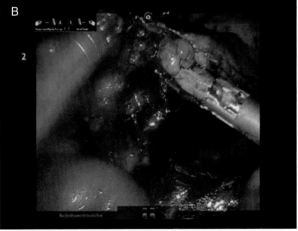

图 11.12　血管束的离断。A. 向肠系膜下动脉的外侧和上方游离，可连通离断肠系膜下静脉的解剖层面。注意图中右侧被肠系膜上动脉血管蒂包绕的血管封闭设备。白色箭头为左结肠动脉，白色短箭头为肠系膜下动脉。B. 可使用 EndoWrist® One™ 血管封闭设备（Intuitive Surgical Inc., Sunnyvale, CA）离断肠系膜下动脉或左结肠动脉

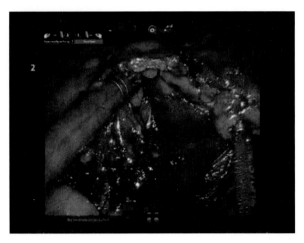

图 11.13 血管离断后，使用同样的器械将结肠系膜继续向外侧和上方打开，左手轻柔地抬起系膜，右手进行解剖分离

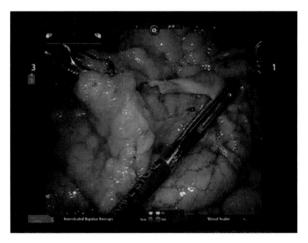

图 11.14 采用常规方法分离大网膜和横结肠。床旁助手可将横结肠向下牵拉提供张力

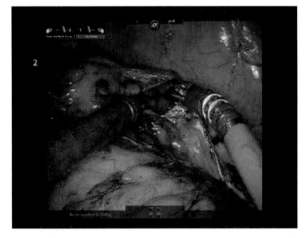

图 11.15 分离降结肠和乙状结肠外侧与腹壁的附着处。如果之前在后方的外侧游离已经充分完成，则此处的结构将会非常清晰。在本图中，术者右手的器械尖端已进入了之前向外侧游离时打开的解剖层面

- 当游离至左肾附近时，应始终保持在肠壁的前方进行解剖，因为如果从后方游离，则很可能会进入腹膜后间隙。

—夹持降结肠的外侧缘并将其向中线翻转，以暴露结肠系膜的后方（"翻转结肠"技术；图 11.16A）。

—如果之前已将横结肠充分游离至脾曲，则两个方向的解剖平面会在此处汇合，便于充分暴露并离断脾结肠韧带（图 11.16B）。

- 将横结肠和降结肠向中线甚至右侧腹腔翻转，观察并确认游离的范围已经足够。

11.3.9 盆腔的解剖

- 如需解剖盆腔和直肠上段，可以采用以下方法。

—使用前述呈角度对接的方法放置床旁机械臂系统，1 号臂仍插入右下腹 Trocar 并配备单极弯剪。

—2 号臂移至左下腹 Trocar 并配备双极抓钳，3 号臂移至左外侧 Trocar 并配备另一支抓钳。

- 使用 3 号臂向左侧轻柔地夹起乙状结肠，有时则需要用 3 号臂从下方"勾起"结肠系膜。

—此操作可显露全直肠系膜切除的平面，且在此平面内解剖直肠上段可以满足进一步扩展游离范围的需要（图 11.17）。

—当直肠的游离完成后，可用机器人血管封闭设备或双极血管封闭器械将直肠系膜从肠壁上离断下来。

11.3.10 标本的切除、取出和吻合

- 对于大多数远端降结肠和乙状结肠的病变，一般推荐体内离断标本并使用管型吻合器进行肠管的端端吻合。

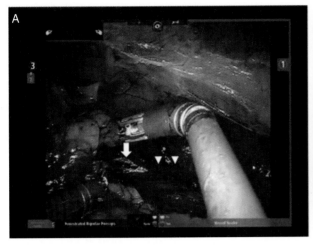
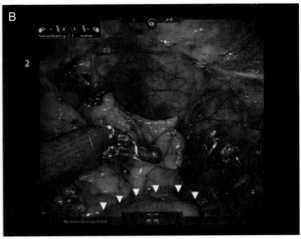

图 11.16　脾曲的游离。A. 图示降结肠的"翻转"。术者左手钩住并向内侧牵拉降结肠，右手使用血管封闭设备离断外侧韧带。白色箭头为离断韧带的正确层面。白色短箭头为错误的层面，主要因腹膜后间隙向外侧游离过远所致。B. 当完成了横结肠和降结肠外侧的游离，两个方向的解剖平面会在此处汇合（白色短箭头为牵拉的结肠脾曲）

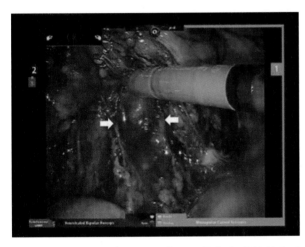

图 11.17　向腹侧牵拉乙状结肠，暴露盆腔解剖的正确层面。术者左手抬起乙状结肠远端或直肠上段的后方，暴露并使用单极弯剪解剖直肠系膜。注意并保护两侧的下腹神经丛（白色箭头）

—可使用机器人或腹腔镜切割缝合器进行远端肠管的切除。

—离断肠管后，移除机械臂，移开床旁机械臂系统。

—确定取出标本的切口位置：根据肿瘤的位置和患者的体型，选择脐周切口或耻骨上横切口（图 11.18）。

—将结肠拉出体外，并用腹腔镜切割缝合器离断近端肠管，从而将标本取下。若可以使用机器人切割缝合器，则可以在打开标本取出切口之前就完成肠管的离断。

—采用标准的端端吻合法重建肠管。注意在将结肠放回腹腔之前置入吻合器钉砧并荷包闭合肠管断端。

—扭转摄像头 Trocar 处的切口保护器，以封闭延长的脐周切口，用腹垫包裹塑胶膜，再用两个大钳子夹住以确保气密性。也可用缝线和止血带关闭气囊 Trocar 周围的肌肉筋膜以封闭腹腔。

—重新建立气腹，助手将机器人内镜重新插入摄像头 Trocar。当肠管的吻合完成后，可进行漏气试验，若无气泡产生且无须行造口术时，放出腹腔内的气体，移除 Trocar，并常规关闭腹壁切口。

• 对于结肠冗长或病变位于结肠近端的患者，可考虑行体外吻合。

—游离完成后，延长切口以便取出标本。通常选择脐周位置，但如果必要，也可选择左侧的横切口（图 11.18）。

—放入切口保护器后，将结肠取出至体外，用常规方法完成体外的肠管切除及吻合。

—仔细检查吻合是否良好后，将肠管重新放回腹腔，并常规关闭腹壁切口。

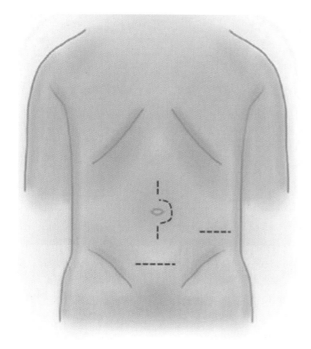

图11.18 标本取出切口的选择，包括脐周切口、耻骨上横切口或左侧横切口

11.4 机器人手术方式的选择

在进行机器人结肠切除术前制订详细的术前计划是很有必要的。因为与腹腔镜相比，达芬奇手术系统（Intuitive Surgical® Inc., Sunnyvale, CA）的机动性较差，因此必须在术前考虑到一系列可能发生的情况及其应对措施。在这里我们将介绍一些注意事项，尤其是针对左半结肠和乙状结肠切除术。更多的信息请参考第4、5章的详细内容。

11.4.1 病变的位置很重要

达芬奇机器人手术系统的机械臂和摄像头的主要目的是围绕病变中心或在目标的聚焦区域内发挥最佳作用。对于左半结肠切除，从脾曲的实性肿物到远端乙状结肠的憩室炎都有可能是其目标区域，因此了解目标结构的精确位置对于在手术中尽早做出相关的决定至关重要。我们强烈建议核查患者的术前影像学检查结果及报告单，以明确病变位置和目标区域的解剖结构。

如果目标病变邻近降结肠中部，应采用"圆形剧场"样的操作方法，将焦点定位于左上腹部（类似于Spignolio等[10]描述的左半结肠切除术的方法）。这些位置的肿瘤可优先考虑采用机械臂系统垂直放于手术台左侧的对接方法。如果病变位于乙状结肠，则Trocar的位置会稍做改变，使机械臂能够松解结肠脾曲的同时，也可以完成乙状结肠的游离，这时将机械臂系统成角度地对接将提高手术的效率（类似于Luca等描述的方法[11]）。后面还将详细介绍我们在Trocar定位和机械臂系统对接方式方面的经验和选择，但总的指导原则是：对近端降结肠或更高位的肿瘤采用在侧方垂直对接的方法，而对于降结肠远端或更低位的肿瘤采用成角对接的方法。

11.4.2 考虑患者的特征

肥胖和超低位肿瘤的患者接受机器人直肠切除术时，其中转开腹率较低，然而与此不同的是，目前尚无明确的数据表明机器人左半结肠切除术会受到这些患者特征的影响[12, 13]。根据我们的经验，极端体重是本手术最具挑战性的因素之一。一方面，极度消瘦患者的结肠系膜将非常薄，在机器人触觉反馈缺乏的情况下，会给解剖游离带来很多困难。另一方面，肥胖患者肥厚的大网膜和肠系膜同样增加了手术的难度。在这些情况下，机器人抓钳在夹持肠系膜或大网膜时可能会造成组织撕裂，或导致出血。此外，对目标病变的定位和暴露也可能很困难，有时可能需要拆卸并重新安装相关设备后才能获得最佳的视野。

在计划Trocar和机器人对接的位置时，患者的身高也是需要考虑的因素之一。对于那些躯干较长且需要游离脾曲的患者，沿脐至髂前上棘连线放置Trocar可能会使机械臂器械在脾曲和横结肠的操作非常困难。我们的经验是，对于身材瘦高的患者，可将上述Trocar向上移动1cm甚至更多。提前针对这些情况制订计划，将避免手术中机械臂的重新对接，甚至避免中转腹腔镜手术。

最后，充分了解患者结肠的解剖结构将有助于手术的顺利进行。应在术前通过横断面的影像结果来了解横结肠、乙状结肠及肠系膜结构有无变异，从而掌控术中游离脾曲的程度及血管束的解剖范围。

11.4.3　联合手术 vs. 全机器人手术

机器人联合手术的一部分操作是使用腹腔镜镜头及器械来完成的，该术式尤其适用于乙状结肠切除术，并可以在外科医生实施机器人手术的初期缩短手术时间。一些术者主张联合手术的目的是增加住院或进修医师在手术中的参与度。如果选择实施该方法，我们建议将 Trocar 定位在最适合机器人操作的位置，以便机器人手术部分的完成，同时也充分利用了腹腔镜设备的灵活性。有关联合手术的更多详细信息详见第 8 章。

11.4.4　机器人系统配件

为了更好地完成左半结肠切除术，可以充分利用 Si 型达芬奇机器人手术系统提供的一系列配件和工具。EndoWrist® One™ 血管封闭设备（Intuitive Surgical Inc., Sunnyvale, CA）可单独完成直径 7mm 血管的双极切缝，也可进行抓持和钝性分离等操作。我们发现该器械非常实用，可以减少术中器械的更换次数，从而缩短手术时间。EndoWrist® One™ 45 切割缝合器连接于机器人机械臂的腕状结构，配备了 45mm 的双排 1.5mm 或 2.0mm 吻合钉并具有切割的功能。众所周知，在横断肠管时，让术者更好地掌握切割缝合器是非常重要的技术需求。此外，Firefly™（Intuitive Surgical Inc., Sunnyvale, CA）是一项近红外荧光成像技术，使用可注射的吲哚菁绿实时显示血管的结构和灌注情况。在一些报道中，该技术显示出了良好的效果，可能有助于识别血管和肠壁的灌注情况 [14, 15]。最后，EndoWrist® One™ 吸引 / 冲洗器是具有双重控制功能的可 45° 活动的腕状器械，无论是术者还是床旁助手，都可以通过 3 号臂使用该器械保持手术视野的清晰。如果

需要大量开展机器人手术，以上工具都有可能提供更多的帮助。

11.4.5　其他注意事项

与其他领域一样，拥有一支专业的团队（包括洗手 / 巡回护士、护士、助手及麻醉师等）可以使手术更有效率且充满乐趣。建立一个"机器人手术团队"，经常在一起合作，从而使助手们熟知术者的偏好和操作流程，并能预知术者的需求。

通常术者会使用相同的器械按同样的步骤实施手术，如无特殊情况不会随意改变手术习惯。由于机器人手术过程中会存在许多变数，而目前并无所谓的"标准术式"，因此可能会在临床治疗中造成很多困扰。此外，操作的每个步骤（如 Trocar 定位、对接位置、标本取出方式、切除策略等）都应提前准备好明确的计划，并在手术中尽早与团队进行沟通，这将有助于加快手术进程，并能在遇到复杂状况时及时应对。以上这些方面都可能缩短手术时间，从而通过提高手术效率进一步降低手术成本。

11.4.6　紧急情况的应对

尽管很少见，但在机器人手术中确实可能会发生某些紧急情况。无论这些情况是否是由于手术操作造成的，都必须提前制订出应对措施。我们建议在手术室醒目的位置张贴一份专门的"暂停"或责任列表，使室内人员明确需要紧急拆卸机器人的几个关键步骤（表 11.1）。当出现严重的紧急情况时，该方法可能有助于减少混乱并缩短反应时间。另一种缩短更换器械设备时间的方法是使用"机器人中转器械台"，在上面配备一些中转开腹时所需的必要工具，这样既可以避免打开大的剖腹手术包，也能保证迅速取得所需的基础器械。另外，与操作人员一起确认机器人系统硬启动钥匙所在的位置也很重要，否则常常会使原本平稳进行的手术突然中断。简而言之，机器人手术较为复杂，任何可以简化操作并明确每个人具体工作的方法都将大大提高手术效率。

表 11.1 出现紧急状况前须确认的关键点及负责各种任务的人员举例

任务	负责人
填塞出血血管	床旁助手，术者
移除机械臂	洗手／巡回护士
从患者身上移除机器人设备	巡回护士
打开紧急手术器械台	巡回护士
呼叫麻醉师协助，取血	麻醉师，麻醉护士
呼叫术中协助	术者

11.5 机器人左半结肠和乙状结肠切除术的临床证据

由于早期机器人手术的关注目标集中在盆腔内的操作，因此有大量的文献探讨机器人直肠低位前切除术的效果，而当涉及机器人右半、左半或乙状结肠切除术时，相关的数据就很少，而且往往互相矛盾。的确，在机器人手术发展的早期，所有的结肠和直肠切除术都是在较大的病例统计中一起报道，难以详细区分每种手术的治疗效果。Delaney 等[8]报道了他们的初期经验，其中包括 3 例机器人乙状结肠切除术，平均手术时间为 300min，而对照组的腹腔镜手术平均时间则为 140min。Rawlings 等[16]在同一时期进行的 13 例机器人和 12 例腹腔镜乙状结肠切除术中的研究结果也基本一致，尽管统计学差异不明显，机器人组的平均手术时间仍比腹腔镜手术长近 26min（225.2min vs. 199.4min）。在专门分析机器人结肠切除术的文献综述中，Antonou 等[17]指出，机器人左半或乙状结肠切除术的平均手术时间为 185min，与以前的研究结果[8, 11, 16]相比，手术时间大大缩短。

由于各种原因，这些研究结果很难代表更大的人群。正如机器人直肠切除术的相关文献结果，学习曲线对手术时间的影响是无法忽视的。在开展最初的 15~35 台机器人手术时，可以看到对接时间、控制台前时间和总手术时间的持续改善，直到术者充分掌握了该技术为止[18-20]。最早开展这些手术并发表相关结果的人，往往是那些精通腹腔镜及其他微创手术技术的外科医生。此外，在许多腹腔镜手术的临床报道中，其手术时间的结果并不能反映外科医生开展腹腔镜技术的初期经验，因此用这些结果对比机器人手术是不合适的。根据以往对机器人直肠切除术的经验，我们可以推断，在术者完成学习曲线并取得更多的经验之后，其手术时间将会显著缩短。

Antoniou 等[17]还评估了机器人左半结肠和乙状结肠切除术的中转率，结果显示与腹腔镜结肠切除术的早期经验（14%~41%）不同，机器人手术的中转腹腔镜或开腹率明显较低（平均 7.6%）。据报道，导致机器人手术中转的原因有很多，包括技术问题和局部缺血等[17]。有趣的是，尽管机器人系统在大范围的操作方面存在固有的局限性，但在报道的 105 例手术中仅出现了 1 例器械无法到达并游离脾曲的情况。在之前的直肠切除术中，我们已经掌握了多种使器械到达所需位置的方法，这些经验将会有助于之后结肠切除术的开展[11, 17, 21]。

初步研究表明，与腹腔镜手术相比，机器人手术在手术效果和短期结局方面可能没有显著差异。这些结果的解释较为困难，因为机器人结肠切除术在文献中常常被汇总报道（包括差异明显的右半、左半及横结肠切除术等）；然而一些研究仍显示，机器人手术在术中失血、肠功能恢复、住院时间和并发症发生率方面与腹腔镜手术相比没有显著差异[8, 10, 22]。有两项关于机器人左半结肠和乙状结肠切除术（将两者单独分析）的研究显示，术中失血、肠功能恢复、住院时间与腹腔镜手术相比没有显著差异[16, 23]。在一项非随机临床试验中，180 例连续入组、接受机器人或腹腔镜乙状结肠切除术的患者，在术后均未出现死亡，其并发症发生率和再次入院率也无显著差异。但值得注意的是，研究人员特别指出了机器人组比腹腔镜组患者在肠功能恢复和住院时间上均缩短了 1d，具有显著的统计学差异，尽管其临床意义可能很小[6]。

对于恶性肿瘤患者，接受机器人手术可能比腹腔镜手术具有更好的肿瘤学预后。在回顾有关机器人结肠切除术的研究时，Fung 和 Aly[24]发现机器人结肠切除术的中位淋巴结清扫数为 22.2 个，明显高于多孔腹腔镜结肠切除术的结果（14.8 个），作者认为这与可视化程度的提高和腕状器械灵活性的增强有关，这些特点有助于更彻底和更广泛地淋巴清扫，但是否会因此提高患者的生存率或改变治疗的结局仍有待确定。到本书出版为止，只有 1 项相关的研究显示，对于接受了机器人或腹腔镜乙状结肠切除术的结肠癌患者而言，在其 3 年总生存期和无病生存期方面，未见显著的统计学差异[6]。显然，关于机器人结肠切除术的研究仍然有限，我们对分析结果的理解同样也不完整。未来还需要进行更多的随机对照试验，以明确相关风险和机器人技术的潜在益处。

11.6 总 结

在本章中，我们依次探讨了如何进行机器人左半结肠切除和乙状结肠切除术，并提出相关的注意事项，包括：Trocar 定位，机械臂对接位置，以及结肠脾曲的游离等；同时回顾了体内与体外切除吻合的各种选择。术前需特别注意患者的身体情况和病变的位置，它们可能会对手术的整个过程产生很大影响。最后，我们回顾了有限的关于机器人左半结肠和乙状结肠切除术的相关研究，结果表明患者的受益可能来源于手术的微创性，因为患者术后胃肠功能恢复更快，恢复时间更短，但并未证明机器人手术明显优于腹腔镜手术。在此，我们希望通过提供有关机器人手术的更多信息，使更多的外科医生能够熟悉该技术的基本方法，并在将来进一步明确机器人结直肠手术的优越性。

11.7 要 点

• 机器人左半或乙状结肠切除术与腹腔镜左半或乙状结肠切除术在手术步骤和技术方面类似，仅在手术设备、系统安装和学习曲线等方面有所不同。

• Trocar 的定位和设备对接对避免术中机械臂碰撞、提高手术效率至关重要。

• 床旁助手在机器人手术中的作用比想象中更加重要，应确保他们对整个手术过程有深入的了解。

• 要成功完成一个涉及腹腔各部位的手术，比如左半或乙状结肠切除和脾区游离，可能需要采取联合或多次对接的技术。

• 要有应对突发紧急情况的计划和措施。

参考文献

[1] Weber PA, Merola S, Wasielewski A, et al. Telerobotic-assisted laparoscopic right and sigmoid colectomies for benign disease. Dis Colon Rectum, 2002, 45(12): 1689-1694, discussion 95-96.

[2] Peterson CY, Weiser MR. Robotic colorectal surgery. J Gastrointest Surg, 2014, 18(2): 398-403.

[3] Baek SK, Carmichael JC, Pigazzi A. Robotic surgery: colon and rectum. Cancer J, 2013, 19(2): 140-146.

[4] Yang Y, Wang F, Zhang P, et al. Robot-assisted versus conventional laparoscopic surgery for colorectal disease, focusing on rectal cancer: a meta-analysis. Ann Surg Oncol, 2011, 19(12): 3727-3736.

[5] Parra-Davila E, Ramamoorthy S. Lap colectomy and robotics for colon cancer. Surg Oncol Clin N Am, 2013, 22(1): 143-151, vii.

[6] Lim DR, Min BS, Kim MS, et al. Robotic versus laparoscopic anterior resection of sigmoid colon cancer: comparative study of long-term oncologic outcomes. Surg Endosc, 2013, 27(4): 1379-1385.

[7] Neme RM, Schraibman V, Okazaki S, et al. Deep infiltrating colorectal endometriosis treated with robotic-assisted recto-sigmoidectomy. JSLS, 2013, 17(2): 227-234.

[8] Delaney CP, Lynch AC, Senagore AJ, et al. Comparison of robotically performed and traditional laparoscopic colorectal surgery. Dis Colon Rectum,

2003, 46(12): 1633-1639.

[9] Huettner F, Pacheco PE, Doubet JL, et al. One hundred and two consecutive robotic-assisted minimally invasive colectomies—an outcome and technical update. J Gastrointest Surg, 2011, 15(7): 1195-1204.

[10] Spinoglio G, Summa M, Priora F, et al. Robotic colorectal surgery: first 50 cases experience. Dis Colon Rectum, 2008, 51(11): 1627-1632.

[11] Luca F, Cenciarelli S, Valvo M, et al. Full robotic left colon and rectal cancer resection: technique and early outcome. Ann Surg Oncol, 2009, 16(5): 1274-1278.

[12] deSouza AL, Prasad LM, Marecik SJ, et al. Total mesorectal excision for rectal cancer: the potential advantage of robotic assistance. Dis Colon Rectum, 2010, 53(12): 1611-1617.

[13] Scarpinata R, Aly EH. Does robotic rectal cancer surgery offer improved early postoperative outcomes. Dis Colon Rectum, 2013, 56(2): 253-262.

[14] Bae SU, Baek SJ, Hur H, et al. Intraoperative near infrared fl uorescence imaging in robotic low anterior resection: Three case reports. Yonsei Med J, 2013, 54(4): 1066-1069.

[15] Jafari MD, Lee KH, Halabi WJ, et al. The use of indocyanine green fluorescence to assess anastomotic perfusion during robotic assisted laparoscopic rectal surgery. Surg Endosc, 2013, 27(8): 3003-3008.

[16] Rawlings AL, Woodland JH, Vegunta RK, et al. Robotic versus laparoscopic colectomy. Surg Endosc, 2007, 21(10): 1701-1708.

[17] Antoniou SA, Antoniou GA, Koch OO, et al. Robot-assisted laparoscopic surgery of the colon and rectum. Surg Endosc, 2011, 26(1): 1-11.

[18] Bokhari MB, Patel CB, Ramos-Valadez DI, et al. Learning curve for robotic-assisted laparoscopic colorectal surgery. Surg Endosc, 2011, 25(3): 855-860.

[19] Sng KK, Hara M, Shin JW, et al. The multiphasic learning curve for robot-assisted rectal surgery. Surg Endosc, 2013, 27(9): 3297-3307.

[20] Jimenez-Rodriguez RM, Diaz-Pavon JM, de la Portilla de Juan F, et al. Learning curve for robotic-assisted laparoscopic rectal cancer surgery. Int J Colorectal Dis, 2013, 28(6): 815-821.

[21] Obias V, Sanchez C, Nam A, et al. Totally robotic single-position 'fl ip' arm technique for splenic flexure mobilizations and low anterior resections. Int J Med Robot, 2011, 7(2): 123-126.

[22] D'Annibale A, Morpurgo E, Fiscon V, et al. Robotic and laparoscopic surgery for treatment of colorectal diseases. Dis Colon Rectum, 2004, 47(12): 2162-2168.

[23] Deutsch GB, Sathyanarayana SA, Gunabushanam V, et al. Robotic vs lapa-roscopic colorectal surgery: an institutional experience. Surg Endosc, 2011, 26(4): 956-963.

[24] Fung AK, Aly EH. Robotic colonic surgery: is it advisable to commence a new learning curve. Dis Colon Rectum, 2013, 56(6): 786-796.

第12章 机器人辅助经腹全结肠切除术

Cristina R. Harnsberger, Luis Carlos Cajas-Monson,
Seung Yeop Oh, Sonia Ramamoorthy

摘要：对于适合微创手术的患者，机器人辅助全结肠切除术（total abdominal colectomy，TAC）已被证明是安全有效的。目前大多数机器人手术采用的是多次对接的技术。然而，借助3个机械臂、1个摄像头和1个辅助孔的单次对接技术也是可行的，且在术中无须变换患者的体位。我们发现，单次对接技术可以明显提高机器人辅助全结肠切除术的手术效率。

关键词：机器人辅助；全结肠切除术；微创手术；机器人手术；单次对接技术

12.1 引 言

目前，微创结直肠手术已经越来越流行。与开腹手术相比，其优势主要包括：术后疼痛减少、住院时间缩短、腹腔粘连减少等，而术中失血量、切除范围、吻合口漏发生率和淋巴结清扫数目等方面与开腹手术基本一致[1-8]。尽管具备上述优势，但该技术的广泛推广仍受到限制。根据美国国家数据库的报告，仅有30%~40%的结肠切除术是使用腹腔镜完成的。腹腔镜手术的技术局限性是造成该方法难以广泛应用的主要原因之一，其局限性主要包括：缺少景深的2D图像，灵活性差的细长器械，比开腹手术更小的自由度，摄像头缺乏良好的活动性，难以到达腹腔的各个部位，以及在盆腔等狭小空间内操作困难等。

机器人结直肠手术的概念最早在2011年提出。与传统手术相比，机器人手术的优势在于能够克服许多腹腔镜手术的技术局限性，包括3D成像、可供稳定牵引的第3只机械臂、精细动作的投射、灵活性更强的器械、术者对摄像头及数个机械臂的自主控制、单切口、能量设备和吻合切割器械集中在同一个系统平台等[9, 10]。机器人系统的器械可多方位活动，包括进/出、上/下、左/右、旋转、抓持，以

Electronic supplementary material: This chapter contains video segments that can be found on the following DOI: 10.1007/978-3-319-09120-4_12

C. R. Harnsberger, M.D.
Department of Surgery, University of California,
San Diego, CA, USA

L. C. Cajas-Monson, M.D., M.P.H. • S. Ramamoorthy,
M.D., F.A.C.S., F.A.S.C.R.S. (✉)
Department of General Surgery, UC San Diego
Health System, San Diego, CA, USA
e-mail: sramamoorthy@mail.ucsd.edu

S. Y. Oh, M.D.
Department of Surgery, Ajou University School
of Medicine, Suwon, South Korea

© Springer International Publishing Switzerland 2015
H. Ross et al. (eds.), *Robotic Approaches to Colorectal Surgery*,
DOI 10.1007/978-3-319-09120-4_12

及器械尖端的上 / 下、左 / 右等[11]。

自首例机器人手术开展以来，目前已有很多研究对比了机器人和腹腔镜手术的优势[10]。尽管理论上机器人手术具有明显的优势，但各种研究的结果却并没有显示出两种技术在患者预后方面有任何不同。与此同时，有研究显示了机器人手术在手术费用和手术时间等方面与腹腔镜手术具有显著的统计学差异[1-8]。

一项研究结果表明，与腹腔镜手术相比，机器人手术患者的术后梗阻发生率更低，术后住院时间更短[9]。而随着机器人手术经验的积累，手术时间会明显缩短，患者的预后也会明显改善[6]。此外，和其他新技术一样，机器人手术的花费也可能随着时间逐渐降低。

本章主要阐述了机器人辅助全结肠切除术的基本程序。一种方式是改变机器人的位置以便对腹腔内各部位进行解剖游离，称为多次对接技术；另一种方式则不需要拆卸并重新连接机器人，称为单次对接技术，也是我们主要采用的手术方式。

12.2 机器人辅助全结肠切除术的适应证

机器人辅助全结肠切除术的适应证可大致分为两类：原发性病变和继发性病变[12]。前者包括结肠的多发性腺瘤，大多为遗传性家族性腺瘤息肉病（familial adenomatous polyposis, FAP），恶变率几乎为 100%，因此需要接受全结肠切除术。此外，遗传性非息肉性结直肠癌（hereditary nonpolyposis colorectal cancer, HNPCC）或 Lynch 综合征等也需要行全结肠切除术，因为如果只行部分切除术则有再发结肠癌的风险[13]。

还有一类适合全结肠切除术的继发性病变，包括炎症性肠病（inflammatory bowel disease, IBD），假膜性结肠炎，肠动力障碍，伴有血便的药物难治性溃疡性结肠炎，以及有症状或异型增生的慢性溃疡性结肠炎。此外，

尽管没有明确定义保留结肠的指征，但对于伴有节段性病变的难治性克罗恩病也应考虑全结肠切除术[14, 15]。艰难梭状芽孢杆菌感染引起的假膜性结肠炎在发生耐药或中毒性巨结肠时也应行全结肠切除术。此外，因结肠平滑肌功能障碍导致的结肠功能紊乱，如难治性结肠无力等也需考虑行全结肠切除术[16]。

上述患者必须首先满足微创手术的指征，才能行机器人辅助全结肠切除术。如果有结肠穿孔或严重感染等紧急情况，则不能接受微创手术治疗。此外，虽然对肥胖患者行微创手术时中转开腹率较高，但肥胖并不是微创手术的禁忌证[17]。

12.3 多次对接技术

12.3.1 背 景

早期机器人手术的局限之一是对接机器人的时间较长。然而，随着经验的积累，很多机器人手术团队在对接机器人时所用的时间已经大大缩短，但如果在手术过程中需要拆卸并重新对接则又会延长手术时间，特别是在必须对腹腔多个部位进行解剖时。众所周知，成功实施全结肠切除术的前提是充分解剖游离整个腹腔及盆腔。下文我们将概括性地介绍多次对接技术，通过调整患者和机器人的位置，最大限度地减少重新对接的次数，从而缩短手术时间。

12.3.2 患者的准备和体位的摆放

接受全结肠切除术的患者必须完善常规的术前准备，如果计划实施回肠造瘘，则需要请专业的造口护理师进行会诊。其他的术前准备与腹腔镜结肠切除术基本一致。患者一般采用改良截石位以减少对机械臂的干扰，即将大腿放置于腹部水平并分开。手术开始时，使患者处于右侧朝上的头低脚高位。

12.3.3　Trocar 的定位

首先在患者脐部放置 12mm 的摄像头 Trocar，插入内镜进行腹腔探查，排除机器人全结肠切除术的禁忌证。然后放置另外 4 个 8~12mm 的 Trocar 用于插入机械臂，这 4 个 Trocar 在手术中可根据需要进行更换。此外，如有必要，可在脐水平两侧或耻骨上方另外放置 1 个 5mm 的 Trocar。手术开始时，将机械臂系统对接于患者的右上方，摄像头从脐部 Trocar 插入，1 号臂和 2 号臂分别插入右下腹和左上腹的 Trocar。

12.3.4　手术步骤

由降结肠开始解剖，床旁助手可通过左下腹的 Trocar 牵拉回肠末端，从而展开并显露回结肠血管。对回结肠血管进行游离后，在其跨过十二指肠处时用腹腔镜直线切割缝合器离断血管。可牵拉血管和系膜的断端，再用另外两个机械臂钝性分离结肠系膜和 Gerota 筋膜。在此操作时应格外注意不要损伤到右侧的输尿管及生殖性腺血管。由中线游离至外侧的下方，直到将回盲部充分松解，用切割缝合器离断回肠末端。接着向头侧继续解剖，穿过结肠肝曲。此时先不要游离升结肠侧方的组织，以防结肠掉落妨碍视野。可用血管封闭设备或能量器械通过助手 Trocar 将大网膜从横结肠近端离断下来。最后，在 Toldt 筋膜的外侧进行分离，进而完成右侧部分的操作，即可卸下机械臂系统。

接下来改变患者的体位以进行左侧部分的解剖。将患者左侧朝上，保持轻度的头低脚高位。将机械臂系统从左髋部上方对接到患者的左侧，与手术台呈 30°~40° 角。将摄像头插入脐部 Trocar，将 1 号臂插入右下腹 Trocar，2 号臂和 3 号臂分别插入左上腹和右上腹的 Trocar。将单极弯剪和马里兰（Maryland）双极钳安装于 1 号臂，将 Cadiere 钳安装于 2 号和 3 号臂。用 Cadiere 钳将肠系膜下动脉夹起并牵拉，从而打开肠系膜下动脉和主动脉间的层面，通过助手 Trocar 用血管封闭设备或能量

器械将肠系膜下动脉离断。之后，在胰腺下缘水平辨认、解剖并离断肠系膜下静脉。接着将结肠系膜从 Gerota 筋膜上提起，从乙状结肠开始，向头侧方向按之前右侧部分的方法从中线向外侧进行解剖，注意不要损伤右侧输尿管和生殖性腺血管。接着，通过助手 Trocar 用机器人血管封闭设备或能量器械继续经结肠脾曲游离至横结肠，离断胃结肠韧带。此时除直肠外，全部结肠均已游离完毕。

最后一次机器人位置的改变仅涉及机械臂的移动，无须挪动机械臂系统。1 号臂仍保持原位，2 号和 3 号臂分别插入左下腹和左上腹的 Trocar，以便牵拉和解剖直肠。根据标准的全直肠系膜切除术方法按照后方、两侧和前方的顺序进行直肠的游离。当游离至合适的位置时，就可以使用机器人切割缝合器离断直肠。

12.4　单次对接技术

12.4.1　背　景

关于机器人全结肠切除术的研究相对较少，所发表的文献几乎都使用了上述的多次对接技术。由于全结肠切除术在不同部位操作时需采用的患者体位、摄像头角度和机械臂器械均不同，因此，单次对接技术在理论上似乎是不可行的。但是，我们将在下文阐述该技术在机器人全结肠切除术中的应用，并辅以视频说明（视频 12.1）。

12.4.2　患者的准备和体位的摆放

患者在术前通便灌肠，并标记回肠造口的计划位置。患者仰卧呈轻度头低脚高位，双腿分开并稍弯曲。吸引器、电凝器、能量器械和所有的线缆均从患者头侧连接。

12.4.3　Trocar 的定位和机械臂的对接

在右上腹插入气腹针建立气腹，刺孔位置如图 12.1 所示。首先，在左肋下锁骨中线处

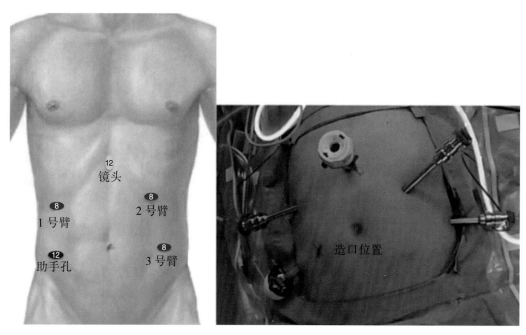

图 12.1　单次对接技术的 Trocar 定位

切开一长约 8mm 的切口，插入 Visiport® 光学 Trocar（随后会将其替换为 8mm Trocar 以连接 2 号臂）。在腹腔镜的观察下将另一个 8mm Trocar 放置在左外侧，大致平行于或稍低于脐部（此 Trocar 稍后将用于连接 3 号臂）。然后在腹腔镜直视下离断镰状韧带，以便能将摄像头 Trocar 放置在剑突下尽量高的位置。

接着将另一个 8mm Trocar 放置于右肋下锁骨中线外侧，并在手术开始时连接 1 号臂。最后将 12mm 的助手 Trocar 放置在右下腹，并尽可能位于髂前上棘偏下位置的外侧，通常避免该 Trocar 与先前标记的回肠造口位置冲突，后者应在助手 Trocar 的内上方。

将机械臂系统从患者的两腿之间对接，并与手术台成一条直线。摄像头机械臂对接于剑突下位置；1 号、2 号和 3 号机械臂分别对接在右肋下、左肋下和左外侧的 Trocar 中（图 12.2）。

12.4.4　手术步骤

用 1 号臂交替使用机器人血管封闭设备和电钩，用 2 号臂使用 Cadiere 钳，用 3 号臂使

用有孔夹钳。对于女性患者，可以临时使用缝线将子宫悬吊至腹壁。确认并游离乙状结肠至直乙交界处，接着可通过助手 Trocar 用腹腔镜直线切割缝合器在直乙交界处离断乙状结肠。

接着游离左半结肠，通过助手 Trocar 用机器人血管封闭设备或能量器械将左结肠动脉（或肠系膜下动脉）离断。继续向结肠脾曲游离，助手将左半结肠向内下方牵拉。结肠脾曲松解后，继续向横结肠中部游离，此时，将脾曲和横结肠牵至骨盆方向，在小网膜囊内靠近胃的一侧离断结肠系膜。

如果松解结肠脾曲后的术野理想，可沿横结肠系膜继续向外侧解剖。或者转向回肠末端，通过助手 Trocar 使用机器人血管封闭设备或能量器械将回结肠动脉离断，助手将右半结肠向内上方牵拉，术者完成回肠末端和升结肠的游离，然后通过助手 Trocar 用腹腔镜切割缝合器离断回肠末端。

最后的步骤为结肠肝区的松解和横结肠解剖的完成，这一点有时较为困难，因为摄像头经常放置在远离中心偏右的位置，所以游离回肠末段和横结肠有助于将结肠推向左侧和盆

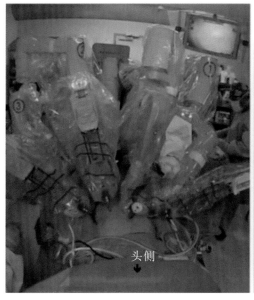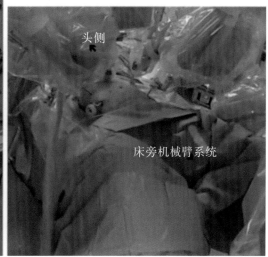

图 12.2 单次对接技术的机械臂对接

腔，以便更好地暴露肝曲。辨认、游离并通过助手 Trocar 使用机器人血管封闭设备或能量器械离断结肠中动脉。另外，肠系膜下静脉或其分支也在此处离断。

12.4.4.1 肠吻合及标本取出

若打算行回肠和直肠的端端吻合，应通过助手 12mm Trocar 将近端回肠的断端拉出腹腔，放入钉砧头后用标准的荷包缝合固定，再将回肠放回腹腔。这一步也可在腹腔内进行。

切除标本可以通过耻骨上横切口、回肠造口处的扩大切口或直肠断端取出。如果通过耻骨上横切口取出标本，则需要进行体外吻合。如果要进行回肠造口术，则可在该部位切开一个足以取出标本的切口。也可以从直肠断端取出标本，先在打开直肠前冲洗直肠残端，而后用机器人弯剪沿着吻合钉将直肠残端剪开，通过这个切口将一个柔软的内镜插入腹腔中，用环形圈套器套住标本的一端（通常是回肠末端），然后在可视的情况下将其拉出腹腔。注意尽可能减少标本和直肠残端的张力，用机械臂器械撑开直肠以便标本的取出。之后，用线性缝合器关闭直肠切缘，并用圆形端端吻合器

以标准方式吻合回肠和直肠。

通过摄像头检查吻合的情况，并行直肠充气试验。最后一步则是根据需要实施回肠造口术。盆腔引流管可通过左外侧的 Trocar 刺孔放置。

12.5 总 结

对于适合微创手术的患者，机器人辅助全结肠切除术已被证明是安全有效的。目前大多数机器人手术采用的是多次对接的技术，但借助 3 个机械臂、1 个摄像头和 1 个辅助孔的单次对接技术也是可行的，且在术中无须变换患者的体位。我们发现，单次对接技术可以明显提高机器人辅助全结肠切除术的手术效率。

参考文献

[1] Buchs NC, et al. Totally robotic right colectomy: a preliminary case series and an overview of the literature. Int J Med Robot, 2011, 7(3): 348-352.

[2] Caputo D, et al. Conversion in mini-invasive colorec-

tal surgery: the effect of timing on short term outcome. Int J Surg, 2014, 12(8): 805-809.

[3] Davis BR, et al. Robotic-assisted versus laparoscopic colectomy: cost and clinical outcomes. JSLS, 2014, 18(2): 211-224.

[4] Park JS, et al. Randomized clinical trial of robot-assisted versus standard laparoscopic right colectomy. Br J Surg, 2011, 99(9): 1219-1226.

[5] Shin JY. Comparison of short-term surgical outcomes between a robotic colectomy and a laparoscopic colectomy during early experience. J Korean Soc Coloproctol, 2011, 28(1): 19-26.

[6] Juo YY, et al. Is minimally invasive colon resection better than traditional approaches: first comprehensive national examination with propensity score matching. JAMA Surg, 2014, 149(2): 177-184.

[7] Kim CW, Kim CH, Baik SH. Outcomes of robotic- assisted colorectal surgery compared with laparoscopicand open surgery: a systematic review. J Gastrointest Surg, 2014, 18(4): 816-830.

[8] Zeng WG, Zhou ZX. Mini-invasive surgery for colorectal cancer. Chin J Cancer, 2014, 33(6): 277-284.

[9] Casillas Jr MA, et al. Improved perioperative and short-term outcomes of robotic versus conventional laparoscopic colorectal operations. Am J Surg, 2014, 208(1): 33-40.

[10] Rawlings AL, et al. Robotic versus laparoscopic colectomy. Surg Endosc, 2007, 21(10): 1701-1708.

[11] Huettner F, et al. One hundred and two consecutive robotic-assisted minimally invasive colectomies—an outcome and technical update. J Gastrointest Surg, 2011, 15(7): 1195-1204.

[12] Rankin FW. Total colectomy: its indications and technique. Ann Surg, 1931, 94(4): 677-704.

[13] Stupart DA, et al. Surgery for colonic cancer in HNPCC: total vs segmental colectomy. Colorectal Dis, 2011, 13(12): 1395-1399.

[14] Guy TS, Williams NN, Rosato EF. Crohn's disease of the colon. Surg Clin North Am, 2001, 81(1): 159-168, ix.

[15] Tekkis PP, et al. A comparison of segmental vs subtotal/total colectomy for colonic Crohn's disease: a meta-analysis. Colorectal Dis, 2006, 8(2): 82-90.

[16] Pinedo G, et al. Laparoscopic total colectomy for colonic inertia: surgical and functional results. Surg Endosc, 2009, 23(1): 62-65.

[17] Delaney CP, et al. Is laparoscopic colectomy applicable to patients with body mass index >30. A case-matched comparative study with open colectomy. Dis Colon Rectum, 2005, 48(5): 975-981.

第13章 机器人直肠低位前切除术

Amit Merchea, David W. Larson

> **摘要**：机器人在直肠切除术中的应用越来越广泛。相较传统的腹腔镜手术，机器人具有许多优势。机器人的盆腔清扫术有较高的技术要求。擅长在腹腔镜下实施盆腔手术的外科医生可能更容易感受到机器人所带来的优势。
>
> 总的来说，机器人增强了人体工程学和盆腔内的三维高清视野，这将会转化为技术和功能上的优势。这一章我们将阐述联合或独立机器人技术在直肠切除术（低位前切除、结肠肛管吻合和腹－会阴联合切除）中的应用。
>
> **关键词**：机器人；直肠切除术；低位前切除；结肠肛管吻合；腹－会阴联合切除

13.1 引 言

机器人手术具有许多优势，并且符合国际上复杂手术日益微创化的趋势。选择合适的患者是机器人手术成功的一个重要因素，尤其是对那些初学机器人手术的外科医生来说，这一点更为重要。复杂盆腔手术的学习曲线陡峭而漫长，如果外科医生在首次使用机器人之前熟练掌握更多的传统腹腔镜技术，那么他的学习曲线则可能显著缩短[1]。与腹腔镜技术相比，机器人实施手术时中转开腹率较低，且切缘阳性率没有差异[2]。然而，最新的研究也显示机器人与腹腔镜技术相比并无显著的临床或肿瘤学优势[3]。

机器人平台可用于良恶性盆腔疾病的手术治疗。我们在日常诊疗中通过联合快速康复路径（enhanced recovery pathway, ERP）与机器人手术，将这种微创方法与最佳实践结合在一起。与 ERP 一样，因为缺乏足够的数据支持，应避免使用口服药物进行机械肠道准备[4]。快速康复路径包括多模式的围手术期处理方案，目的是使患者在术中维持较为正常的生理状态、减少术后疼痛和恶心、限制补液量和恢复正常饮食[5-7]。

Electronic supplementary material: This chapter contains video segments that can be found on the following DOI: 10.1007/978-3-319-09120-4_13

A. Merchea, M.D.
Section of Colon and Rectal Surgery, Mayo Clinic, Jacksonville, FL, USA

D. W. Larson, M.D., M.B.A. (✉)
Division of Colon and Rectal Surgery, Mayo Clinic, 200 First Street SW, Rochester, MN 55905, USA
e-mail: larson.david2@mayo.edu

© Springer International Publishing Switzerland 2015
H. Ross et al. (eds.), *Robotic Approaches to Colorectal Surgery*,
DOI 10.1007/978-3-319-09120-4_13

13.2　手术技巧（视频 13.1）

13.2.1　患者和机器人的摆放

　　机器人最终的对接位置取决于手术方式。对于接受直肠切除术的患者，我们选择改良截石位以更好地暴露会阴部位。此外，机器人平台的型号决定了自身在这个位置的灵活性与否。新的 da Vinci Xi 型比原来的 S 和 Si 平台更先进，它可以在所有方向进行操作而无须重新摆位（图 13.1A、B）。

　　手术方式分为完全机器人或联合机器人手术。联合机器人手术时，需要在对接机器人之前结扎结直肠血管并游离结肠。完全机器人手术时，血管的结扎，结直肠的游离都完全由机器人来完成。

　　联合手术在对接机器人前，患者的体位可以随时调整。当使用腹腔镜完成游离后，患者摆头低脚高位，水平或向右稍倾斜。当进行非重建手术时，机器人可置于患者双腿之间以便

盆腔内操作。重建手术中需要暴露会阴部，因此机器人可置于左侧臀部的上方。当完全机器人手术时，患者呈头低脚高位并向右下倾斜，将机器人置于左侧臀部上方。结肠、脾曲和盆腔的充分暴露非常重要，因为机器人固定后手术台将不能再重新调整。如果头低脚高位太陡将有碍脾曲和横结肠的暴露，过于向右倾斜将有碍盆腔的暴露。这种情况下，机器人的机械臂可能长度不够，手术床需要适当调整，机械臂也需要重新摆放。

13.2.2　Trocar 的定位

　　可以使用许多方法完成腹壁穿刺。我们更倾向于选择一种改良的开放技术，即 OPTIVIEW® Trocar（Ethicon Endo-Surgery, Inc.），将其在直视下置于脐上正中线处。

　　OPTIVIEW® Trocar 尤其适合那些传统开放手术较难获得良好视野的肥胖患者。理想情况下，30° 内镜距离目标部位大约 15cm，呈 –30° 角。以往 S 和 Si 平台的工作臂设置在摄像头的锥区之外，这个区域也正是目标

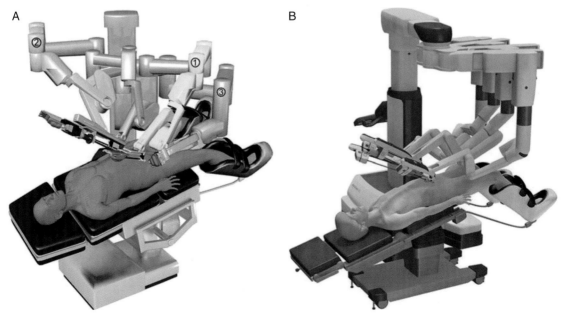

图 13.1　图示为较新的达芬奇 Xi 系统（A）和以前的（B）机器人系统。Xi 手术平台在机械臂摆位方面有更好的灵活性，并且可以在不重新摆位的情况下实现腹部所有象限的手术操作（授权来自 IntuitiveSurgical, Sunnyvale, CA.）

部位的视野范围。建立气腹后需要额外放置 Trocar，以确保使用 S 和 Si 平台时各穿刺孔之间的距离保持在 8~10cm，使用 Xi 平台时，各穿刺孔之间的距离保持在 6~8cm，以避免外部或内部的碰撞。

在联合机器人手术时我们通常设置 4 个另加 Trocar（图 13.2A）。机器人 Trocar 分别设置在下腹部左右侧（分别为 1 号和 2 号机械臂），大约在锁骨正中线上。另一个机器人 Trocar（3 号机械臂）设置在左侧腹部，位于髂前上棘和 2 号机械臂的头侧。一个 5mm Trocar（辅助孔）放置在右上象限。

完全机器人手术的 Trocar 位置略有不同，而进入腹腔的位置和方式与前文所述一致。机器人器械孔（1 号和 2 号机械臂）设置在相同的位置。机器人 Trocar（3 号机械臂）设置在左侧腹部、髂前上棘的上方。一个 Trocar（为 3 号机械臂的设置）位于右上象限腹正中线右侧——这个位置是为了更好地解剖脾曲。机器人应该置于患者左侧臀部的上方，摄像臂的中线跨过髂前上棘。摄像臂的最远端和穿刺孔应该位于患者的脊柱线上。重要的是，1 号机械臂和摄像

头不应在同一方向对准左半结肠和脾曲，因为这个位置会妨碍活动和解剖（图 13.2B）。

需要考虑的问题包括到目标部位的距离，以及盆腔侧壁和骶骨岬阻碍手术解剖的可能性。比如，单极剪刀 57cm 长，其中包括从远端中心到尖端 27cm 的工作长度。Trocar 位置太靠近头侧对躯干较长的患者来说，会使骶前至盆底处的解剖变得较为困难。同样在解剖骶前区域时，骶骨岬影响操作的角度。最后，Trocar 位置太靠近侧壁（尤其是男性患者）会使低位盆腔的解剖变得困难，因为可能会碰撞盆腔侧壁。

13.2.3 手术技巧

13.2.3.1 第一步：初始暴露

将网膜翻起，越过横结肠覆盖于肝脏表面，将盆腔内的小肠拨向右上腹部。对于女性患者，有时需要通过悬吊子宫来获得盆腔深部的理想视野。我们利用缝线经腹在子宫前或直接通过子宫底缠绕圆韧带来悬吊子宫。另外，可以经阴道放置举宫器来悬吊子宫和阴道，将其和直肠分离，以便在直肠阴道间隔内进行解剖。

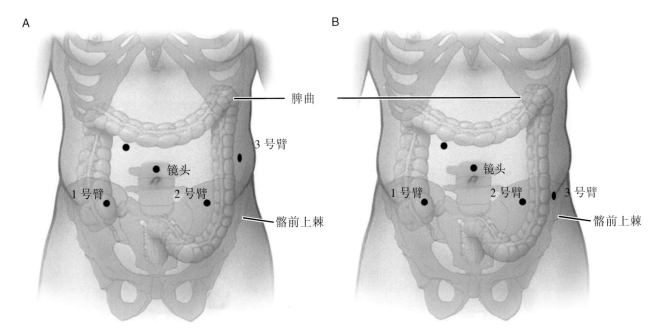

图 13.2 A. 联合机器人手术的 Trocar 位置。B. 完全机器人手术的 Trocar 位置（授权来自 Intuitive Surgical, Sunnyvale, CA.）

13.2.3.2 第二步：肠系膜下动脉和肠系膜下静脉的解剖

根据所需结肠的长度，血管结扎可能包括肠系膜下动脉（IMA），左结肠动脉近端或远端，以及肠系膜下静脉（IMV）等各种组合。无论这一特殊部分的操作是由传统腹腔镜还是由机器人完成，手术的原则相同。如果由腹腔镜完成，患者采用较陡的头低脚高位；助手钳夹直乙交界处将直肠牵拉出盆腔。如果是机器人完成，单极弯剪连于1号机械臂（右下腹），有孔的双极钳连于2号机械臂（左下腹），双孔的无损伤肠管抓钳连于3号机械臂（左侧腹部）。使用3号机械臂抓直乙交界处，将直肠近端从盆腔牵拉出来。或者让助手抓住这个部位，用3号机械臂抓直肠远端以提供更大的张力，使结肠和直肠的系膜紧张。关键在于，以这种方式牵拉上段直肠，可以展开右侧盆腔沟覆盖的腹膜并暴露直肠上动脉，从而区分血管和骶骨岬，接着利用电刀切开直肠右侧和骶尾部的腹膜，将骶前间隙充分暴露（图13.3A、B）。

沿着直肠系膜后方向头侧解剖至肠系膜下动脉（图13.4A），注意不要破坏直肠的固有筋膜，避免损伤上腹下神经。肠系膜下动脉周围神经丛的损伤可能导致射精和（或）膀胱功能障碍。当直接在直肠上动脉以下和腹膜后筋膜平面上进行切除手术时，应该在骨盆入口略上的位置寻找左侧输尿管和性腺导管。

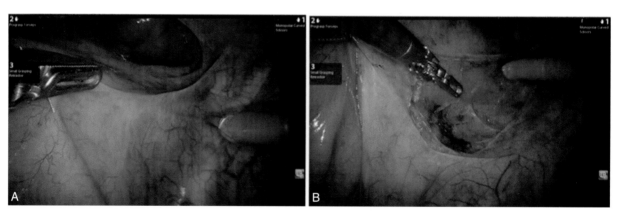

图13.3　A、B.骨盆视野。使用3号机械臂将直肠向头侧牵拉并偏向左侧。直肠必须拉高以展开腹膜和向前提起直肠上动脉以便从骶骨岬分离血管。使用电刀切开直肠右侧和骶尾部的腹膜

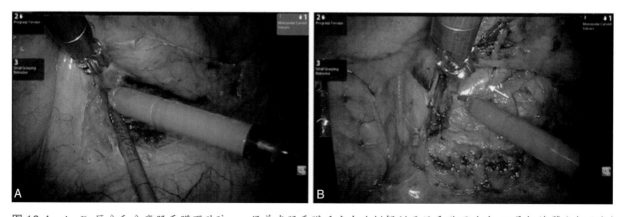

图13.4　A、B.区分和分离肠系膜下动脉——沿着直肠系膜后方向头侧解剖至肠系膜下动脉。2号机械臂（左下腹）放置于血管丛和直肠系膜后方，向前牵拉。助手可以使用腹腔镜抓钳或吸引器来牵拉对侧协助解剖。血管从腹膜后间隙拉起，性腺导管和输尿管（白色箭头所示）应该在此处区分开来，它们略高于骨盆边缘，位于肠系膜下动脉的后外侧

由于解剖仍在这个平面，将血管从腹膜后间隙拉起时，输尿管和性腺导管很容易保持在腹膜后间隙，以及直肠系膜下动脉的后面和侧面（图 13.4 B）。

虽然没有证据显示肠系膜下动脉的高位结扎相较于低位结扎有明显的肿瘤学优势，但我们仍选择在动脉根部结扎以获取更多的剩余系膜，以备较低位的盆腔吻合并减少张力[8]。一旦游离了肠系膜下动脉的根部，便使用 5mm 钝尖 LigaSure（Covidien Surgical Solutions, Mansfield, MA）血管夹或达芬奇 EndoWrist® One™ 血管夹（Intuitive Surgical Inc., Sunnyvale, CA）进行血管结扎（图 13.5）。其他的结扎方法包括使用腔镜下的切割缝合器、夹子或缝合。随后，可以从近端和侧面提起腹膜后间隙的结肠系膜。如果找到准确的层面，术者便可非常顺利地游离系膜。游离的范围应高于胰腺下缘，并向外到达肾前筋膜的区域。结肠系膜可以在十二指肠水平离断，包括肠系膜下静脉，但如果无法通过此法分离至肠系膜下静脉，可以在游离脾曲之前将其结扎切断。

另一种联合技术用于肠系膜下静脉的结扎：将患者头高脚低位放置，左侧稍高，翻起

大网膜并将横结肠向前、向高处牵拉。明确屈氏韧带位置后，肠系膜下静脉通常可以在十二指肠空肠曲外侧面的结肠系膜内发现。为了通过横结肠系膜进入网膜囊，需打开肠系膜下静脉和十二指肠外侧上方的横结肠系膜，由结肠系膜至网膜囊依次解剖，随后明确胰腺的位置。为给结肠肛管吻合提供足够的长度，肠系膜下静脉通常需要在胰腺下缘分离。这种静脉的内侧入路直达网膜囊的切除，有利于脾曲的游离。在肠系膜下动脉和静脉之间残留的结肠系膜也应被切断。

此处我们常规的做法是将结肠系膜从直肠供血血管处到乙状结肠或降结肠的边缘进行游离，这有助于目标区域血管的完全分离，并对吻合处近端有一个大致的估计。近红外灌注血管造影术（PINPOINT system, Novadaq, Canada）和荧光血管造影成像（FIREFLY, Novadaq, Canada）用于吻合口的血供评估，可以在此时或吻合后进行（图 13.6）[9-11]。一般而言，我们喜欢使用"弹性"更好的降结肠来进行低位前切除术。当肠系膜被分开时，我们不会切断肠管，而是将其作为盆腔解剖时的一个绝佳牵拉点。

13.2.3.3　第三步：内侧至外侧及脾曲的游离

降结肠和乙状结肠的肠系膜和侧壁组织都需要分离。从内侧看，在恰当的血管平面内可以快速而轻松地钝性游离。术中须确保 Toldt

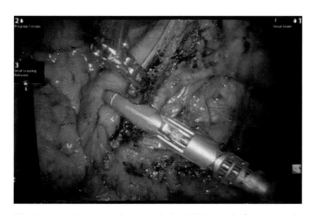

图 13.5　图示为肠系膜下动脉的结扎。术者必须注意结扎时避免夹住腹膜后间隙。结扎前应提起腹膜后的层面，实现结肠系膜内肠系膜下动脉与左结肠动脉之间空间的可视化。3 号机械臂继续将直肠从盆腔内牵出，并将肠系膜下动脉放至近乎垂直的方向。2 号机械臂可以用来抓持覆盖血管的腹膜（如图所示）或血管本身，远离横断位点。注意在结扎时不要使血管张力过大

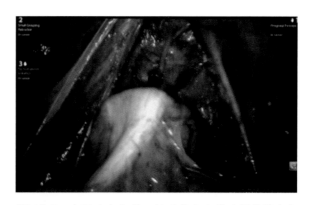

图 13.6　在肠吻合之前，运用荧光血管造影成像来评估大肠的血供情况

筋膜的完整，且腹膜后间隙不被破坏，否则可能损伤腹膜后的组织器官（肾、输尿管和性腺血管等）。当结肠游离至只剩下侧腹膜和脾曲的附着处时，说明已经完整剥离。无须改变位置，可以使用电刀离断这些附着处，或者将机器人摆在解剖盆腔时的位置，患者处于头低脚高位，左侧稍高。在盆腔操作之前，可以快速地将侧腹膜与左结肠和乙状结肠分开，从盆腔的边缘开始直至接近脾曲，然后由内侧到外侧、外侧到内侧进行剥离，将其完全切除。

当松解脾曲时，将使用左下象限的机器人操作孔（1号和2号机械臂）和右上象限的操作孔（3号机械臂）。在1号机械臂上可以放置一个无损伤双孔抓钳，由内侧到外侧、外侧到内侧游离脾曲的过程中，单极弯剪和双孔抓钳可在2号和3号机械臂之间互换。

如果要行腹-会阴联合直肠切除术，则无须结扎肠系膜下静脉，也不需要涉及脾曲。使用血管闭合器将结肠系膜横断至乙状结肠边缘，结肠则由镜下切割缝合器离断。

13.2.3.4　第四步：直肠的解剖

在联合手术中，机器人被放置于两腿间进行非重建手术。如果考虑消化道重建，机器人可能会被放置在左侧臀部上方。3号机械臂（左侧腹部-抓钳）或通过第一助手引导的辅助操作孔，用于抓住直肠并将其拉出盆腔。

1号机械臂（单极弯剪）和2号机械臂（双孔抓钳）解剖肠系膜血管平面。此时我们通常会沿着后方、右侧至尾部逐步进行游离，这种情况下，2号机械臂将直肠牵拉至患者的左侧，1号机械臂进行解剖，且尽可能直达左侧盆腔侧壁，以减少在患者左侧进行的解剖操作（图13.7）。为了完成在直肠左侧的解剖，1号和2号机械臂上的器械可能会被频繁交换。接着进行直肠后壁至远端的解剖，包括使用单极电刀切除系膜侧蒂。如果一支直肠中血管存在于侧蒂内，则不宜使用单极电刀切断，可能需要采用双极电刀或机器人血管闭合器。在侧蒂过于外侧的区域内解剖，可能会损伤勃起神经，进而导致勃起功能障碍。

接下来进行直肠前壁的解剖。3号机械臂用来将肠管送进或拉出盆腔，并在前壁提供适当的张力。助手可在精囊或阴道后壁水平放置一个吸引器或抓钳并向前抬起，以便术者进行游离。在直肠前方的这种对抗牵引可以使游离直达盆腔底部（图13.8）。对于前壁肿瘤患者，我们的解剖平面总是在Denonvilliers筋膜前面。对于后壁肿瘤患者，我们的解剖平面偏向后方。前列腺周围神经丛含有交感神经和副交感神经纤维，在这个阶段容易受到损伤。

在完全机器人手术中，直肠切除的方法基本类似，仍然需要配有一个无损伤抓钳将直肠从盆腔拉出。

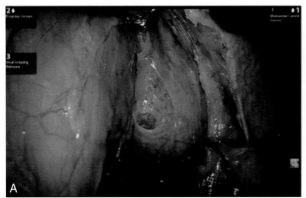
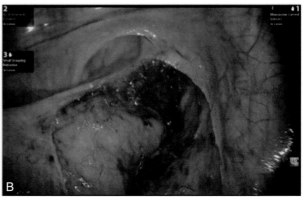

图13.7　A、B. 我们通常沿着后方、右侧开始进行骶骨前的游离，3号机械臂在直肠上保持头侧的牵引力，而在骨盆外，2号机械臂牵拉直肠系膜朝向患者的左侧，同时使用1号机械臂进行解剖。该步骤尽可能直达左侧盆腔侧壁，以减少从患者左侧进行的解剖操作

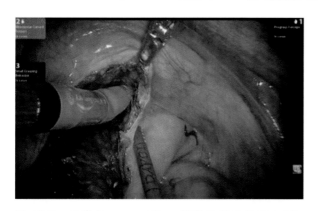

图 13.8　不管在 Denonvilliers 筋膜的前面或后面（取决于肿瘤的位置），将直肠置于后侧和头侧（3 号机械臂）的张力下行前剥离术。1 号机械臂向前牵拉，2 号机械臂控制方向（这些可以互换）。额外的反推可以通过让助手向后（如图所示）或向前牵拉来实现

全直肠系膜切除术在患者的盆底环形完成，并进行结直肠吻合。对于大部分的直肠近端肿瘤，切除时应保留远端至少 5cm 的肠系膜切缘。使用手持或机器人血管关闭器裸化远端的直肠系膜，并准备横断直肠。

13.2.3.5　第五步：吻合技术

腹 – 会阴联合切除术的过程中，机器人以柱状形式将直肠及系膜解剖至盆底。不能暴露直肠末端至直肠系膜之间的裸露区域。此时，我们甚至可以打开盆底肌肉进入坐骨肛门窝，暴露其间的脂肪组织。然后使用开放的方法进行会阴部分的切除，通过会阴切口取出直肠。最后，关闭会阴切口并腹腔充气，通常在左下象限行结肠造瘘。

接受低位直肠肿瘤切除和结肠肛管吻合术的患者，一般在齿状线近端行黏膜切除术。Lone Star 牵开器（Cooper Surgical, Trumbull, CT）通常可在此处提供足够的视野。黏膜切除术在肛门直肠环的上方实施，进入盆腔至尾骨前方。将一根手指插入肛门至盆腔来明确正确的解剖层面，继而使用电刀将直肠游离下来。术者应注意在直肠前壁游离时不要损伤男性尿道或女性阴道。一旦完全游离，直肠可通过肛门取出并在之前确定的降结肠近端横断处离断。现在多应用可吸收缝合线进行单层手缝的

结肠肛管吻合术。

对于接受直肠低位前切除术的患者，一旦直肠系膜游离完毕，可以使用腔内机器人切割缝合器（图 13.9）或经腹壁的小横切口来切断直肠，接着完成肠管的端端吻合。除了直线结直肠吻合术，也可选择结肠 J 型储袋或横向结肠成形术来增加结肠的容量[12, 13]。

回肠预防性造口通常用于低位（低于前腹膜反折）吻合或那些接受了术前放疗的患者。术后 3 个月或者已经完成了所有可能的辅助治疗后可以考虑回肠造口还纳。

13.3　总　结

机器人直肠切除术是安全可行的。有了恰当的术者经验和患者选择，联合腹腔镜 – 机器人或完全机器人手术都可以选择。由于新机器人系统的出现（da Vinci Xi 系统），该微创技术或许可以承担更加复杂的病情和多象限的操作。

13.4　要　点

- 机器人直肠切除术较为复杂且学习曲线更加陡峭。
- 熟悉腹腔镜技术可以提高机器人手术的成功率。

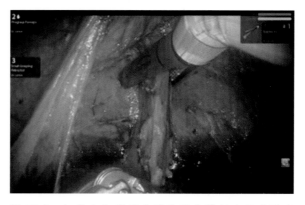

图 13.9　机器人切割缝合器被用来横断直肠（图为LAR）。直肠系膜已经被机器人血管闭合器离断

• 可选择联合或完全机器人的方法。对于直肠切除术，一般单次对接即可满足操作需求。

• 恰当的 Trocar 位置至关重要，可以确保足够的视野，避免腹腔内外的碰撞并使切除更加安全有效。

• 机器人系统可以提供盆腔内更佳的三维成像和高清视野。

参考文献

[1] Park EJ, Kim CW, Cho MS, et al. Multidimensional analyses of the learning curve of robotic low anterior resection for rectal cancer: 3-phase learning process comparison. Surg Endosc, 2014, 28(10): 2821-2831.

[2] Memon S, Heriot AG, Murphy DG, et al. Robotic versus laparoscopic proctectomy for rectal cancer: a meta-analysis. Ann Surg Oncol, 2011, 19(7): 2095-2101.

[3] Park EJ, Cho MS, Baek SJ, et al. Long-term oncologic outcomes of robotic low anterior resection for rectal cancer: a comparative study with laparoscopic surgery. Ann Surg, 2014, 261(1): 129-137.

[4] Guenaga KF, Matos D, Wille-Jorgensen P. Mechanical bowel preparation for elective colorectal surgery. Cochrane Database Syst Rev, 2011, (9): CD001544.

[5] Khreiss W, Huebner M, Cima RR, et al. Improving conventional recovery with enhanced recovery in minimally invasive surgery for rectal cancer. Dis Colon rectum, 2014, 57(5): 557-563.

[6] Lovely JK, Maxson PM, Jacob AK, et al. Case-matched series of enhanced versus standard recovery pathway in minimally invasive colorectal surgery. Br J Surg, 2011, 99(1): 120-126.

[7] Hubner M, Lovely JK, Huebner M, et al. Intrathecal analgesia and restrictive perioperative fl uid management within enhanced recovery pathway: hemodynamic implications. J Am Coll Surg, 2013, 216(6): 1124-1134.

[8] Bonnet S, Berger A, Hentati N, et al. High tie versus low tie vascular ligation of the inferior mesenteric artery in colorectal cancer surgery: impact on the gain in colon length and implications on the feasibility of anastomoses. Dis Colon Rectum, 2011, 55(5): 515-521.

[9] Sherwinter DA. Transanal near-infrared imaging of colorectal anastomotic perfusion. Surg Laparosc Endosc Percutan Techn, 2011, 22(5): 433-436.

[10] Sherwinter DA, Gallagher J, Donkar T. Intra-operative transanal near infrared imaging of colorectal anastomotic perfusion: a feasibility study. Colorectal Dis, 2013, 15(1): 91-96.

[11] Jafari MD, Lee KH, Halabi WJ, et al. The use of indocyanine green fluorescence to assess anastomotic perfusion during robotic assisted laparoscopic rectal surgery. Surg Endosc, 2013, 27(8): 3003-3008.

[12] Biondo S, Frago R, Codina Cazador A, et al. Long-term functional results from a randomized clinical study of transverse coloplasty compared with colon J-pouch after low anterior resection for rectal cancer. Surgery, 2013, 153(3): 383-392.

[13] Heriot AG, Tekkis PP, Constantinides V, et al. Meta-analysis of colonic reservoirs versus straight coloanal anastomosis after anterior resection. Br J Surg, 2006, 93(1): 19-32.

第 14 章　机器人腹 – 会阴联合直肠切除术

Jorge A. Lagares-Garcia, Anthony Firilas, Carlos Martinez Parra, Mary Arnold Long, Raquel Gonzalez Heredia

摘要：机器人在直肠癌中的应用有许多明显的优势，包括放大，可视化、在狭小空间如盆腔中的高度灵敏度等，使得机器人辅助手术是远端直肠癌最佳的选择。现有的文献表明，机器人辅助手术有着和腹腔镜手术一样的短期效果。未来大型的国际前瞻性研究将进一步告诉我们该技术短期和长期的肿瘤学与功能学预后。在本章中，我们将详细阐述如何实施机器人腹 – 会阴联合直肠切除术。选择合适的患者、术前 Trocar 的定位、手术室的准备和紧急情况的协调等都将在文中一一介绍。文献回顾和预后结果均依据最新的临床报道进行描述。

关键词：机器人、直肠癌、腹 – 会阴联合直肠切除术

J. A. Lagares-Garcia, M.D., F.A.C.S.,
F.A.S.C.R.S. (✉)
Division of Colon and Rectal Surgery,
Department of Surgery, Charleston Colorectal
Surgery, Roper Hospital, 125 Doughty Street Suite
280, Charleston, SC, USA
e-mail: Jorge.lagares-garcia@rsfh.com

A. Firilas, M.D.
Roper St Francis Physicians Partners,
Charleston, SC 29403, USA

C. M. Parra, M.D.
Division of General and Transplant Surgery,
University of Illinois at Chicago, Chicago, IL, USA

M. A. Long, A.P.R.N.
Department of Nursing, Roper Hospital,
Charleston, SC, USA

R. G. Heredia, M.D., Ph.D.
Division of General, Minimally Invasive and Robotic
Surgery, University of Illinois at Chicago,
Chicago, IL, USA

© Springer International Publishing Switzerland 2015
H. Ross et al. (eds.), *Robotic Approaches to Colorectal Surgery*,
DOI 10.1007/978-3-319-09120-4_14

14.1　机器人直肠切除术

当前，机器人技术在结直肠手术中广泛开展。尽管最早该技术被认为更适用于单象限区域的操作，但是新的达芬奇 Xi®（Intuitive Surgical Inc., Sunnyvale, CA）平台的开发可能会允许机器人系统在多象限区域的应用，使得脾曲的解剖更加容易。无论哪种操作平台，三维立体可视化的增强、自由度、机械臂的多向旋转，以及在狭小空间内高分辨率的视野都将帮助并加速机器人在临床中的应用。

本章的目的是阐述实施腹 – 会阴联合直肠切除术的详细步骤，包括我们在机器人技术临床应用中总结的各种技巧。

14.2 腹－会阴联合直肠切除术的适应证

机器人辅助腹－会阴联合直肠切除术和许多中低位直肠／肛管或盆腔肿瘤有相似的适应证。在这些疾病中，彻底的肿瘤学切除或预期很差的功能学预后可能会影响患者术后功能的完全恢复，而保留括约肌的手术技术将避免这些问题。

机器人辅助腹－会阴联合直肠切除术最主要的禁忌证是患者生理上无法耐受重要肠管切除带来的压力。在学习曲线早期，适当选择患者可以促进术者熟悉整个手术的步骤和程序。随着经验的积累，相对禁忌证，如腹部或盆腔的既往手术史可能不再妨碍这些直肠疾病患者接受此类微创手术。肠粘连的松解可以使用腹腔镜或机器人操作，这取决于术者和团队的偏好。机器人技术特别适用于局部象限（泌尿外科、妇科）的手术，而新的机器人系统达芬奇 Xi® 平台（Intuitive Surgical Inc., Sunnyvale, CA）可以在不断开器械的前提下进行摄像头和操作孔的交换，并且具备了更纤薄的型材和更符合人体工程学的设备。

腹－会阴联合直肠切除术的适应证主要为：侵犯括约肌的腺癌和复发的鳞状细胞癌；对于炎性肠病的患者，欲保留括约肌功能且骨盆重建较困难时，应用机器人能更好地完成直肠切除术；其他不常见的适应证有骶前区肿瘤侵犯至低位直肠等。

根据我们的经验，除非患者无法耐受全身麻醉，当所有低位直肠或盆腔疾病的患者无法保留括约肌时通常选择机器人手术。如果需要进行盆腔廓清术，应考虑由接受过机器人培训的有经验的泌尿外科专家来实施。

14.3 术前造口标记

永久性的造口将会显著改变患者的个人

认知并造成社交回避。为了使人工造口患者术后积极面对生活，术前的相关教育极为重要。1953 年，Turnbull 发现，为了避免由于不合适的造口位置而引发的术后并发症，术前进行腹部评估十分重要[1]。目前的指南建议，对所有患者应进行术前探视或谈话，以确定造口位置并进行相关教育，必要时患者家属也应参加[2]。

为了在术前明确最佳的造口位置，应在多个体位对患者的腹部进行评估包括：卧位、立位和坐位（图 14.1~14.6）。

该方法将有助于降低术后并发症如储袋渗漏、造口旁皮肤过敏、疼痛、异味，以及患

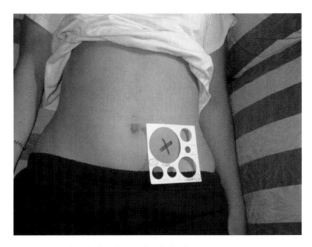

图 14.1 标准仰卧位（图片由 Jane Carmel, MSN, RN, CWOCN 提供）

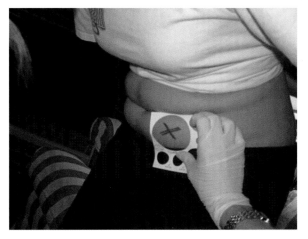

图 14.2 弯腰（图片由 Jane Carmel, MSN, RN, CWOCN 提供）

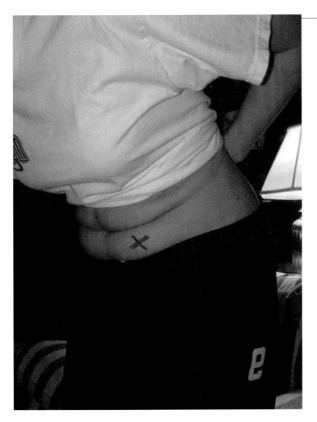

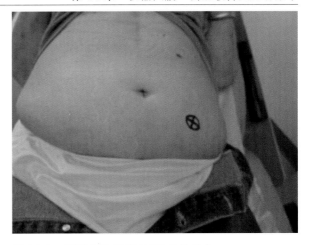

图 14.4　肥胖者的腹部标记（仰卧位）

图 14.3　站立位（图片由 Jane Carmel, MSN, RN, CWOCN 提供）

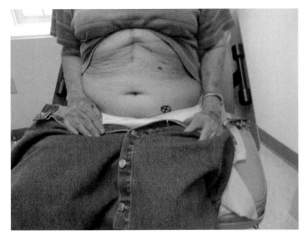

图 14.5　肥胖者的腹部标记（坐位）

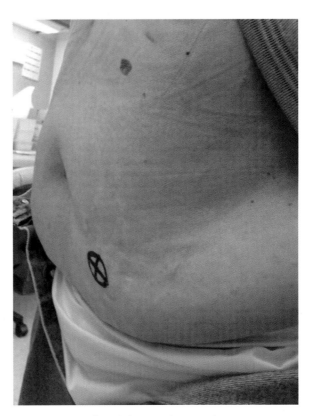

图 14.6　肥胖者的腹部标记（站立位）

者和家人的失落感，这些均有相关文献报道；同时也能增强患者的自主性，获得最佳的功能恢复[3-7]。

重要的是将造口设置在腹直肌间并位于患者的视野之内，应避开任何褶皱、疤痕、皱纹和骨性突起等[8]。美国结直肠外科医师学会

（ARCRS）和伤口造口护理协会（WOCN）的相关推荐请参考表 14.1。

腹 – 会阴联合直肠切除术的造口位置通常位于患者腹部的左下象限，但也要考虑到一些特殊的情况（如坐轮椅或肥胖的患者，其最佳造口位置应该在左上象限，对于那些因职业需

表 14.1　造口标记的关键点

需要考虑的关键点
·定位问题：挛缩，姿势，机动性，例如：轮椅限制、使用代步工具等
·物理因素：大、突出或下垂的腹部，腹部折叠、皱纹、疤痕或缝合线，其他的穿刺孔，腹直肌，腰围，髂嵴，背带，下垂的乳房，视觉感受，灵巧性，疝等
·患者注意事项：诊断、放疗史，年龄，职业
·其他：术者的偏好，患者的意愿，造口或引流的类型，预期粪便稠度
·多个标记点：在不同水平面/线标记粪便和尿的造口位置

表 14.2　造口标记过程

明确整个过程所需的物品和注意事项：
（1）记号笔、手术标记笔、透明薄膜敷料、皮肤保护膜（根据外科医生的偏好和器械耗材政策确定）。
（2）向患者解释标记的过程，鼓励患者的参与和投入。
（3）仔细检查患者的腹壁。患者穿着全部衣服取舒适坐位，脚放于地。观察绑带、支架和造口手术所需的其他器械耗材。
（4）检查患者在不同体位腹部的暴露情况（站立、平躺、端坐和前屈），观察腹壁折痕、凹陷、伤疤、折叠、皮肤肿胀和外形轮廓。
（5）画一个预想的手术切口。在距离手术切口大约2in（1in=2.54cm）的位置选择一个点，可以粘贴一个2~3in的造口皮肤保护膜。
（6）患者仰卧后确认腹直肌，可以让其稍微做一下仰卧起坐（抬头离开床面）从而明确肌肉轮廓。将造口设置在腹直肌间可以防止造口疝形成和（或）脱出。
（7）选择患者可见的区域进行造口，最好在腰线以下方便隐藏造口袋。
（8）如果患者腹部较大，选择最突出的部位；如果非常肥胖，可在上腹部进行造口。
（9）术前在腹部左侧和右侧都做好标记，以便根据术中情况进行调整（可将第一选择标记为1）
（10）用酒精擦洗预标记的位置并晾干，然后用手术标记笔标记所选位置。如果需要，可用透明薄膜敷料覆盖保护。
（11）标记好后，让患者坐着、弯腰和平躺来评估并确认最佳位置。重要的是，确保患者可以看见造口标记点。

要穿专业工具腰带或马甲的患者，应将工具带来以方便术前标记）。

不可擦除标记是推荐的也是最常用的标记方法，它不会留下永久性标记（纹身）或破坏皮肤屏障（划伤）[8]。当为拟行机器人腹-会阴联合直肠切除术的患者标记时，由于没有中线切口，其中一个 Trocar 的穿刺孔可以作为潜在的造口位置；因此，术者和造口护理师的直接沟通很有必要。建议设计好所有穿刺孔，这样即使在因放射性肠炎、药物副作用、梭状芽孢杆菌结肠炎或其他病理变化导致腹泻时，也可令排泄物更顺畅地流入造口袋，从而增加了造口袋的穿戴时间。

14.4　机器人腹-会阴联合直肠切除术的步骤

14.4.1　手术室准备

· 手术室合理的计划和安排将改善手术流程，并实现对空间和资源的充分利用（表14.2）。

—常规将机械臂系统放置于患者左侧，这样可以减少在左髋部对接机械臂的时间。

—手术台可向右倾斜 10°~15°。

· 床旁助理在患者的右侧，因为接口通常位于患者腹部右上象限的上方。一般情况下，器械通过洗手护士传递或放在手术铺巾的储袋内。

14.4.2　患者的体位

· 联合机器人手术时，主刀医生完成腹部手术，之后由另一位术者完成会阴部分。因此，我们将所有的患者置于改良截石位。使用 Allen® Hug-U-Vac® steep trend positioner（Allen Medical Systems,Inc. Acton, MA）来确保患者在手术台上的安全稳定。该固定架可以放置体重高达 500 磅（227kg）的患者，确保机器人

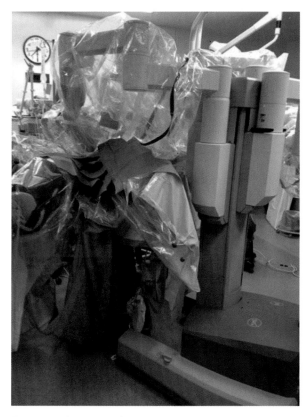

图 14.7　机器人左臀侧的对接

机器人镜头。建立合适的气腹，以便放置其他 Trocar，也可以先在腹部右或左上象限放置一个 Trocar，用于评估可能的腹腔粘连（图 14.8）。

• 在放置其他 Trocar 之前应先评估肿瘤的腹腔转移的情况。

• 1 号 Trocar 可以放置 8mm 或 13mm 的机器人切割缝合器，距脐上 Trocar 至少 10cm，以避免碰撞，最常见的位置是右下腹、右锁骨中线和髂前上棘与脐连线的交汇处。2 号 Trocar（8mm 机器人操作孔）放置于 1 号 Trocar 左锁骨中线的对称位置。然而在大多数情况下，我们常使用由造口专家标记的位置，以便手术结束时实施永久性的结肠造口术。3 号 Trocar 也是一个 8mm 的操作孔，放置于左腋前线和脐水平线的交汇处或近旁。

• 辅助操作孔通常放置在右上象限，通常使用 12mm 的 Trocar。临床上的考虑有两个方面：如果无法使用常见的镜下切割缝合器械来横断近端标本或在器械故障的情况下，我们可

手术中较陡头低脚高位的安全性，其气囊系统通过绑带固定于手术台，在我们中心 300 余例机器人结直肠切除手术中，没有发生过松动的情况。然而也有文献报道了患者整个滑下手术台的事件[9]。

• 对于病态肥胖的患者，我们用松紧带缠绕其胸部和双肩进行固定。

• 麻醉团队通常会在固定前进行"倾斜"试验，以确保适当的通气和评估头低脚高位对患者心血管系统的影响。

14.5　Trocar 的定位

• 作为机器人团队标准化操作的一部分，Trocar 的设置在每一个盆腔深部手术中都基本相同，很少增加其他操作孔。有腹部大手术史的患者可能需要花费一些时间完成腔镜下的粘连松解。对于无手术史的患者，一般直视下于脐上放置标准的 12mm Trocar，并置入 8mm 的

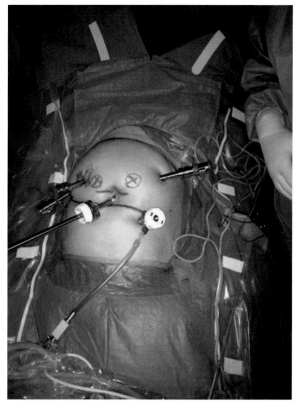

图 14.8　Trocar 的放置和定位

使用为紧急情况配备的10mm电凝闭合装置来处理血管。如果使用1号Trocar放置机器人切割缝合器，则可让第一助手在此处使用5mm的Trocar。

- 常规使用的10mm 0°角镜头可用于所有的盆腔手术。

- 器械的使用：

——1号操作孔：电凝钩或剪刀。

——2号操作孔：Cadiere抓钳或带孔的双极抓钳。

——3号操作孔：肠管抓钳。

14.5.1 床旁机械臂系统的对接

患者摆好体位后，根据一条从左髂前上嵴到右肩部的假想线来对接床旁机械臂系统。我们通常将患者摆放为20°~30°的头低脚高卧位并右倾15°。注意降低手术台至最低以便对接机械臂。在高效的机器人团队中，对接的过程可以在2min内完成。

14.5.1.1 暴露血管蒂和骨盆入口（视频14.1）

- 使用抓钳牵开直乙交界处，助手可使用腔镜肠管夹持器暴露出血管蒂下的右直肠旁沟以便进一步的三角暴露（图14.9）。该操作提供的良好视野将有助于术者充分了解整个盆腔结构。

——使用Cadiere抓钳牵拉血管蒂下组织进行三角暴露，使用电钩钝锐性分离直肠后的系膜间隙。

——识别下腹神经和肠系膜下动脉的分支。

——继续在间隙内由中间至外侧进行游离，识别左髂部的输尿管。一个常见的错误是在寻找输尿管时进入更深的左腹膜后间隙，甚至到达髂内外血管的分叉处。有时在血管蒂的外侧可打开"第二窗口"，通过该窗口多数情况下会显露出下面的输尿管（图14.10、14.11）。

——一旦确定了输尿管的位置，腹膜后间隙向头侧的游离需要更加小心，以避免损伤输尿管和生殖血管。该间隙多呈疏松的网状结构（图14.12），多数情况下使用钝性剥离就可以几乎达到脾曲而无须转动机械臂系统。

——可以使用热凝器械离断血管蒂（图14.13），这时需要：

①连接血管闭合系统的1号臂。

②从右上腹的辅助操作孔使用腔镜热凝器械。

③血管离断后，在肾前筋膜之上进一步游离至结肠旁沟（图14.14）。

——用3号臂抓钳暴露骨盆，这对于后面的游离至关重要。我们倾向于用抓钳从外侧将血管蒂离断后的直肠后间隙撑开。充分使用抓钳将直

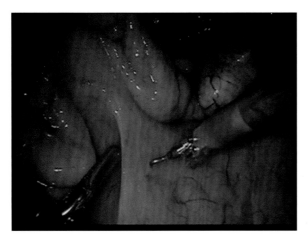

图14.9 三角暴露肠系膜下动脉

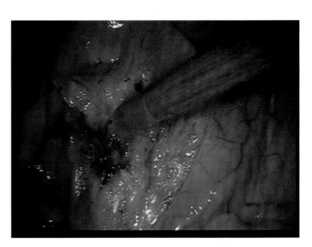

图14.10 通过肠系膜下动脉外侧的"第二窗口"暴露输尿管

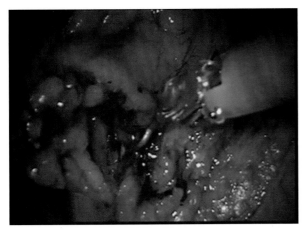

图 14.11　通过肠系膜下动脉外侧的"第二窗口"将输尿管充分暴露

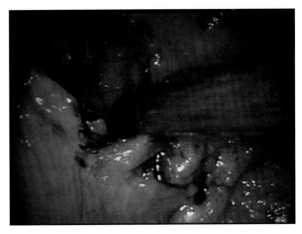

图 14.12　由中线至外侧对结肠进行游离

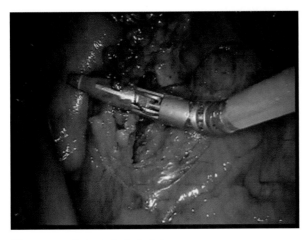

图 14.13　离断肠系膜下动脉

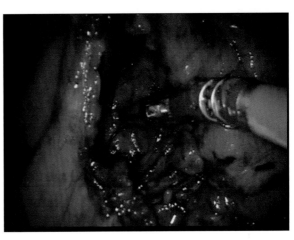

图 14.14　肠系膜下动脉离断后由中线至外侧对结肠进行游离

乙交界向头侧牵拉，在直肠系膜平面充分暴露盆腔入口的疏松结缔组织。注意辨认并保护位于游离平面之下的下腹神经丛（图 14.15）。

14.5.1.2　狭窄骨盆平面的后外侧和前方游离

• 沿着疏松的结缔组织，使用电凝钩或电剪进入盆腔深部，直至肛提肌平面（图 14.16）。虽然在弯曲的深部盆腔内使用 30° 角内镜更容易观察残余的肛尾韧带，但我们仍常常选择直视内镜。这一选择取决于术者，手术医生经常会使用在腹腔镜中已经习惯了的内镜类型。对于更深的平面，有时需要运用 3 号臂将直肠向腹侧牵拉，以暴露后方的系膜结构。

• 完成了上述步骤后，接下来向右侧继续游离系膜。一些术者喜欢使用能量闭合设备，可以避免直肠周的横向血管出血，而其他人则选择使用高功率的热凝器械，也可取得同样的效果。

• 接着将注意力转向直肠的左侧，这时使用 3 号臂将直肠中段推至盆腔右侧暴露术野。在肛管的水平使用电凝进行游离（图 14.17）。

• 当直肠后方及双侧游离后，继而转向前方。将 3 号臂抓钳的尖端分开，顶起直肠上方组织，暴露男性邓氏筋膜或女性直肠阴道隔（图 14.18）。使用电凝来分离此疏松的间隙。如果肿瘤向前侵犯，可进行阴道后壁的切除（图 14.19）。

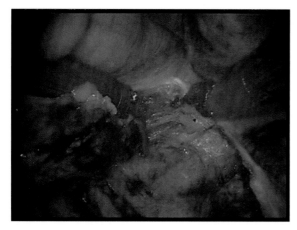

图 14.15 右侧盆腔入口和直肠远端侧方系膜的离断

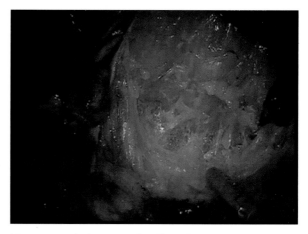

图 14.16 在盆腔入口进行直肠系膜后方的游离

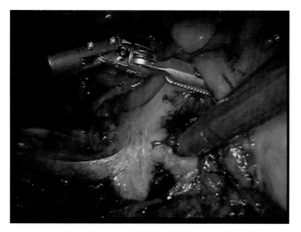

图 14.17 左盆腔入口的三角暴露

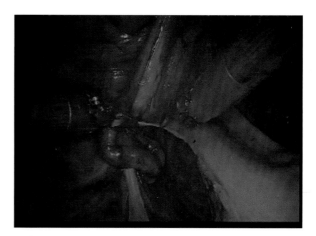

图 14.18 直肠阴道隔的三角暴露

- 游离常常可持续到通过腹部打开会阴皮肤。可以使用腹垫以避免失去气腹。

- 将肠系膜游离后，可以在体内离断乙状结肠（图 14.20）。在此之前，我们常用 10mg 的吲哚菁绿进行荧光显像以评估结肠的血供（图 14.21），如果此区域内可见血流，即可实施肠切除（图 14.22）。

14.5.1.3　体外部分的操作

- 为了减少手术时间，我们通常设置两个术者团队。机器人系统和患者的分离、会阴部操作与永久性结肠造口术是在同一时间完成的。

- 切除标记永久性造口位置的皮肤，游离过程中使用甲状腺拉钩暴露，直到找到腹直肌前鞘。将前鞘打开并分开腹直肌，使用拉钩的

长头暴露腹直肌后鞘。我们一般维持气腹并用内镜来指导助手抓住结肠末端。当缝合的结肠通过造口牵拉出来以后（图 14.23），气腹逐渐缩小，随即完成永久造口。

- 从会阴部皮肤切入，依次游离直肠后壁、双侧壁及前壁，直到与盆底相通。根据我们的经验，经腹已经几乎可到达皮肤层面，因此会阴部只需很少的操作即可完成。

- 使用可吸收缝线逐层关闭手术切口。如果缺陷较大，应考虑整形外科会诊是否行腹直肌皮瓣修补。较小的缺陷可以直接缝合，我们更多选择 4-0 的 PDS 缝线进行皮内缝合，并使用医用胶粘合表皮。

- 术中即进行快速的冰冻病理学检查，以明确肿瘤存在及切缘是否残留。

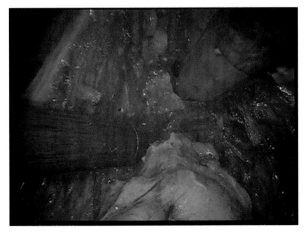

图 14.19 经腹 – 会阴联合切除术的阴道后壁切除

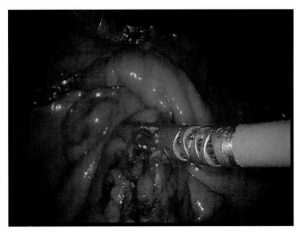

图 14.20 切除系膜后进行乙状结肠近端的离断

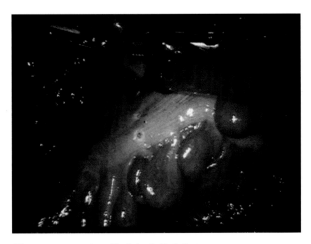

图 14.21 近端肠管的免疫荧光标记

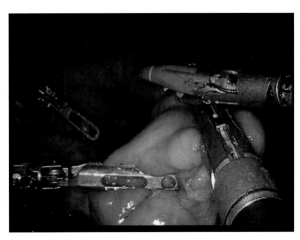

图 14.22 离断近端结肠

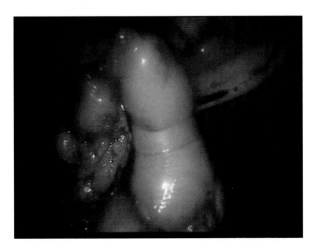

图 14.23 使用切口保护固定牵开器拉出近端结肠

14.5.2 患者的特点和选择

相比其他技术，机器人的使用已被证实在肥胖和超低位肿瘤患者中具有较低的中转开腹率[10, 11]。

我们目前已在所有类型的结直肠切除术中证明了使用机器人技术的可行性，尤其是肥胖患者，他们可能会更多地受益于手术的微创性和较低的中转开腹率。此外，我们最近的数据显示，在 103 例连续抽样的直肠癌手术患者中，体重指数（BMI）大于或小于 $30kg/m^2$ 的患者具有相似的肿瘤学结局。

患者的身高和盆腔解剖深度相关，我们经常把 Trocar 放低以便器械能够到达更深的位置。一旦机械臂系统连接完毕后需要进行更深的操作，使用离合系统可能会推动所有的 Trocar。通常腹－会阴联合切除术不需要游离脾曲，脾曲部分的操作在本书的其他章节有详细的介绍。

14.5.3 机器人器械

最新的达芬奇机器人 Xi 系统（Intuitive Surgical Inc., Sunnyvale, CA）于 2014 年 4 月推出。该系统的机械臂和摄像头可以任意互换。我们暂未使用过该型号，但其他经验丰富的机器人外科医生似乎发现该系统的操作更类似于腹腔镜技术。同时，大范围操作的能力和机械臂系统上部的旋转功能可能使 Xi 系统更适用于结直肠手术。

我们一般使用 EndoWrist®One™ 血管闭合器（Intuitive Surgical Inc., Sunnyvale, CA）完成所有血管离断的操作。该设备可以安全离断直径达 7mm 的血管，同时也可完成良好的抓持和钝性剥离。

当需要离断结肠时，可以使用腔镜或 EndoWrist® 切割缝合器。在盆腔手术中，我们一般使用 1.5mm 的双排钉仓。

目前关于使用 Firefly™（Intuitive Surgical Inc., Sunnyvale, CA）荧光显像来评估结肠血供还存在很多争论。我们的相关数据已经发表，尽管这项研究不是为了评估吻合口瘘的情况；在近 50% 的直肠切除术中，手术切缘比白光标记的更近。我们现将其运用于左半结肠和直肠的切除术中[12-16]。

14.5.4 其他成功的要点和技巧

医疗机构和手术团队的支持和努力是机器人项目成功发展的关键。项目刚开始，需要对每一步操作反复练习，直到所有参与者充分熟悉整个流程。同时，从成本控制的角度出发，需要避免一次性打开所有可用的设备和器械。机器人手术器械的使用、手术推车的设计、器械的成本等，从以上方面与腹腔镜手术做对比分析，有助于决定如何使用缝合器、闭合器和吸引器等。

14.5.5 紧急情况的应对

为了避免紧急情况，剖腹手术器械包应在手术室内常规备用。同时，腹腔镜血管闭合设备在手术室也应备用，以应对机器人无法控制的出血。配备一名固定的助手非常重要；在我们机构，专业助理医师或有资格的第一助手是手术平稳进行的保证，他们每人都至少完成超过 400 例手术，能够预见术者所有的需要和每个步骤接下来的操作。

14.6 机器人腹－会阴联合切除术的临床证据

由于狭小骨盆的限制和肿瘤的大小，直肠癌的微创手术较为复杂，其学习曲线很长；同时机器人手术也有自身的学习曲线，最新的数据为 15~35 例手术。手术的速度取决于团队安装机器人的时间、术者的操作时间和整体的手术进程等[12-15]。医疗机构的总体手术量也依赖于患者的预后，像 Delaney 等报道的一样[16]：经验丰富的医生和大型医院可以显著减少患者的住院时间、花费和并发症。因此，医疗机构对技术的投入和医生的支持非常重要。

Heald 所描述的全直肠系膜切除是标准的手术技术，显著减少了局部复发率[17-19]。随着直肠系膜变薄，该术式的远端操作可能增加直肠穿孔的风险至 22.8%，后者显著增加了局部复发的风险[20-22]。很多医生推荐肛提肌外的切除方法，Marecik 等报道了机器人技术在 5 例完全直肠系膜切除且环周切缘阴性患者中的应用[23]。对于考虑存在环周系膜侵犯或恶性直肠阴道瘘的高危患者，我们已经成功地使用机器人技术达到了干净的环周切缘。

Kim 等报道了 200 例患者的短期肿瘤学结局[24]。研究中肿瘤距肛缘平均 6cm，27% 的患者接受了术前放化疗。186 例患者（93%）保留了肛门括约肌，只有 6.5% 的患者接受了腹 – 会阴联合切除术。在熟练的术者中，机器人手术的总时间平均为 140min（范围 59~367min），控制台前的平均时间为135min。研究同时报道了极低的环周和远端切缘阳性率（2.5% 和 1.5%），且无一例中转开腹。淋巴结清扫的平均数量为 17 个（范围 3~83 个）。肿瘤学随访的平均时间为 29.8 个月，总体复发率为 13.5%（其中 18 例远处转移，7 例局部复发）。5 年总生存率为 92.0%，其中 5 年无病生存率和局部盆腔控制率分别为 81.7% 和95.0%。

回顾早期腹腔镜和机器人手术的数据，COLOR I 临床试验的原始报告显示有 10% 的环周切缘阳性 [25]。Meta 分析显示机器人和腹腔镜技术之间类似的患者切缘阳性率，范围为0~7.5% [11, 26-29]。虽然研究提示术后局部控制率有提高的趋势，但很明显目前的数据仍不够充分，且存在因术者和医疗机构不同产生的偏倚，进一步的研究正在进行患者肿瘤学和功能学结局的评估。

在确定手术切除范围后，需要关闭腹 – 会阴联合切除术的伤口。Musters 等在 meta 分析中比较了传统腹 – 会阴联合切除术与肛提肌外腹 – 会阴联合切除术，当术前未行放疗时，它们的并发症发生率分别为 15.3% 和 14.8%；但如果术前接受了放疗，并发症的发生率可增加1 倍。使用生物材料关闭切口可使并发症发生率显著降低至 7.3% [30]。

14.7　总　结

这一章我们系统阐述了如何进行腹 – 会阴联合直肠切除术，强调了人体工程学在 Trocar设置和对接技术中的重要性。机器人肛提肌外腹 – 会阴联合切除术可能减少局部复发，并降低环周切缘的阳性率。目前的文献报道结果仍取决于医疗机构的特点，并与手术医生的经验

和学习曲线密切相关。

14.8　要　点

• 腹 – 会阴联合切除术的操作步骤和技术在腹腔镜或机器人系统中类似，都需要单独完成会阴部分的手术。

• 符合人体工程学的 Trocar 设置和对接技术对于手术效率来说至关重要，同样可以避免手术时机械臂的碰撞。提前计划好术中适当的深部延伸是必要的。

• 助手和机器人团队适当的培训、模拟和演练将有助于加快手术进程。

• 随时做好紧急情况下中转开腹的应急准备，包括手术室内的腹腔镜设备和一个小剖腹器械包。

参考文献

[1] Turnbull G, Erwin-Toth P. Ostomy care: foundation for teaching and practice. Ostomy Wound Manage, 1999, 45(Suppl): 23S-30S.

[2] American Society of Colon & Rectal Surgeons and Wound Ostomy & Continence Nurses Society. ASCRS and WOCN Joint Position Statement on the Value of Preoperative Stoma. Wound, Ostomy and Continence Nurse Society. http: //c.ymcdn.com/sites/www.wocn. org / resource/resmgr/docs/0807stomamarkingps. pdf ?hhSearchTerms=%22stoma+and+siting%22

[3] Bass E, Del Pino A, Tan A, et al. Does preoperative stomal marking and education by the enterostomal therapist affect outcome. Dis Colon Rectum, 1997, 40(4): 440-442.

[4] Gulbiniene J, Markalis R, Tamelis A, et al. The impact of preoperative stoma siting and stoma care education on patient's quality of life. Medicina (Kaunas), 2004, 41(1): 1045-1053.

[5] Park J, Del Pino A, Orsay C, et al. Stoma complications. Dis Colon Rectum, 1999, 42(12): 1575-1580.

[6] Pittman J, Baka T, Ellett M, et al. Psychometric evaluation of the ostomy compli-cation severity index. J Wound Ostomy Continence Nurs, 2014, 41(2): 147-157.

[7] Pittman J, Rawl SM, Schmidt CM, et al. Demographic

and clinical factors related to ostomy complications and quality of life in veterans with an ostomy. J Wound Ostomy Continence Nurs, 2008, 35(5): 493-503.

[8] Carmel JE, Goldberg M. Preoperative and postoperative management//Colwell J, Goldberg MT, Carmel J, editors. Fecal and urinary diversions: management principles. St. Louis, MO: Mosby, 2004: 207-239.

[9] Huettner F, Pacheco PE, Doubet JL, et al. One hundred and two consecutive robotic-assisted minimally invasive colectomies—an outcome and technical update. J Gastrointest Surg, 2011, 15(7): 1195-1204.

[10] deSouza AL, Prasad LM, Marecik SJ, et al. Total mesorectal excision for rectal cancer: the potential advantage of robotic assistance. Dis Colon Rectum, 2010, 53(12): 1611-1617.

[11] Scarpinata R, Aly EH. Does robotic rectal cancer surgery offer improved early postoperative outcomes. Dis Colon Rectum, 2013, 56(2): 253-262.

[12] Kim HJ, Choi GS, Park JS, et al. Multidimensional analysis of the learning curve for robotic total mesorectal excision for rectal cancer: lessons from a single surgeon's experience. Dis Colon Rectum, 2014, 57: 1066-1074.

[13] Bokhari MB, Patel CB, Ramos-Valadez DI, et al. Learning curve for robotic-assisted laparoscopic colorectal surgery. Surg Endosc, 2011, 25(3): 855-860.

[14] Sng KK, Hara M, Shin JW, et al. The multiphasic learning curve for robot-assisted rectal surgery. Surg Endosc, 2013, 27(9): 3297-3307.

[15] Jimenez-Rodriguez RM, Diaz-Pavon JM, de la Portilla de Juan F, et al. Learning curve for robotic-assisted laparoscopic rectal cancer surgery. Int J Colorectal Dis, 2013, 28(6): 815-821.

[16] Keller DS, Hashemi L, Lu M, et al. Short-term outcomes for robotic colorectal surgery by provider volume. J Am Coll Surg, 2013, 217(6): 1063-1069. e1.

[17] Heald RJ, Moran BJ, Ryall RD, et al. Rectal cancer: the Basingstoke experience of total mesorectal excision, 1978-1997. Arch Surg, 1998, 133: 894-899.

[18] Kapiteijn E, Marijnen CA, Nagtegaal ID, et al. Preoperative radiotherapy combined with total mesorectal excision for resectable rectal cancer. N Engl J Med, 2001, 345: 638-646.

[19] Martling AL, Holm T, Rutqvist LE, et al. Effect of a surgical training programme on outcome of rectal cancer in the county of Stockholm. Stockholm Colorectal Cancer Study Group, Basingstoke Bowel Cancer Research Project. Lancet, 2000, 356: 93-96.

[20] Nagtegaal ID, van de Velde CJH, Marijnen CA, et al. Low rectal cancer: a call for a change of approach in abdominoperineal resection. J Clin Oncol, 2005, 23: 9257-9264.

[21] West NP, Finan PJ, Anderin C, et al. Evidence of the oncologic superiority of cylindrical abdominoperineal excision for low rectal cancer. J Clin Oncol, 2008, 26: 3517-3522.

[22] Eriksen MT, Wibe A, Syse A, et al. Inadvertent perforation during rectal cancer resection in Norway. Br J Surg, 2004, 91: 210-216.

[23] Marecik SJ, Zawadzki M, de Souza AL, et al. Robotic cylindrical abdomi-noperineal resection with transabdominal levator transection. Dis Colon Rectum, 2011, 54: 1320-1325.

[24] Hara M, Sng K, Yoo BE, et al. Robotic-assisted surgery for rectal adenocarcinoma: short-term and midterm outcomes from 200 consecutive cases at a single institution. Dis Colon Rectum, 2014, 57: 570-577.

[25] van der Pas MH, Haglind E, Cuesta MA, et al. Laparoscopic versus open surgery for rectal cancer (COLOR II): short-term outcomes of a randomised, phase 3 trial. Lancet Oncol, 2013, 14: 210-218.

[26] Kang J, Yoon KJ, Min BS, et al. The impact of robotic surgery for mid and low rectal cancer: a case-matched analysis of a 3-arm comparison—open, laparoscopic, and robotic surgery. Ann Surg, 2013, 257: 95-101.

[27] Bianchi PP, Ceriani C, Locatelli A, et al. Robotic versus laparoscopic total mesorectal excision for rectal cancer: a comparative analysis of oncological safety and short-term outcomes. Surg Endosc, 2010, 24: 2888-2894.

[28] Memon S, Heriot AG, Murphy DG, et al. Robotic versus laparoscopic proctectomy for rectal cancer: a meta-analysis. Ann Surg Oncol, 2011, 19: 2095-2101.

[29] Guillou PJ, Quirke P, Thorpe H, et al. Short-term endpoints of conventional versus laparoscopic-assisted surgery in patients with colorectal cancer (MRC CLASI CC trial): multicentre, randomised controlled trial. Lancet, 2005, 365: 1718-1726.

[30] Musters GD, Buskens CJ, Bemelman WA, et al. Perineal wound healing after abdominoperineal resection for rectal cancer: a systematic review and meta-analysis. Dis Colon Rectum, 2014, 57: 1129-1139.

机器人直肠固定术

James W. Fleshman, Sarah Boostrom, Gentry Caton

摘要：机器人直肠固定术是治疗直肠脱垂的一项新技术。机器人直肠固定术的学习周期比腹腔镜更短。机器人的技术优势不仅改善了盆底视野，且降低了中转开腹率。随着经验的积累并采用 D'Hoore 术式，机器人手术的时间将逐渐接近腹腔镜，且两者的术中失血量并无显著差异。患者的住院时间从 2d 至 6d 不等，机器人直肠固定术和腹腔镜手术治疗直肠脱垂的复发率基本一致，均为 0~15%。

关键词：直肠脱垂；机器人直肠固定术；D'Hoore 术式；Well 术式；腹腔镜直肠固定术；骨盆底

15.1 引 言

当直肠壁下降超过其解剖位置且全部或部分突出到肛门以外，可以被肉眼所见时，称为直肠脱垂。该疾病与盆底功能障碍有关，可能同时伴随许多其他不同症状。

根据脱垂的程度不同，患者可能会出现大便失禁、便秘、黏液便、里急后重感、直肠出血、肠梗阻等。这些症状很少致命，但可能会导致患者极度虚弱和社交焦虑[1]。

男女均可发生直肠脱垂，但它是老年女性的一个主要的苦恼。就这一点而言，修复手术必须个体化，从而符合患者的实际情况。任何其他盆底功能障碍，如便秘、大便失禁等都可

J. W. Fleshman, M.D., F.A.C.S., F.A.S.C.R.S. (✉)
S. Boostrom, M.D., F.A.C.S. • G. Caton, M.D.
Department of Surgery, Baylor University
Medical Center, Dallas, TX, USA
e-mail: James.Fleshman@BaylorHealth.edu

© Springer International Publishing Switzerland 2015
H. Ross et al. (eds.), *Robotic Approaches to Colorectal Surgery*,
DOI 10.1007/978-3-319-09120-4_15

能需要多学科的处理。另外，其他相关的诊断（如外痔）必须通过查体、问诊和适当的诊断性检查与之鉴别[2]。

15.2 病情检查

有多种诊断性检查可以用来评估直肠脱垂患者的病情，但必须在综合考虑患者的体格检查、症状和危险因素后制订个体化的检查方案。体格检查是区分外痔（放射状黏膜皱褶）和全直肠脱垂（环状黏膜皱襞）最重要的检查。可以通过让患者在诊所的厕所内进行 Valsalva 动作并观察突出的组织。突出组织的长度对于鉴别黏膜脱垂（2~3cm）和全直肠脱垂（5~15cm）非常重要。另外，由于突出的痔通常位于 3、7、11 点钟的位置，也使进一步的鉴别诊断更加明显[2]。为了排除肠息肉或腺癌导致的肠套叠，结肠镜检查通常是必需的。当突出不能还纳或可疑内源性直肠套叠时，应考虑排便造影

检查。结肠部分切除可能使结肠无力的患者获益，因此结肠运输试验对有便秘症状的患者来说可能是必要的。肛门直肠测压有助于大便失禁患者确定基线外括约肌功能水平和预测前后肛提肌塑形联合脱垂修复手术能否获益。

15.3 治 疗

对于有症状的直肠脱垂患者，手术是治愈的唯一选择。但对于那些不适合手术的患者，可以尝试保守治疗：包括饮食调节，增加膳食纤维的摄入，或者给予膨胀性或润滑性的泻药，达到软化粪便、促进排便的目的。生物反馈疗法对盆底肌肉的训练可以放松耻骨直肠肌的紧张状态，也有助于患者轻松排便。盆底出口梗阻的存在可能预示直肠脱垂根治手术的失败。

15.3.1 手术治疗

目前已有超过 100 种不同的手术技术被用来治疗直肠脱垂[4]。直肠脱垂的手术主要可以分为经腹或经会阴两大类，选择何种方式需要根据患者的具体情况而定。一般来说，不适合经腹手术的患者可以选择经会阴的直肠乙状结肠切除术（Altemeier）、黏膜袖状切除术（Delorme）或肛门环状切除术（Thiersch）[2]。PROSPER 是一项关于直肠固定术的大型前瞻性随机试验，但其招募速度过慢，且未发现经腹和经会阴技术的显著差异[5]。其他一些非随机试验显示，在直肠脱垂手术中，相比经腹手术的复发率（0~12%），经会阴手术的复发率（0~44%）更高[6]。经腹的手术方式包括盆底的修复、结肠或直肠的悬吊、乙状结肠的切除等。此外，也可以针对临床实际情况将这些方法互相结合使用。腹腔镜技术的引入已经改变了经腹手术患者的选择思路，这种微创技术可以避免某些使术者考虑经会阴或肛门的情况，比如一个影响呼吸的大切口或可能损害生殖功能的腹腔粘连。实际上，许多医生认为真正因严重虚弱或医学上极度高危而无法接受腹部手

术的只是极少一部分患者，以至于目前经会阴的术式已经不再是直肠脱垂的主要选择之一。

治疗直肠脱垂最常用的术式是直肠固定术或联合乙状结肠切除术，其复发率也最低。2005 年的一项多中心研究证实，其 1 年、5 年和 10 年的复发率分别为 1%、6.6% 和 28.9%[7]。Frykman 于 1955 年对该术式进行了首次报道，其过程包括游离直肠并固定于骶前筋膜，闭塞直肠子宫陷凹及乙状结肠的切除吻合。尽管多年来手术技术在不断提高，该方法却一直是治疗直肠脱垂的"金标准"[8]。该术式的改进包括保留乙状结肠，利用网状材料固定直肠，限制直肠前后层面的解剖游离等。Roblick 等报道了 53 例术前有便秘患者的腹腔镜直肠固定术（联合乙状结肠切除），5 年随访时，89% 的患者的便秘症状改善或消失[9]。

1992 年 Berman 等首次报道了腹腔镜下直肠脱垂的手术治疗，目前已经被应用于各种操作，包括直肠固定术、切除术和补片修复术[10]。腹腔镜直肠固定术治疗直肠脱垂相对于传统的开放性手术有许多近期的优势，比如疼痛减轻、快速恢复、住院时间缩短和较小的伤疤等[11, 12]。

机器人辅助手术是一项正在发展中的技术。2001 年，Weber 等完成了第一项机器人辅助的良性疾病腹腔镜结肠切除术[13]。之后，机器人技术逐渐应用于其他许多术式，包括腹会阴切除术、低位前切除和直肠固定术[14]。

机器人技术在结直肠手术中有特殊的优势。Bokhari 等发表了一项使用累计和方法确定机器人结直肠手术学习曲线的回顾性研究，认为学习曲线为 15~25 例手术[14]。与之相比，腹腔镜左半结肠和右半结肠切除术的学习曲线约为 55 例和 62 例手术[15]。2012 年的一项多中心的数据分析显示，传统腹腔镜手术的学习曲线范围为 88~152 例[16]。

机器人辅助直肠固定术已被证实符合腹腔镜直肠固定术的安全标准，并被认为是直肠脱垂手术治疗的一项合适的选择[17, 18]。Makela-Kaikkonen 等在 2013 年将机器人辅助和腹腔镜腹部入路的直肠固定术进行了一项配对研究，

他们发现两者在手术时间、失血量、并发症发生率、住院时间及患者的主观获益度上并没有显著差异[19]。

直肠固定术的复杂性使手术需要在一些狭窄的视野中进行精细解剖、腔内缝合和解剖结构的准确识别。机器人技术可以降低许多盆腔内的视觉和操作困难。机器人的技术优势包括 3D 显像、人体震颤减低和 7 个自由度的机械腕[17]。它也允许术者使用第三支辅助机械臂进行牵拉。这些优势理论上可以显著降低腹腔镜直肠手术相对较高的 30% 的中转开腹率[20]。

机器人与腹腔镜手术的对比结果需要进一步的后续验证，机器人辅助直肠固定术增加的手术费用是普及这一技术需要解决的问题之一。Heemskerk 等在 2010 年报道了 14 例接受机器人直肠固定术的患者，与传统的腹腔镜技术相比，平均增加了 745.09 美元的费用[21]。

15.3.2　术前准备

患者于手术当天早晨接受灌肠。给予单次适量的预防性抗生素。诱导麻醉后进行尿道插管，在手术结束至患者复苏之前将其拔掉。

15.3.3　机械臂系统的对接和 Trocar 的设置

患者采取改良截石位，机械臂系统置于双腿之间，各臂互呈 45° 角分布在摄像臂的两旁。5 个 Trocar 的位置与传统腹腔镜的方法一致。首先，脐上一个 12mm 的 Trocar 放置 1 号摄像臂。在右下腹腹直肌外缘，距脐上 Trocar 水平以下 8cm 的位置，一个 8mm 的 Trocar 放置 2 号机械臂。另一个 8mm 的 Trocar 定位于对侧，放置 3 号机械臂。两个 5mm 的腹腔镜辅助 Trocar 定位于右侧腋前线肋弓以下和髂前上棘以上的位置。4 号机械臂通过一个 8mm 的 Trocar 放置于左侧腋前线与脐水平的交点。另外可在耻骨弓上设置一个 5mm 的腹腔镜 Trocar 以便牵拉直肠。Trocar 设置完成后，将患者设为头低脚高位并对接机械臂。以上 Trocar 的位置和规格可以根据术者的偏好、特殊的操作和不同的手术器械（如吻合器）来选择。

15.3.3.1　机械臂系统对接和 Trocar 设置的其他选择

机械臂系统也可以放置在患者的左侧。脐旁用于 1 号摄像臂的 12mm Trocar 放置在脐的右侧。2 号机械臂定于右侧髂窝，3 号机械臂定于脐的左侧，4 号机械臂定于左侧髂窝，以上均选择 8mm 的 Trocar。另外一个 12mm 的腹腔镜辅助 Trocar 定于右侧锁骨中线，一个 5mm 的 Trocar 定于耻骨弓上区[19]。

15.3.3.2　手术技术

D'Hoore 腹侧直肠固定术可在男性的邓氏筋膜前和女性的直肠阴道间隙内操作。将直肠乙状结肠牵拉至左侧，切开骶骨岬右侧的腹膜，沿着直肠扩展成一个 J 字形。为了减少对直肠神经丛的损伤，应避免向两侧进行解剖。损伤侧神经可导致便秘加重，也可能造成泌尿和生殖系统的神经源性损伤[20-23]。接着将直肠阴道或直肠前列腺间隙游离至盆底，距齿状线以上 2~3cm[9, 17, 24-26]。距离齿状线的距离可以通过影像学检查评估。选择 3cm×17cm 的曲棍球形不可吸收网状补片，使用连发型缝合钉或不可吸收缝线将其长轴部分向下固定至骶骨岬，而将补片的弧形部分缝合至远端直肠的腹侧。将阴道后穹隆抬起并缝合至补片的前面，从而关闭直肠阴道间隙。最后在补片的上方关闭腹膜[21]。

改良的 Wells 直肠后固定术也可使用机器人完成。将后腹膜从骶骨岬水平的右侧打开，使用单极电剪或超声刀在直肠后方完成系膜的游离，完成直肠在骶尾骨间的松解。将直肠向盆腔外牵拉，使用 0 号不可吸收缝线固定于骶骨岬，使直肠后系膜靠近骶前筋膜，使用薇乔线连续缝合关闭腹膜[16]，留置负压吸引来消除直肠后的无效腔。Heemskerk 等放弃了 Wells 法而选用 D'Hoore 法，他们认为后者的并发症更少，手术时间更短。

对于有便秘史的患者，无论是直肠后固定

术或前固定术都可以联合乙状结肠的切除。近端结肠切除的具体长度暂无明确的研究结果，但 Roblick 等认为完整的脾曲可以起到悬吊结肠的作用，因此不行脾曲的游离，可能更有利于缓解便秘[9]。是否需要悬吊其他盆腔内的非固定器官应在与泌尿生殖专家讨论后决定。

保留直肠侧韧带和下腹神经的原则与预防术后的便秘有关（Scaglia,Mollen,Speakman）。

表 15-1 中总结了一些直肠联合前后固定术或单纯后固定术[18, 24, 27-29]的研究。也有部分仅为了减少神经损伤而选择的直肠前固定术[17, 19, 27, 29]。

2013 年 Kneist 等描述了腹腔镜直肠固定术中的盆神经监测，这可能在将来被用于防止直肠固定术和后方游离过程中的神经损伤。但在广泛应用之前，需要进一步明确该研究中 10 个前瞻性病例的实际疗效[23]。

15.4　患者的结局

既往文献报道机器人直肠固定术的总体并发症发生率为 5%~25%，且相关死亡率极低[19, 24-28]。并发症大多与直肠损伤、尿道感染、尿潴留、肠梗阻、切口疝、出血或伤口感染有关。

15.5　手术时间

在评价一项新的手术技术时，经常需要参考手术时间的长短。对于机器人手术来说，这个时间经常被分为总手术时间和控制台前的手术时间。与其他术式一样，机器人手术也有自己的学习曲线，但对于熟悉腹腔镜技术的术者而言，这个曲线可能更短。Faucheron 等报道了 175 例腹腔镜腹部手术的平均手术时间为 112min，比他们前 10 例患者 240min 的中位手术时间明显缩短[25]。De Hoog 等于 2009 年将 47 例开腹手术、15 例腹腔镜手术和 20 例

机器人手术进行了对比，它们的平均手术时间分别为 77min、119min 和 154min[29]。在另外一个关于机器人和腹腔镜腹侧直肠固定术的对比中，Makela-Kaikkonen 等报道了机器人手术的平均手术时间为 159min，平均准备时间为 26min，平均控制台前手术时间为 115min，手术室内总时间为 231min，对照组的腹腔镜手术平均手术时间为 153min，手术室内总时间为 234min[19]。

手术技术可能也会影响手术时间。Heemskerk 等报道了机器人与腹腔镜技术相比手术时间更长，两者分别为 152min 和 113min。然而，当他们将 Wells 后入路改为 D'Hoore 腹侧入路时，机器人手术的时间从 162min 降至 122min[21]。Wong 等发表了他们早期的关于 40 例腹腔镜和 23 例机器人腹侧直肠固定术相比较的经验，机器人手术时间为 221min（准备时间为 17min），而腹腔镜手术时间为 162min。研究者认为机器人组患者的体重指数（BMI）更高（27：24），且较腹腔镜组的患者来说，多需要双补片的植入，这些因素可以解释机器人组较长的手术时间[17]。Mantoo 等比较了 44 例机器人直肠固定术和 74 例腹腔镜直肠固定术的患者，平均手术时间分别是 191min 和 163min，这些患者中的很多人进行了同期的肛提肌固定术[26]。Perrenot 等报道了 77 例接受机器人腹侧直肠固定术的患者，平均手术时间为 223min，其中最后 15 例患者的平均手术时间为 175min，研究结果估算的学习曲线为 18 例手术，之后的手术时间开始逐渐缩短[28]。

当术者更加熟悉整个手术流程时，机器人直肠固定术与腹腔镜直肠固定术的手术时间将会基本一致。统计手术时间时，应记录安装时间、控制台前时间、总手术时间等，以便手术团队准确分析影响手术室内总时间的因素。

15.5.1　出血和中转开腹

腹腔镜和机器人直肠固定术中的出血量基本一致。据文献报道，腹腔镜直肠固定术的平

表 15.1　应用直肠固定术治疗直肠脱垂的相关研究

年份	作者	病例数	Dz 时间	SX	年龄/BMI	Mesh	Rxn	LOO	LOS	M/M	FU	复发率
2004	Munz，等[18]	6	2~12个月	Rob Post	65岁	否	无	127min	6d	0/0	6个月	0
2007	Heemskerk，等[21]	14		Rob Ant	52岁	是	无	152min	3.9d			
2009	De Hoog，等[29]	20		Rob A/P	56岁	是	无	154min	2.6d		1.9年	20%
2011	Wong，等[17]	23		Rob Ant	61岁/27	是	无	221min	5d		6个月	0
2012	Faucheron，等[25]	175	29个月	Lap Ant	58岁	是	无	112min（45~370）	2.2d	0/5.1%	72个月	5年时3%
2013	Buchs，等[24]	5		Rob A/P	74岁/19	一些	无	170min（120~270）	3.6d	0/25%	2个月	6个月时0
2013	Mantoo，等[26]	44		Rob Ant	61岁/26	是	无	191min	4d	0/2%	6个月	6个月时7%
2013	Louis-Sylvestre，等[27]	90		Rob Ant	60.9岁/24.5	是	无/P	246min（180~415）阴道-骶骨固定术	3.4d	0/8%	15个月	0
2013	Makela-Kaikkonen，等[19]	20		Rob Ant	60岁/25	是	无	159min	3.1d	0/5%	3个月	5%
2013	Perrenot，等[28]	77		Rob Ant	60岁/23	是	9	223min	6.5d	0/10%	53个月	12.5%

均出血量为 37~45mL，而机器人手术的平均出血量为 5~25mL，且许多患者的出血量极少，无法定量[17, 19, 24, 26]。一般来说，机器人手术的失血量更低，但其临床差异的显著性几乎可以忽略不计。

机器人手术的中转开腹率普遍较腹腔镜手术低。根据 2013 年的报道，中转率低至 6.5%（5/77）[28]。Mantoo 报道了 74 例腹腔镜直肠固定术中的 3 例患者（中转率 4%）因腹腔粘连、气腹不耐受或缝针丢失而中转开腹，而机器人手术的 44 例患者中仅有 1 例（2.2%）因视野不佳而中转开腹（$P=0.085$）[26]。Wong 等报道的腹腔镜手术的中转率为 10%（4/40），而机器人的中转率为 4%（1/23）[17]。Heemskerk 等报道的 14 例腹腔镜手术的中转率为 0，而机器人的中转率为 5%（1/19）[21]。Faucheron 报道的腹腔镜手术的中转率为 1.6%[25]。以上研究均为非随机化试验。

15.5.2　住院时间和花费

直肠固定术后的住院时间与患者的住院总费用密切相关。直肠固定术后出院的一般标准包括肛门排气或有肠道蠕动、下床活动、药物可以控制的疼痛和经口进食。

Faucheron 等报道了 175 例腹腔镜腹侧入路直肠固定术的中位住院时间为 2.2d（范围为 1~12d）[25]。De Hoog 等比较了开腹、腹腔镜和机器人直肠固定术的住院时间，三者分别为 5.7d（2~30d）、3.5d（1~14d），以及 2.6d（1~6d）（$P<0.001$）[29]。Buchs 等报道的机器人手术平均住院时间为 3.6d（2~7d）[24]。Wong 报道的腹腔镜和机器人手术具有相似的住院时间（5d）[17]。Mantoo 等报道了机器人直肠固定术与腹腔镜相比住院时间较短（分别为 4d 和 5d，无显著统计学差异）[26]。Munz 和 Perrenot 等报道的机器人直肠固定术的住院时间基本一致，分别为 6d 和 6.5d[18, 28]。

在一项 Makela-Kaikkonen 等的比较研究中，机器人组和腹腔镜组的平均住院时间分别为 3.1d 和 3.3d[19]。类似地，Hemmskerk 等报道了机器人组和腹腔镜组的住院时间分别为 3.5d 和 4.3d。他们进一步分析了手术花费，结果显示机器人手术组的总花费比腹腔镜组多 745.09 美元（16%）。机器人组患者住院时间的缩短并没有抵消来自机器和手术团队的高昂费用，这些差距可能会随着机器人技术学习曲线的缩短和器材成本的下降而减少[21]。

无论术者更擅长哪种手术，腹腔镜和机器人直肠固定术在住院时间上的差异都很小。随着经验的增加，住院时间的差异很有可能消失。

15.5.3　复发或症状的缓解

为了使机器人直肠固定术作为治疗直肠脱垂的一种选择，该手术的复发率必须与腹腔镜技术有可比性。另外，也应持续关注和解决患者的术前诉求。

Samaranayake 等在一项关于开腹和腹腔镜腹侧直肠固定术的系统性综述中报道，机器人手术的复发率为 3.4%（0~15%）[30]。在一项对 175 例腹腔镜患者的连续随访（0 失访）中，Faucheron 等报道腹腔镜手术的复发率为 3%[25]。

相反，2009 年 De Hoog 等报道了一项关于开腹、腹腔镜和机器人手术的对照研究[29]，该研究随访率为 90%，三组患者的复发率分别为 2%、27% 和 20%，同时结果显示男性和育龄女性更容易出现复发，这可能与使用连发型缝合钉固定补片有关。在功能分析中，Wexner 评分和 IDL 评分（日常生活影响）证实 3 种技术的术后功能损伤基本一致。Makela-Kaikkonen 等在一项短期随访的机器人和腹腔镜手术（各 20 例）配对研究中，报道了术后 3 个月的复发率均为 5%，其中 80% 的患者认为他们的术前症状得到了缓解[19]。

在一项非随机对照研究中，33 例患者进行了机器人或腹腔镜直肠固定术，按照 Parks-Browning 的分类标准，两组患者的术后大便失禁情况并没有显著差异，另外，该研究的结果显示 Wells 和 D'Hoore 术后的便秘症状也没有显著差异[21]。

Wong 等报道了前瞻性对比腹腔镜和机器人直肠固定术的短期结果，40 例腹腔镜组和 23 例机器人组患者术后 6 个月均无直肠脱垂复发。此外，两组术后尿失禁的发生率相近，并在随访过程中都得到了解决[17]。Mantoo 等报道了他们 6 个月的随访结果，机器人组有 6.8% 的复发率，腹腔镜组有 4% 的复发率，两者之间没有显著差异，排便障碍综合征（obstructed defecation syndrome, ODS）评分均得到了改善，但两组之间有显著差异，文献中没有解释这一现象的原因。另外，研究还发现在性活跃的患者中，无论采用哪种技术，大多数的性交困难均有所改善，没有患者出现新发的性功能障碍[26]。

Perrenot 等报道了 77 例机器人直肠固定术的长期随访结果，平均随访时间为 52.5 个月，术后复发率为 12.8%（9/77），而行乙状结肠同期切除的患者均未复发。研究中患者的大便失禁从 Wexner 评分的 10.5 分提高到了 5 分，且没有患者出现症状的恶化[28]。

大多数研究中使用机器人或腹腔镜进行直肠固定术在复发和缓解症状方面无显著差异，这些结果可能受到固定方法和随访时间的影响。

15.6　总　结

机器人直肠固定术已经被证实是治疗直肠脱垂的一种安全的手术方式，其效果等同于腹腔镜手术，并优于开腹手术。对于疾病的任何时期来说，治疗的选择必须根据患者的个体化需求来决定，如器官脱垂、排便控制力、手术史和合并症等。应该避免直肠的侧方解剖，但新兴的技术可能会改善手术的视野和对盆腔神经的监测。随着手术团队经验的增长，手术时间将不断接近于腹腔镜技术。而科技的发展，市场的竞争加剧，以及住院总费用的审查限制，都将使手术患者的费用进一步降低。

参考文献

[1] Madhulika G, et al. Prolaspe, intussusception and SRUS (Internet). http: //www.fascrs.org/physicians/ education/core_subjects/2008/prolapse_intussusception_srus/ . Accessed April 2014.

[2] Beck D, Roberts P, Saclarides T, et al. The ASCRS textbook of colon and rectal surgery. 2nd. New York: Springer, 2011.

[3] Tou S, Brown S, Malik A, et al. Surgery for complete rectal prolapse in adults. Cochrane Database Syst Rev, 2008, 8(4): CD001758.

[4] Schiedeck T, Schwander O, Scheele J, et al. Rectal prolapse: which surgical option is appropriate. Langenbecks Arch Surg, 2005, 390: 8-14.

[5] Senapati A, Gray R, Middleton L, et al. PROSPER: a randomized comparison of surgical treatments for rectal prolapse. Colorectal Dis, 2013, 15: 858-870.

[6] Madiba T, Baig M, Wexner S. Surgical manage-ment of rectal prolapse. Arch Surg, 2005, 140: 63-73.

[7] Raftopoulos Y, Senagore AJ, Di Giuro G, et al. Recurrence rates after abdominal surgery for complete rectal prolapse: a multicenter pooled analysis of 643 individual patient data. Dis Colon Rectum, 2005, 48(6): 1200-1206.

[8] Frykman HM. Abdominal proctopexy and primary sigmoid resection for rectal procidentia. Am J Surg, 1955, 90(5): 780-789.

[9] Roblick U, Bader F, Jungbluth T, et al. How to do it—laparoscopic resection rectopexy. Langenbecks Arch Surg, 2011, 396: 851-855.

[10] Berman I. Sutureless laparoscopic rectopexy for procidentia. Technique and implications. Dis Colon Rectum, 1992, 35: 689-693.

[11] Solonmon M, Young C, Eyers A, et al. Randomized clinical trial of laparoscopic versus abdominal rectopexy for rectal prolapse. Br J Surg, 2002, 89(1): 35-59.

[12] Sajid MS, Siddqui MR, Baig MK. Open versus laparoscopic repair of full thickness rectal prolapse: a re-meta-analysis. Colorectal Dis, 2010, 12(6): 515-525.

[13] Weber PA, Merola S, Wasielewski A, et al. Telerobotic-assisted laparoscopic right and sigmoid colectomies for benign disease. Dis Colon Rectum, 2002, 45(12): 1689-1694.

[14] Bokhari M, Patel C, Ramos-Valadez D, et al. Learning curve for robotic-assisted laparo-scopic colorectal surgery. Surg Endosc, 2011, 25(3): 855-860.

[15] Tekkis P, Senagore A, Delaney C, et al. Evaluation

of the learning curve in laparoscopic colorectal sur-gery: comparison of right-sided and left sided resec-tions. Ann Surg, 2005, 242(1): 83-91.

[16] Miskovic D, Ni M, Wyles S, et al. Learning curve and case selection in laparoscopic colorectal surgery: systematic review and international multicenter analysis of 4, 852 cases. Dis Colon Rectum, 2011, 55(12): 1300-1310.

[17] Wong MT, Meurette G, Rigaud J, et al. Robotic versus laparoscopic rectopexy for complex rectocele: a prospective comparison of short-term outcomes. Dis Colon Rectum, 2011, 54(3): 342-346.

[18] Munz Y, Moorthy K, Kudchadkar R, et al. Robotic assisted rectopexy. Am J Surg, 2004, 187(1): 88-92.

[19] Makela-Kaikkonen J, Rautio T, Klintrup K, et al. Robotic-assisted and laparoscopic ventral rectopexy in the treatment of rectal prolapse: a matched-pairs study of operative details and complications. Tech Coloproctol, 2013, 18(2): 151-155.

[20] Guillou P, Quirke P, Thorpe H, et al. Short-term end points of conventional versus laparoscopic-assisted surgery in patients with colorectal cancer (MRC CLASSIC trial): multicenter randomized controlled trial. Lancet, 2005, 365: 1718-1726.

[21] Heemskerk J, de Hoog D, van Gemert W, et al. Robot-assisted *vs.* conventional laparoscopic rectopexy for rectal prolapse: a comparative study on costs and time. Dis Colon Rectum, 2007, 50(11): 1825-1830.

[22] Speakman C, Madden M, Nicholls R, et al. Lateral ligament division during rectopexy causes constipation but prevents recurrence: results of a prospective randomized study. Br J Surg, 1991, 78(12): 1431-1433.

[23] Kneist W, Kauff D, Naumann G, et al. Resection rectopexy—laparoscopic neuromapping reveals neu-rogenic pathways to the lower segment of the rectum: preliminary results. Langenbecks Arch Surg, 2013, 398: 565-570.

[24] Buchs N, Pugin F, Ris F, et al. Early experience with robotic rectopexy. Int J Med Robot Comput Assist Surg, 2013, 9(4): 61-65.

[25] Faucheron JL, Voirin D, Riboud R, et al. Laparo-scopic anterior rectopexy to the promontory for full-thickness rectal prolapse in 175 consecutive patients: short and long-term follow-up. Dis Colon Rectum, 2011, 55(6): 660-665.

[26] Mantoo S, Podevin J, Regenet N, et al. Is robotic-assisted ventral mesh rectopexy superior to laparoscopic ventral mesh rectopexy in the management of obstructed defecation. Colorectal Dis, 2013, 15(8): 469-475.

[27] Louis-Sylvestre C, Herry M. Robotic-assisted laparo-scopic sacrocolpopexy for Stage III pelvic organ pro-lapse. Int Urogynecol J, 2013, 24(5): 731-733.

[28] Perrenot C, Germain A, Scherrer M, et al. Long-term outcomes of robot-assisted laparoscopic rectopexy for rectal prolapse. Dis Colon Rectum, 2013, 56(7): 909-914.

[29] De Hoog D, Heemskerk J, Nieman F, et al. Recurrence and functional results after open versus conventional laparoscopic versus robot-assisted laparoscopic rectopexy for rectal prolapse: a case-control study. Int J Colorectal Dis, 2009, 24(10): 1201-1206.

[30] Samaranayake C, Luo C, Plank A, et al. Systematic review on ventral rectopexy for rectal prolapse. Colorectal Dis, 2010, 12(6): 504-514.

第 16 章　经肛门机器人手术

Matthew Albert, Sam Atallah, Roel Hompes

　　摘要：经肛门机器人手术（robotic transanal surgery, RTS）是一种全新的经自然腔道治疗直肠疾病，尤其是直肠肿瘤的手术方式。得益于经肛门微创手术（transanal minimally invasive surgery, TAMIS）设备的不断发展，机器人系统也逐渐被应用于更为复杂的腔内切除及缝合。虽然该技术目前尚不成熟，但可预见在未来数年，新的机器人手术系统将进一步提高腔内的操作能力，其范围甚至可能接近结肠。

　　关键词：经肛门机器人手术；经肛门内镜显微手术（TEM）；经肛门微创手术（TAMIS）

16.1　引　言

　　经肛门机器人手术的发展来源于 20 世纪 60 年代，是由 Sir Alan Parks 最先报道的一种经肛门切除直肠肿瘤的手术方式[1]。10 年后，Gerhard Buess 研发并实施了经肛门内镜显微手术（transanal endoscopic microsurgery, TEM）[2]。尽管存在不足，但该术式在术区操作、视野暴露及完整精确切除肿瘤方面显示出了较传统手术明显的优势[3-8]。

　　基于过去几十年对经自然腔道内镜手术（NOTES）的积极探索，以及改进多孔手术、发展单切口腔镜手术平台的愿望，经肛门微创手术（TAMIS）于 2009 年研发成功[9]。该术式将柔软灵活的肛门内镜与传统的腹腔镜气腹机相结合，用腹腔镜设备在充气的直肠中进行高度可视化的内镜操作，其优势与创新性不言而喻[10-14]。此外，这种新型经肛入路的手术系统使得逆行的经肛全直肠系膜切除术（transanal total mesorectal excision, taTME）成为可能，后者的概念于 2006 年提出，主要使用硬直肠镜实施。目前，taTME 手术已风靡全球，它拓展了保肛手术的范围，在降低环周切缘（circumferential resection margin, CRM）

Electronic supplementary material: The online version of this chapter (doi: 10.1007/978-3-319-09120-4_16) contains supplementary material, which is available to authorized users. Videos can also be accessed at http://link.springer.com/book/10.1007/978-3-319-09120-4_16.

M. Albert, M.D., F.A.C.S., F.A.S.C.R.S. (✉)
S. Atallah, M.D., F.A.C.S., F.A.S.C.R.S. (✉)
Department of Colorectal Surgery, Florida Hospital, 661 E. Altamonte Drive, Suite 220, Altamonte Springs, FL 32701, USA
e-mail: Matthew.albert.md@fl hosp.org;
sam.atallah.md@fl hosp.org

R. Hompes, M.D.
Department of Colorectal Surgery, Oxford University Hospitals, Oxford, UK

阳性率的同时，进一步改善了低位直肠微创操作的技术[16-18]。

机器人手术在骨盆狭小空间中的直肠精细解剖已经有目共睹，而该技术的拥护者们现在希望能将这些优势应用以直肠内的腔内操作，因此衍生出了机器人辅助 TEM 和机器人 taTME。然而在实际应用中，机器人手术的许多优势被设备组装及器械碰撞的困难所抵消。经过功能改善的新型机器人设备将会克服以上短板，极有可能在下一个 10 年中为腔内直肠癌手术带来巨大革新。

16.2 适应证

在过去的十几年中，越来越多的医生选择局部切除来治疗直肠肿瘤。NCCN 指南和美国结直肠医师协会（American Society of Colon and Rectal Surgeons, ASCRS）的数据分析显示局部切除对于治疗早期无高危因素的直肠肿瘤安全有效[19]。早期直肠癌进行局部切除最重要的指征是无淋巴结转移，然而目前的影像学评估准确性仍有待提高。肿瘤的浸润深度是预测淋巴结转移的潜在指标之一，如 T1 期肿瘤，若浸润深度仅局限于黏膜下层，则发生淋巴结转移的概率极低[20-22]。直径 < 3cm 的肿瘤不太可能发生淋巴结的转移，而病理学无低分化、无出芽生长、无血管及淋巴管浸润的肿瘤，淋巴结转移的概率也较低（表 16.1）。根据美国国立癌症学会监测、流行病学和结果数据库（Surveillance, Epidemiology, and End Result, SEER）的分析显示：与根治性手术相比，T1 期直肠恶性肿瘤的局部切除并不影响患者的肿瘤相关性生存率[23]。同时，直肠肿瘤局部切除的指征也可放宽至接受过新辅助化疗的 cT0 期局部晚期直肠癌，判断其是否达到病理学完全缓解（cPR/ypT0）[24-26]。

所有满足经肛门切除、TEM 或 TAMIS 手术指征的患者均可接受经肛门机器人手术。该技术可以切除直肠上、中、下部的肿瘤，但最适合的位置是距肛缘 6~10cm。尽管远端低于肛缘的超低位肿瘤也可使用机器人系统进行切除，但术者应慎重考虑能否使患者受益。

对于经肛门入路的机器人手术来说，最适合的适应证可能是一些复杂的良性病变，如直肠尿道瘘或直肠吻合口的修补。对于该类疾病，高分辨率的三维图像和消除震颤的器械等提高了镜下缝合的精确性，从而允许更为可靠的止血和解剖（视频 16.1）。然而，尽管机器人经肛门手术（RTS）有其特殊的优势，处于学习曲线初期的外科医生仍最好选择不是特别复杂的病例进行操作，如直肠中段的良性息肉或内镜下恶性息肉切除后的瘢痕切除（视频 16.2）。

16.3 应用机器人系统切除直肠肿瘤

对于所有拟行 RTS 手术的直肠癌患者，必须进行结肠镜检查明确有无其他病灶并取得病理学活检。

表 16.1 低或高风险早期直肠癌的病理学特点

	低风险 ERC	高风险 ERC
绝对因素		
形态学	息肉型 肿块型	溃疡型 隆起型
肿瘤分级	G1~G2	G3~G4/ 印戒细胞癌
浸润深度	Haggitt 分类 1~3 T1sm1	Haggitt 分类 4 T1sm2~3
淋巴 – 血管侵犯	无	有
切缘情况	R0	Rx 或 R1
相对因素		
肿瘤出芽生长	–	+
黏液腺癌	–	+
位于下 1/3 直肠	–	+
肿瘤大小	<（3~4）cm	>（3~4）cm
筛状结构异型性	–	+

ERC: early rectal cancer, 早期直肠癌

在实际工作中,应先进行肿瘤的临床评估,再通过影像学方法(如直肠超声内镜和 MRI)帮助医生发现较预想更晚的 T 分期或是淋巴结浸润证据。在此基础上,适合进行局部切除的早期直肠肿瘤应为:直径 < 3cm,活动度可,超声诊断 T1 期,病理学中 - 高分化,无血管淋巴管浸润及黏液样结构,MRI 上无淋巴结转移证据。有很多的直肠病变在进行局部切除后的病理检查中才被诊断为恶性。由于术后直肠壁及淋巴结的局部改变,直肠系膜的分期将变得非常困难。为了避免这种情况,应放宽术前进行 MRI 或超声内镜的指征,即使是良性病变,尤其是病理学回报高度不典型增生的患者,也应接受上述检查[27]。另外应行 CT 并测定癌胚抗原(carcinoembryonic antigen, CEA)以判断有无远处转移。除非为姑息性手术,否则局部晚期和Ⅳ期患者不适宜行经肛门机器人手术。

术前准备按照指南的要求进行:一般来说,手术前一天进行肠道准备以尽量减少术区污染,尤其是可能接受腹腔内操作的患者。术前应预防性给予抗生素及标准的深静脉血栓预防措施。

手术操作在全身麻醉状态下进行,推荐应用 20mL 0.5% 的丁哌卡因进行肛周的神经阻滞,有助于括约肌的松弛和术后镇痛。

手术时患者的体位并不是由肿瘤的位置决定的。显而易见,俯卧位可以避免机械臂与患者下肢的碰撞。尽管截石位和侧卧位较俯卧位更易操作,且患者的呼吸更为顺畅,但这样可能存在机械臂碰撞的风险,特别对于肥胖的患者更是如此。在截石位的准备过程中,需要将患者双腿及支架妥善安置在机械臂的周围。

尽管机器人手术的准备过程复杂且耗时,但随着团队经验的增长,时间将会显著缩短[28-30]。根据 Hompes 等报道的队列研究显示,最后 5 例手术设备对接的时间仅为最初 5 例的一半(22min *vs.* 55min)。研究者认为,系统的准备过程并不是影响机器人经肛门手术普及的最大障碍(图 16.1)[31]。

如今,所有的腔内机器人手术都是通过 GelPOINT 单孔操作通道(Applied Medical Inc., Rancho Santa Margarita, CA, USA)或经肛门手套通路进行的。GelPOINT 单孔操作通道是一个直径和长度均为 4cm 的管状通道,管状通道的一端为胶质盖帽,上面有 3~4 个 12mm 的操作孔。经肛门手套通路装置是一种新型的廉价手术设备,由 Alexis 牵开器(Applied Medical)、塑料肛镜和指端带有 Trocar 的无菌外科手套构成的密闭经肛门通道。经肛门手套通路装置的安装介绍见视频 16.3。有趣的是,应用手套通路或许可使机器人系统的组装更为便捷,因为套管的组装可以远离肛周狭小的操作空间。另外,

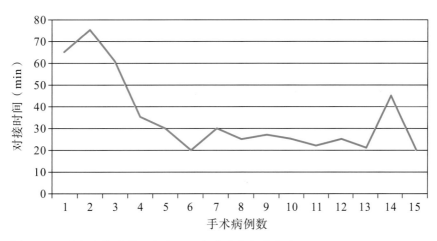

图 16.1　设备对接的学习曲线。经允许引自参考文献 28

手套通路使直肠内的操作更加灵活（容易旋转和交叉），这一特点令该装置特别适合机器人手术。机器人的机械臂通过交叉的套管增加了管腔内的操作范围，同时仍可进行完整直观的控制。该装置使得腔外各个机械臂之间达到最大程度的间隔，从而减少了机械臂之间或与镜头的碰撞。我们发现应用5mm的机器人器械在处理近端病变时，因无机械腕结构（Endo-Wrist® 技术）而容易发生碰撞，通过交叉套管装置可以有效避免这一点。应用5mm器械的优势在于其更为纤细的外形，可以无须床旁协助轻易地从交叉变至平行位置（视频16.4）。此外，机械关节的肘部可以支撑直肠壁来避免腔内气压不稳定造成的障碍，或是帮助处理直肠瓣近端的病变。

机器人（da Vinci® Si Surgical System, Intuitive Surgery, Sunnyvale, CA, USA）器械连接于床旁机械臂系统，平行并与手术台的尾部对齐（图16.2，视频16.3）。使用标准腹腔镜的 CO_2 气腹机进行充气，气压为10~15mmHg。机器人器械于直视下置入直肠（视频16.1）。机器人手术的套管可以根据直肠病变的位置和高度平行或交叉（反向的机械臂控制）置入。标准流程中，需要在不同的位置使用8.5mm的机器人30°镜头，然而根据我们的经验，将镜头向上抬高30°的位置可以有效避免机械臂之间的碰撞，尤其是平行置入套管时。在这个方向上，从大拇指置入镜头可以避免对手套的过度牵拉和撕裂手套（图16.3A、B）。很多8mm的机械腕器械或5mm的器械都已可以应用，包括单极电钩、马里兰（Maryland）双极钳、德贝基（DeBakey）血管钳、小号或大号的持针器等。床旁的助手可以使用腹腔镜抓钳、一次性吸引器或剪刀等在腔内提供帮助。

经肛门机器人切除与其他腔镜手术方法基本相同。5mm的电凝钩和马里兰双极钳从两个Trocar进入术区。随后操作台的术者进行全层的局部切除术，首先应用单极器械标记出切除的范围，通常切缘距肿瘤约1cm。与此同时，床旁助手使用5mm的腹腔镜吸引器吸出烟雾，此时无须Trocar，而是直接通过GelPOINT的盖帽或手套的无名指进入术区。间歇的吸引并不会令肠腔塌陷，而可以保持良好的视野。应用马里兰钳将病变部分轻柔撑起，用电钩进行全层切除。值得注意的是，CO_2 气腹存在的"空洞化"效应，可使机器人经肛门手术的局部切

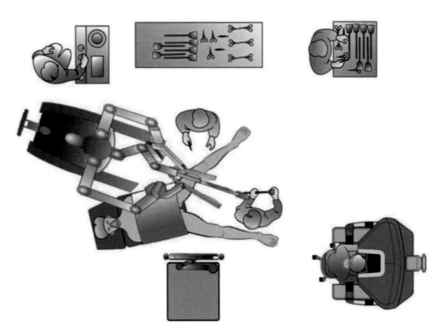

图16.2　患者取截石位接受RTS时的手术室布局及设备安装

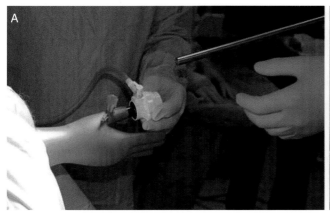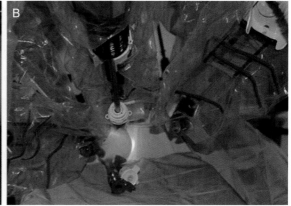

图 16.3　A. 通过外科手套的大拇指置入 12mm 镜头。直肠充气后,评估直肠内建立的手术通路。B. 镜头安装完毕后,将两根 8mm 的 Trocar 通过手套的两根手指置入

除更加方便和清晰。为了取出标本,机器人设备需要从 GelPOINT 通路中退出,然后去掉 GelPOINT 的盖帽,使用 5mm 抓钳将标本取出。而当应用手套通路时,标本可以先放在手套的手掌部位,待手术完成后取出。

一般建议对直肠病变切除后的肠壁缺损进行修补。将电钩和马里兰双极钳换成一或两个机器人持针器,使用 V-Loc180 可吸收倒刺线(Covidien, Mansfi eld, MA)进行腔内缝合。该缝合线无须腔内打结,因其单向倒刺在通过直肠壁后会自动收紧,对缺损进行连续缝合后,即可结束手术(视频 16.1、16.2)。

对任何新技术来说,必须首先保证切除的质量和患者的安全。根据我们的经验,机器人手术与经肛门内镜手术的预后基本一致,且手术操作安全有效。虽然目前缺乏远期疗效的随访结果,但暂未出现局部复发或远处转移的情况。

当然,机器人设备和经肛门入路的手术平台仍有继续改善的必要。未来该技术的优化应包括针对不同病变位置的理想设置(交叉或平行)和器械类型(8mm 或 5mm),并研制新的可以应用于进展期直肠病变的机器人手术平台,给予患者保留直肠的可能。另外,尽管我们在此只介绍了经肛门机器人手术在直肠肿瘤局部切除中的应用,但该系统的稳定性和多元化的腔内操作将会使其适合于更为复杂的经肛门操作,经肛门全直肠系膜切除术(taTME)或许就是其中之一。

16.4　机器人 taTME 的手术入路

taTME 是一种应用于直肠中下段切除的新技术。尽管该技术尚不成熟,且缺乏长期随访的数据结果,但较开腹和腔镜直肠切除来说仍具有很多优势。早期的研究均表明,该术式可取得环周切缘(CRM)较高的阴性率和高质量的全直肠系膜切除标本[16-18]。机器人辅助下经肛门全直肠系膜切术手术(RATS-TME)是一种联合术式,它需要腹腔镜辅助进行结肠、直肠上部和结肠脾曲的游离与血管结扎。腹部的操作可在经肛门的手术之前进行;然而,也有许多外科医生选择先做肛门部分的手术。患者取截石位,使用托架抬高并固定双腿,暴露会阴部并完成铺巾。对于低位病变,在对接机器人之前即直视下进行括约肌间的切除,随后将直肠远端用 2-0 Prolene 缝线进行连续缝合关闭。还可以固定好直肠通路后即从末端进行标准的全直肠系膜切除,并使用 Prolene 线荷包缝合肛门直肠环。GelPOINT 通路由胶帽覆盖关闭,随即开始充入 CO_2 气体。一般来讲,taTME 术中维持腔内压力于 8~10mm,与前述的经肛门机器人切除术相比压力稍低。在机器

人辅助 taTME 时，患者取适度的头低脚高位，然后将下肢放低，这种改良截石位便于床旁机械臂系统的对接。机器人手术方法和机械臂的对接在前面已经介绍。使用一个 8mm 的高清 30° 镜头和 2 个工作臂（一个 5mm 单极电凝钩和一个 5mm 马里兰抓钳）进行操作，这些器械均通过 GelPOINT 通路在肛门内操作。床旁助手可使用腹腔镜吸引器吸出烟雾。

在进行 TME 时，应保持远端至近端的环形切除。在到达离远端直肠 5cm 左右时，操作空间将变得非常狭小，机械臂的活动相当拘束。随着游离的深入，进入盆腔后空间将逐渐扩大，并且由于气腹的充气效应，机器人 taTME 手术在直肠中段将显得相当轻松。RATS-TME 时上段直肠的游离更具有挑战性，因为完成游离所需要的操作角度很难达到，尤其是在直肠后方。

如上所述，首先沿着骨盆完成直肠后壁和两侧壁的游离，将前壁的游离放在最后。如果首先完成了直肠前壁的切除，直肠会因为重力作用垂向后方，使该部分的操作变得十分困难。

标本的切除和吻合都可以经肛门进行。对于巨大标本，可以通过耻骨上横切口取出，有临时造瘘计划的患者也可经拟行造瘘的位置取出标本。

种高效、简便且可能更实用的手套通路装置来配合机器人经肛门手术，随后他们在 2014 年 5 月发表了一篇关于该方法的 16 例样本的报道 [31]。其他来自美国和欧洲的个案报道也证实了机器人手术的可行性（表 16.2）[29, 30, 32-41]，但目前尚无有关治疗效果、复发率、切除质量及生存期的长期或短期数据。人们希望可以证实机器人与其他经肛手术平台患者的结局相同，然而这可能掩盖了该术式的最初目的：通过使用机器人微型器械来降低手术难度，改善术区视野并提高切除的质量。

由于机器人手术的高昂花费，最终只有证实了患者的预后更佳，才能推动该技术的真正普及。根据 Hompes 的报道，每例患者需多花费约 1 000 欧元（约合 1 700 美元）。

机器人 taTME 更是一种崭新的手术方式，到本书出版为止仅有 3 篇相关的报道，但关于该技术的讨论与热情持续升温，或许它能够成为新的机器人手术平台 [35-37, 40-42]。

尽管相关报道较少，但机器人经肛门手术与 TEM 或 TAMIS 一样被认为是一种安全有效的腔内切除手段。新一代机器人系统（da Vinci Xi 和 da Vinci SP）将迅速改善旧型号的技术局限，推动其不断普及。

16.5 机器人经肛门手术的临床证据：局部切除和 taTME

机器人经肛门腔内手术的入路最早是 2009 年随着 TAMIS 的发展和 GelPOINT 通路的研发而出现的。由于应用时间较短，目前尚缺乏足够的临床数据，而制约该技术普及的一个因素仍然是机器人系统安装的难度和局限性，这可能会抵消其腔内操作灵活性的优势。

Atallah 在 2010 年首次尝试了经肛门的机器人手术。他首先应用计算机模拟手术，很快便在尸体上尝试各种对接的方法，最终确定了患者的截石位和平行对接的方式 [29-30]。Hompes 和 Mortensen 在 2012 年首次报道了一

16.6 总 结

经过严格筛选手术对象并合理分期后，经肛门机器人手术（RTS）是一种切除直肠肿瘤的新选择。应用机器人辅助 taTME 切除整块的直肠肿瘤，标志着 RTS 技术的又一个新方向。RTS 最大的优势是主刀医生可以通过控制台在狭小的肠腔中进行精细的操作，机器人的机械腕装置（EndoWrist）在肠腔内格外灵活，再加上高分辨率的 3D 成像，增加了术者经肛门局部切除和腔内缝合的操作性与精细度。RTS 复杂精细操作的能力使其更可能挑战对于传统手术难度极大的复杂病例（如经肛门瘘修补）。

RTS 技术目前尚不成熟，对于直肠手术的

表 16.2　目前已发表的机器人经肛门手术的文献

作者	日期 (年/月)	国家	PLAT	PROC	研究对象	n	BEN	MAL	DAV (cm)	SIZE (cm)	MRG	MES	LN	DOCK	OT (min)	LOS (d)	FU (月)	备注
Atallah[29]	2011/9	美国	TAMIS-GP	TAMIS	尸体	2	N/A	N/A	N/A	N/A	N/A	N/A	N/A	右肩	35	N/A	N/A	第一例 RTS
Atallah[30]	2012/5	美国	TAMIS-GP	TAMIS	患者	1	0	1	7	3	无	N/A	N/A	右肩	105	1	1.5	第一例临床 RTS
Hompes[35]	2012/5	英国	手套	TAMIS	尸体	2	N/A	N/A	N/A	N/A	N/A	N/A	N/A	右侧 平行	—	N/A	N/A	第一次报道应用手套 做接口
Bardakcioglu[32]	2012/12	美国	TAMIS-GP	TAMIS	患者	1	1	0	8	1.5	无	N/A	N/A	左侧 平行	—	0	—	第二例临床 RTS
Atallah[36]	2013/6	美国	TAMIS-GP	RATS-TME	患者	1	0	1	4	3.4	无	近乎完整	0/35	右侧 平行	87	3	1.5	第一例 RTS 行经肛 门 TME
Vallribera[37]	2013/8	西班牙	手套	TAMIS	患者	1	1	0	6	2.5	无	N/A	N/A	侧方	180	1	—	第一次小规模应用手 套的 RTS
Buchs[34]	2013/8	瑞士	手套	TAMIS	患者	3	0	3	10.2	3.2	无	N/A	N/A	侧方	110	3	2	描述了如何应用 RTS 于侧方
Gomez-Ruiz[38]	2014/2	西班牙	TAMIS-GP	RATS-TME	尸体	4	N/A	N/A	N/A	N/A	N/A	完整	—	左侧 平行	82（机 器人）	N/A	—	第一次实验性 RATS- TME，1 例经肛门 IMA 和 IMV
Hompes[28]	2014/4	英国	手套	TAMIS	患者	16	6	10	8	5.3	3	N/A	N/A	边上	108	1.3	—	最大规模的机器人 TAMIS
Atallah[39]	2014/4	美国	TAMIS-GP	TAMIS	患者	1	0	1	4	—	无	N/A	N/A	边上	93	1	1.5	有手术视频
Gomez-Ruiz[40]	2014/5	西班牙	TAMIS-GP	RATS-TME	患者	1	0	1	5	6.7	无	完整	29	左侧平 行	420	6	—	西班牙文书写
Verheijen[41]	2014/5	荷兰	TAMIS-GP	RATS-TME	患者	1	0	1	8	3	无	完整	—	左臀	205	3	1.5	
Atallah[42]	2014/6	美国	TAMIS-GP	RATS-TME	患者	3	0	3	2.5	2.5	无	1 例完整 2 例近乎 完整	30	右侧平 行	376	4.3	3	最大规模的 3 例 RATS-TME

总数（m）

PLAT：经肛门手术入路平台；n：病变切除数量；BEN：纳入研究的良性肿瘤样本量；MAL：纳入研究的恶性肿瘤样本量；DAV：病变距肛缘的距离；SIZE：病变大小；MRG：阳性例数；MES：直肠系膜完整性；LN：平均淋巴结清扫数目；DOCK：机器人组装位置；OT：手术时间；LOS：住院时间；FU：随访时间。

应用范围也没有完全的界定。今后，新的单孔机器人手术平台和手术设备的改良将会大大缩短设备的安装时间，提高操作的简便性，而保留直肠策略的基本原理和技术也将得到了更好的发展。在 RTS 大规模应用之前，其安全性、有效性和性价比等方面仍有待进一步的评估和明确。

16.7　要　点

• 直肠肿瘤经肛门局部切除术（1983 年的 TEM 和 2009 年 TAMIS）已被证实优于传统的经肛门手术方法（较低的复发率）。

• 相比于传统的经肛门切除（TAE），新的手术方式显著降低了肿瘤的局部复发率，主要原因是良好的暴露、清晰的视野和更为精细的手术器械。

• 机器人手术系统对当前手术技术的改良可能是患者局部复发和预后不同的原因。

• 机器人经肛门手术的技术，特别是系统的安装方式，仍处在探索阶段，与前面几章介绍的术式相比更具有挑战性且暂无统一的标准。

• 机器人经肛门手术目前是应用 da Vinci SI 系统（Intuitive Surgical, Sunnyvale, CA）和经肛门的 GelPOINT 单孔操作通道（GelPOINT path, Applied Medical, Rancho Santa Margarita, CA）或手套通路完成的。

• 经肛门全直肠系膜切除术（taTME）的概念于 2006 年提出并在尸体上进行了实验，随后逐渐应用于临床治疗直肠良性或恶性肿瘤，并在短期随访中取得了预期的治疗效果。

• 机器人经肛门 TME 手术已应用于临床，但仍处在探索阶段，在目前的机器人平台上操作有一定困难。

• 机器人经肛门切除术和经肛门 TME 手术是目前在直肠癌治疗领域非常前沿的手术方式。然而，该术式也暴露出目前机器人手术系统所存在的缺陷：主要是设备组装和在狭小空间内机械臂交叉与碰撞的问题。

• 新的机器人手术系统（da Vinci Xi）在 2014 年末问世，研究人员花费了数年时间进行改良，以克服目前经肛门机器人手术的局限性，并可能在未来十年内改变结肠腔内手术的方式。

参考文献

[1] Parks AG, Rob C, Smith R, et al. Benign tumours of the rectum//Rob C, Smith R, Morgan CN, editors. Clinical surgery. England, London: Butterworths, 1966, 10: 541.

[2] Buess G, Hutterer F, Theiss J, et al. A system for a transanal endoscopic rectum operation. Chirurg, 1984, 55: 677-680.

[3] Saclarides TJ, Smith L, Ko ST, et al. Transanal endoscopic microsurgery. Dis Colon Rectum, 1992, 35: 1183-1191.

[4] Palma P, Horisberger K, Joos A, et al. Local excision of early rectal cancer: is transanal endoscopic microsurgery an alternative to radical surgery. Rev Esp Enferm Dig, 2009, 101: 172-178.

[5] Winde G, Nottberg H, Keller R, et al. Surgical cure for early rectal carcinomas (T1) transanal endoscopic microsurgery vs. anterior resection. Dis Colon Rectum, 1996, 39: 969-976.

[6] Heintz A, Mörschel M, Junginger T. Comparison of results after transanal endoscopic microsurgery and radical resection for T1 carcinoma of the rectum. Surg Endosc, 1998, 12: 1145-1148.

[7] Moore JS, Cataldo PA, Osler T, et al. Transanal endoscopic microsurgery is more effective than traditional transanal excision for resection of rectal masses. Dis Colon Rectum, 2008, 51: 1026-1030. discussion 30-31.

[8] Middleton PF, Sutherland LM, Maddern GJ. Transanal endoscopic microsurgery: a systematic review. Dis Colon Rectum, 2005, 48: 270-284.

[9] Atallah S, Albert M, Larach S. Transanal minimally invasive surgery: a giant leap forward. Surg Endosc, 2010, 24: 2200-2205. Epub 21 Feb 2010.

[10] Martin-Perez B, Andrade-Ribeiro GD, Hunter L, et al. A systematic review of transanal minimally invasive surgery (TAMIS) from 2010 to 2013. Tech Coloproctol, 2014, 18: 775-788. doi: 10.1007/s10151-014-1148-6. Epub 2014 May 7.

[11] Albert M, Atallah S, deBeche-Adams T, et al.

Transanal minimally invasive surgery (TAMIS) for local excision of benign neoplasms and early-stage rectal cancer: efficacy and outcomes in the first 50 patients. Dis Colon Rectum, 2013, 56: 301-307.

[12] Lim SB, Seo SI, Lee JL, et al. Feasibility of transanal minimally invasive surgery for midrectal lesions. Surg Endosc, 2011, 26: 3127-3132. doi: 10.1007/s00464-012-2303-7 . Epub 2012 Apr 28.

[13] McLemore EC, Weston LA, Coker AM, et al. Transanal minimally invasive surgery for benign and malignant rectal neoplasia. Am J Surg, 2014, 208: 372-81. oi: 0.1016/j.amjsurg.2014.01.006. Epub 2014 Apr 1.

[14] Schiphorst AH, Langenhoff BS, Maring J, et al. Transanal minimally invasive surgery: initial experience and short-term functional results. Dis Colon Rectum, 2014, 57: 927-932.

[15] Whiteford MH, Denk PM, Swanström LL. Feasibility of radical sigmoid colectomy performed as natural orifice translumenal endoscopic surgery (NOTES) using transanal endoscopic microsurgery. Surg Endosc, 2007, 2: 1870-1874.

[16] Atallah S, Albert M, Debeche-Adams T, et al. Transanal minimally invasive surgery for total mesorectal excision (TAMIS- TME): a stepwise description of the surgical technique with video demonstration. Tech Coloproctol, 2013, 17: 321-325. doi: 10.1007/s10151-012-0971-x. Epub 2013 Feb 2.

[17] de Lacy AM, Rattner DW, Adelsdorfer C, et al. Transanal natural orifice transluminal endoscopic surgery (NOTES) rectal resection: "down-to-up" total mesorectal excision (TME)—short-term outcomes in the first 20 cases. Surg Endosc, 2013, 27: 3165-3172.

[18] Velthuis S, Nieuwenhuis DH, Emiel T, et al. Transanal versus traditional laparoscopic total mesorectal excision for rectal carcinoma. Surg Endosc, 2014, 28(12): 3494-3499.

[19] Monson JR, Weiser MR, Buie WD, et al. Practice parameters for the management of rectal cancer (revised). Dis Colon Rectum, 2013, 56: 535-550.

[20] Nascimbeni R, Burgart LJ, Nivatvongs S, et al. Risk of lymph node metastasis in T1 carcinoma of the colon and rectum. Dis Colon Rectum, 2002, 45(2): 200-206.

[21] Tytherleigh MG, Warren BF, Mortensen N. Management of early rectal cancer. Br J Surg, 2008, 95: 409-423.

[22] Kikuchi R, Takano M, Takagi K, et al. Management of early invasive colorectal cancer. Dis Colon Rectum, 1995, 38: 1286-1295.

[23] Bhangu A, Brown G, Nicholls RJ, et al. Survival outcome of local excision versus radical resection of colon or rectal carcinoma: a Surveillance, Epidemiology, and End Results (SEER) population- based study. Ann Surg, 2013, 258: 563-569; discussion 569-571.

[24] Garcia-Aguilar J, Shi Q, Thomas Jr CR, et al. A phase II trial of neoadjuvant chemoradiation and local exci-sion for T2N0 rectal cancer: preliminary results of the ACOSOG Z6041 trial. Ann Surg Oncol, 2011, 19: 384-391.

[25] Kundel Y, Brenner R, Purim O, et al. Is local excision after complete pathological response to neoadjuvant chemoradiation for rectal cancer an acceptable treat-ment option. Dis Colon Rectum, 2010, 53: 1624-1631.

[26] Kim CJ, Yeatman TJ, Coppola D, et al. Local excision of T2 and T3 rectal cancers after downstaging chemo-radiation. Ann Surg, 2001, 234(3): 352-358; discussion 358-359.

[27] Serra-Aracil X, Caro-Tarrago A, Mora-López L, et al. Transanal endoscopic surgery with total wall excision is required with rectal adenomas due to the high frequency of adenocarcinoma. Dis Colon Rectum, 2014, 57(7): 823-829.

[28] Hompes R, Rauh SM, Ris F, et al. Robotic transanal minimally invasive surgery for local excisions of rectal neoplasms. Br J Surg, 2011, 101: 578-581. doi: 10.1002/bjs.9454.

[29] Atallah SB, Albert MR, deBeche-Adams TH, et al. Robotic TransAnal minimally invasive surgery in a cadaveric model. Tech Coloproctol, 2011, 15: 461-464.

[30] Atallah S, Parra-Davila E, deBeche-Adams T, et al. Excision of a rectal neoplasm using robotic transanal surgery (RTS): a description of the technique. Tech Coloproctol, 2011, 16: 389-392.

[31] Hompes R, Ris F, Cunningham C, et al. Transanal glove port is a safe and cost- effective alternative for transanal endoscopic micro-surgery. Br J Surg, 2011, 99: 1429-1435.

[32] Bardakcioglu O. Robotic transanal access surgery. Surg Endosc, 2011, 27: 1407-1409.

[33] Valls FV, Bassany EE, Jimenez-Gomez LM, et al. Robotic transanal endoscopic micro-surgery in benign rectal tumour. J Robotic Surg, 2014, 8: 277-280. doi: 10.1007/s11701-013-0429-9.

[34] Buchs NC, Pugin F, Volonte F, et al. Robotic transanal endoscopic microsurgery: technical details for the lateral approach. Dis Colon Rectum, 2013, 56: 1194-1198.

[35] Hompes R, Rauh SM, Hagen ME, et al. Preclinical cadaveric study of transanal endoscopic da Vinci

surgery. Br J Surg, 2011, 99: 1144-1148.

[36] Atallah S, Nassif G, Polavarapu H, et al. Robotic-assisted transanal surgery for total mesorectal exci-sion (RATS-TME): a description of a novel surgical approach with video demonstration. Tech Coloproctol, 2013, 17: 441-447.

[37] Vallribera Valls F, Espín Bassany E, Jiménez-Gómez LM, et al. Robotic transanal endoscopic microsurgery in benign rectal tumour. J Robotic Surg, 2014, 8: 277-280. doi: 10.1007/s11701-013-0429-9 .

[38] Gomez Ruiz M, Martin Parra I, Calleja Iglesias A, et al. Preclinical cadaveric study of transanal robotic proctectomy with total mesorectal excision combined with laparoscopic assistance. Int J Med Robot 2014. doi: 10.1002/rcs.1581

[39] Atallah S, Quinteros F, Martin-Perez B, et al. Robotic transanal surgery for local excision of rectal neoplasms. J Robot Surg, 2014, 8(2): 193-194. doi: 10.1007/s11701-014-0463-2.

[40] Gomez Ruiz M, Palazuelos CM, Martin Parra JJ, et al. New technique of transanal proctectomy with completely robotic total mesorectal excision for rectal cancer. Cir Esp, 2014, 92: 356-361.

[41] Verheijen PM, Consten EC, Broeders IA. Robotic transanal total mesorectal excision for rectal cancer: experience with a first case. Int J Med Robot, 2014, 10(4): 423-426. doi: 10.1002/rcs.1594. Epub 2014 May 8.

[42] Atallah S, Martin-Perez B, Pinan J, et al. Robotic transanal total mesorectal excision: a pilot study. Tech Coloproctol, 2014, 18(11): 1047-53. doi: 10.1007/s10151-014-1181-5 . Epub 2014 Jun 24.

第 17 章 单次对接的完全机器人低位前切除术或拖出法括约肌间切除术

Hsin-Hung Yeh, Nak Song Sung, Seon Hahn Kim

摘要：腹腔镜全直肠系膜切除术（TME）治疗直肠癌的手术难度仍较高，同时由于盆腔狭小局限的空间，其中转开腹率也很高。Da Vinci 机器人手术系统可以克服腹腔镜在直肠手术中的技术瓶颈，它具备三维放大视野、稳定的摄像平台、震颤消除、稳定的牵拉暴露和灵活的 Endo Wrist 机械腕。有报道显示，与腹腔镜手术相比，机器人直肠手术有较低的中转开腹率和基本相当的短期结局。毫无疑问，机器人手术的效果仍需要更加合理的随机临床试验加以证实，但目前我们可以确信机器人系统在直肠癌手术中是安全有效的。

关键词：TME；直肠癌；达芬奇；腹腔镜；机器人

17.1 引 言

全直肠系膜切除术（TME）是治疗直肠癌的一种安全有效的手术方式[1]。有 meta 分析显示，腹腔镜直肠癌手术与开腹手术的肿瘤治疗效果基本相当，但同时它的中转开腹率也可能较高（0~32.4%）[2]。由此可见，腹腔镜技术在治疗直肠癌时仍存在一定的难度，主要原因是盆腔复杂而狭小的操作空间。机器人手术系统因具有 3D 放大成像、高灵活性、稳定的操作平台等特点，使得外科医生在 TME 手术中解剖"神圣平面"时更加细致。一些如联合手术、双次和单次对接术式等机器人手术目前已经应用于临床[3-5]。我们从 2007 年引进了 da Vinci 机器人手术系统，目前已经探索出一套单次对接的全机器人手术方法，在进行低位前切除（low anterior resection，LAR）或括约肌间切除（intersphincteric resection，ISR）时无须移动机械臂系统（视频 17.1、17.2）。在进行了 300 余例机器人直肠癌手术后，我们制订了一套简便且安全有效的直肠癌手术标准流

Electronic supplementary material: The online version of this chapter (doi: 10.1007/978-3-319-09120-4_17) contains supplementary material, which is available to authorized users. Videos can also be accessed at http://link.springer.com/book/10.1007/978-3-319-09120-4_ 17.

H.-H. Yeh, B.Med., F.R.A.C.S. • S. H. Kim , M.D., Ph.D. (✉)
Department of Colorectal Surgery, Korea University Anam Hospital, Seoul, Korea
e-mail: deanyeh@ausdoctors.net; drkimsh@korea.ac.kr

N. S. Sung, M.D.
Department of Surgery, Division of Colorectal Surgery, Korea University Anam Hospital, Seoul, South Korea
e-mail: tjdskrthd@daum.net

程。本章节将会对我们机构所采用的 LAR 和 ISR 手术步骤与技巧进行详细的介绍。

17.2 手术步骤

17.2.1 手术设备

- 0° 内镜（备用 30° 镜）。
- 3 个机械臂
—1 号机械臂：热剪（单极弯剪）。
—2 号机械臂：马里兰双极钳。
—3 号机械臂：Cadiere 钳。选择 Cadiere 钳是因为它的尺寸相对较小，因而在狭小盆腔中操作较为容易。同时相对其他抓钳（如 ProGrasp 钳）力量较为轻柔，能够降低因操作不当造成的组织损伤。
- Hemo-lock 夹（Weck Closure System, Research Triangle Park, NC, USA）。
- 助手使用的腹腔镜吻合装置。
- 可选器械
—Harmonic 超声刀。
—机器人吻合装置。
—机器人血管闭合装置。

17.2.2 完全机器人 LAR 或 ISR 手术的患者体位与设备安装

患者取改良截石位，双腿适当降低使大腿与躯干高度相同。患者取头低脚高位并向右侧倾斜，这样可使大网膜和小肠肠管由于重力的作用避开手术区域。通常需要将头低 15°~20°，右倾 15°~20°。将右侧大网膜翻到肝脏上面（图 17.1A）。

患者需要维持该体位很长时间，因此在术中应随时确保患者不会滑下手术台。我们一般使用手术防滑垫避免患者的移位。

将床旁机械臂系统斜行放置在患者的左侧，同时注意将机械臂成扇形排开以防止其相互碰撞（图 17.1B）。

在手术过程中，助手与巡回护士应站立在患者的右侧，这样更靠近各种设备。视频系统及监视屏幕朝向患者的右足。

17.2.3 Trocar 的定位

气腹可通过气腹针、直视下穿刺或者直接切开法建立。我们一般选择直接切开。

我们的标准流程中需要 4 个机械臂和 1 个摄像头共 5 个穿刺孔（图 17.2、17.3）。右下腹的 Trocar 位置通常选在麦氏点。Trocar 的位置应远离骨性结构如髂骨棘以便机械臂可以无阻碍地活动。定位 Trocar 的同时应考虑是否在此处要进行回肠造瘘。

右上腹 Trocar 的位置选择在肝下缘 2cm 的锁骨中线内侧。左侧 Trocar 的位置选在左锁骨中线。左上腹 Trocar 的位置较右上腹 Trocar 稍低，以避免在游离结肠时操作不便。

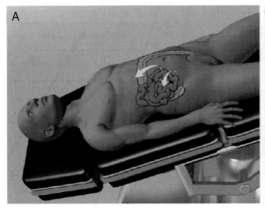
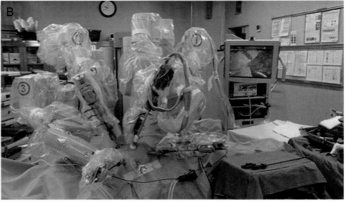

图 17.1　A. 单次对接完全机器人低位前切除或括约肌间切除的患者体位。B. 单次对接完全机器人低位前切除或括约肌间切除的系统安装

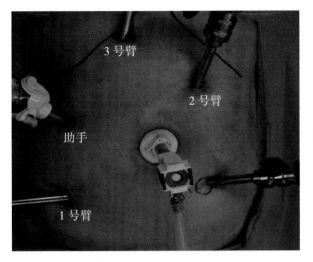

图 17.2　腹部手术的 Trocar 定位

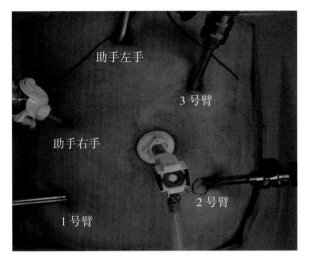

图 17.3　盆腔手术的 Trocar 定位

助手 Trocar 置于右侧腹部，摄像孔和右上腹 Trocar 水平之间。

Trocar 位置对于预防术中出现的各种问题非常重要。镜头、器械与解剖目标之间的距离和 Trocar 之间的距离非常重要。镜头穿刺孔至少需要离解剖目标 15cm 以上。同侧的操作 Trocar 之间至少有 8cm 的距离。右侧两个操作 Trocar 与摄像头 Trocar 之间的角度越大越好（图 17.4）。选择正确的 Trocar 位置可以有效预防术中机械臂的相互碰撞。

17.2.4　腹腔镜检查

· 应用腹腔镜进行全腹腔的诊断性探查，明确是否存在腹膜或远处转移。

· 松解可能会影响游离和暴露的任何腹腔粘连。

· 目的为暴露左半结肠、肠系膜根部与肠系膜下动脉或静脉（IMA 和 IMV）。

· 沿着横结肠，将大网膜牵拉到胃和肝脏上方。大网膜的重量及头底脚高的体位可以帮助横结肠远离术区。

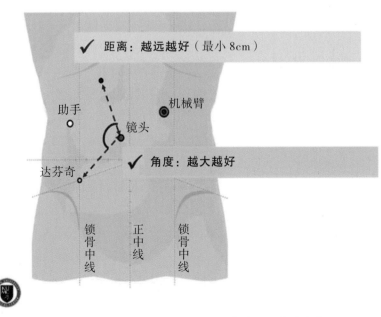

图 17.4　图示右上腹和右下腹 Trocar 之间的角度和距离越大越好

- 将小肠肠管轻柔地拉向右上腹部。
- 评估左半结肠与乙状结肠。当乙状结肠较长时，可不必游离结肠脾曲。
- 在腹腔内放置 1~2 块小纱布可能有助于阻挡小肠，更好地暴露术野。
- 女性患者最好用缝线悬吊子宫，暴露术野。

17.2.5 单次对接术式 *vs.* 双次对接术式

已有很多相关文献介绍了各种机器人手术技术：包括联合式、单次对接术式和双次对接术式等。本章的作者总结了多年的包含大量患者的手术经验，开发出一种单次对接的手术方式，该方法可以提供极佳的术区暴露，该方法的细节将在随后详细阐述。

17.2.5.1 联合手术

应用腹腔镜将结肠脾曲和左半结肠游离，随后可将床旁机械臂系统呈一定角度对接于患者的左侧或两腿之间以便进行盆腔解剖。

17.2.5.2 双次对接术式

需要两次机械臂系统的对接，分别用于游离结肠脾曲和解剖乙状结肠及盆腔。有研究报道了一种新的对接方式，可移动手术台而不是床旁机械臂系统。

17.2.5.3 单次对接术式

将床旁机械臂系统斜行放置在患者左侧，其中柱应当在摄像头 Trocar 和左侧髂前上棘的连线上。

机械臂从不同的 Trocar 中进入既可以游离左半结肠或结肠脾曲，也可以进行盆腔的解剖。床旁机械臂系统在患者左侧便于对会阴的操作，使得术者无须移开机械臂系统而通过指诊来检查直肠的游离程度。

17.3 腹部的游离

17.3.1 Trocar 的定位（图 17.2）

- 1 号机械臂：通过右下腹 Trocar 的单极弯剪。
- 2 号机械臂：通过左上腹 Trocar 的马里兰双极钳。
- 3 号机械臂：通过右上腹 Trocar 的 Cadiere 钳。
- 助手通过右侧腹部的辅助 Trocar 控制抓钳和吸引器。

17.3.2 由中间至侧方的手术入路

该入路为此部分的标准操作流程。

使用 2 号臂抬起乙状结肠系膜，显露肠系膜根部及 IMA（图 17.5）。助手使用无齿抓钳将小肠牵出术野。使用 1 号臂和 3 号臂切开并游离骶骨岬上方的肠系膜，而后找出 IMA 并进行血管裸化。主动脉可以作为解剖 IMA 的标志。行 D3 切除（围绕 IMA 根部至少 1cm 袖状切除肠系膜），同时保留动脉周围的交感神经丛（图 17.6）。血管裸化后，由助手或机械臂使用 Hemo-lock 夹结扎 IMA。如果使用机械臂则需要更换器械，但这样就可以利用腕状结构旋转和成角的灵活性。最好不要在紧邻主动脉的地方结扎 IMA。为了防止出血，可以做短的袖状游离。

我们也制订了一种针对有心血管疾病患者的手术方案，即在严格保证足够切除范围的前提下，低位结扎 IMA，从而保留左结肠血管。该方法需要仔细裸化 IMA，分离 IMA 上的肠系膜组织，直到明确结肠左动脉。将肠系膜组织从左结肠血管蒂上切除，在左结肠血管分叉的远端结扎离断 IMA。

手术过程中辨认并保护神经尤为重要，机器人系统的 3D 视野对此帮助很大。通过裸化 IMA，神经可以被更好地识别和辨认。助手也可以用抓钳或吸引器进行辅助。

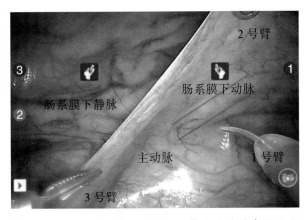

图 17.5　IMA 的暴露。2 号机械臂向腹前壁牵拉乙状结肠系膜，1 号和 3 号机械臂用于解剖游离

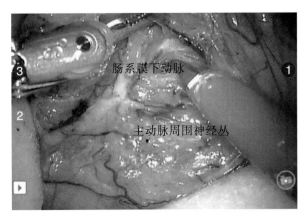

图 17.6　裸化 IMA 并保护主动脉周围的交感神经

随后将 IMA 向腹侧抬起，从腹膜后间隙锐性游离降结肠和乙状结肠。可以利用 2 号和 3 号机械臂形成的牵引和反牵引力来寻找和分离肠系膜和肾前筋膜之间的平面。有时，该间隙也可用机械臂轻柔地推开并暴露。注意经常复位 2 号机械臂，以便将肠系膜向腹壁方向牵拉。这样，3 号臂就可以进行反向牵拉。一般使用左侧 3 号臂上的双极电剪和右侧 1 号臂上的单极电剪来止血。

在后腹膜上方将结肠系膜向脾曲方向连续游离，于十二指肠外侧显露并结扎 IMV。

在结扎 IMV 之前，应妥善处理 Riolan 动脉弓。当 Riolan 动脉弓存在时，可能与来自边缘动脉弓的血供关系密切。必要时，在结扎 IMV 时应确保 Riolan 动脉弓的完整性（图 17.7）。结扎 IMV 并不影响肿瘤相关的预后，但有利于左半结肠的游离，减少随后盆腔内肠吻合的张力。

中间入路的边界上达胰腺下缘，内侧为主动脉，而外侧尽可能游离至腰大肌。此时可以观察到左侧输尿管跨过左髂血管，注意避免损伤。

松解脾曲后，继续沿中间入路游离至胰腺上方并进入小网膜囊。具体方法为在胰腺水平切开覆盖在横结肠系膜上的腹膜，将胰腺表面的肠系膜剥离后即可进入小网膜。一旦进入小网膜，便可以将横结肠系膜从胰腺前方的附着点上切开（图 17.8）。助手将无损伤抓钳伸入

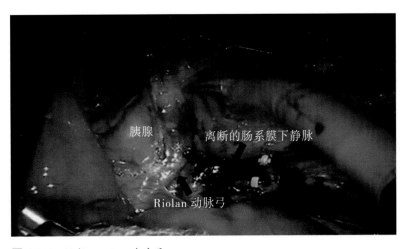

图 17.7　保护 Riolan 动脉弓

小网膜并将横结肠系膜向上挑起，术者继续向外侧的结肠脾曲游离，注意辨认附着在胰腺尾部的大网膜。

完成中间入路的解剖后，即可进行外侧的游离。沿 Toldt 线切开乙状结肠在侧腹壁的附着点，助手将结肠向中下方牵开（如朝向右下腹），术者使用左侧机械臂进行对抗牵引（图 17.9）。若中间入路的解剖比较充分，则很快两部分间隙就会在此处汇合。

17.3.3 "手对手"技术

术中更换器械时，术者与助手之间的沟通非常重要。我们采用了一种"手对手"的方式，即术者将结肠或肠系膜牵拉至预定的位置，随后助手使用他的器械来接替术者的机械臂。该操作的要点是两人不能同时移动器械以防止牵拉的脱落，同时也可以避免多余的动作并降低发生意外伤害的危险。

17.3.4 游离结肠脾曲

首先应沿着左侧结肠旁沟将降结肠朝脾曲的方向连续游离。助手应不断调整牵拉位置，保证降结肠在游离中有足够的张力。在左半结肠的近端会遇到大网膜的附着点，术者应使用 2 号机械臂将大网膜向腹壁抬起，并使用 1 号臂和 3 号臂将大网膜从脾曲游离下来。一旦网膜与结肠分离，脾曲的外侧附着点便可松解，从而完成脾曲的完全游离。随后向中间方向继续游离横结肠，进行该操作时最好由 2 号臂将大网膜抬起，并由助手进行对抗牵拉。

大多情况下大网膜和横结肠的游离只需两个机械臂便可完成。机械臂之间可能会相互碰撞，尤其是处理横结肠中部时。如果 2、3 号臂的碰撞太多，可以将 2 号臂移开，只用 1、3 号臂也可完成该操作。

17.4 盆腔的游离

17.4.1 Trocar 的定位（图 17.3）

- 1 号机械臂：通过右下腹的单极弯剪。
- 2 号机械臂：通过左下腹的马里兰抓钳。
- 3 号机械臂：通过左上腹的 Cadiere 钳。
- 助手通过右上腹的两个操作孔控制抓钳和吸引器。

结肠的游离完成后，开始进行盆腔的操作。

将机械臂调换位置，而无须完全重新组装床旁机械臂系统（图 17.3、17.10）。助手将乙状结肠向脾脏方向牵引使直肠牵出盆腔。该操作使用抓钳或尼龙带系在直乙交接处（图 17.11），这样就可以代替 2 号和 3 号臂的工作。

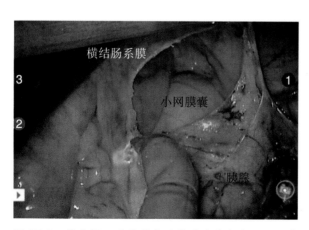

图 17.8 将中间入路的游离延伸至胰腺上方，从而进入小网膜囊，分离横结肠系膜与胰腺。黑色手术器械为助手的抓钳

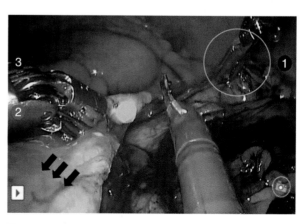

图 17.9 在游离侧方时，助手用抓钳将降结肠向中下方向牵拉（箭头所示），术者用左侧机械臂反向牵拉（黄色圆圈所示）

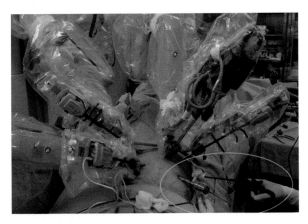

图 17.10　重新对接机械臂后盆腔解剖时在患者头侧拍摄的图像。注意在患者右侧有助手使用的两个 Trocar（黄色圆圈）。同时注意将机械臂呈扇形排列以减少外部的碰撞

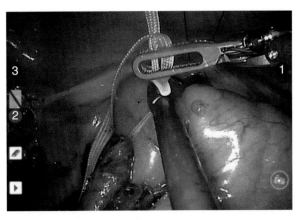

图 17.11　将尼龙带系在直乙交界处，使用右上腹的机械臂将直肠牵出盆腔。同时可以看到用于辅助暴露男性狭小骨盆的腹膜反折前的缝线

助手通过两个操作孔来牵拉结肠（必要时也应牵拉小肠），同时使用吸引器吸出烟雾和液体。通常情况下，助手左手持抓钳，右手持吸引器，左手牵拉结肠，右手牵拉小肠或提供更多张力。

找到直肠系膜的平面并给予足够的张力，这里的操作一般不易出血。从骶前的直肠后壁开始游离，逐渐向两侧延伸，切开侧腹膜皱襞，最后游离难度最大的是直肠前壁。

用 2 号臂将直肠向腹壁方向牵拉，并使用 3 号臂辅助或对抗牵引。注意牵拉时可以用前端张开的器械或机械腕结构推挡组织，给予足够的张力后即可以看到疏松的白色结缔组织，表明已经到达合适的 TME 层面。此处需要注意紧贴直肠系膜筋膜进行分离。

在游离直肠后壁时，注意分离和保护腹下神经。

关键在于足够的张力和紧贴直肠侧游离 TME 平面。

在侧方游离过程中，术者用 2 号臂挡开侧盆壁的组织，同时助手用吸引器将直肠拨向对侧（图 17.12）。适当的牵拉对于充分显露从而保持侧方正确的 TME 平面来说至关重要。

为了暴露直肠前壁，可将腹膜反折附近覆盖在膀胱上的腹膜用直针悬吊在腹前壁上。2 号臂进一步向上辅助牵拉膀胱，同时 3 号臂向

下对抗牵拉直肠。

找到精囊腺后，沿着邓氏筋膜继续游离。除非因肿瘤浸润而需整体切除（如前壁直肠癌），一般应保护邓氏筋膜以确保下方的神经血管束不受损伤（图 17.13A）。

还需要注意的是常常有一根前列腺到直肠系膜的血管在邓氏筋膜前方穿行，若处理不当常会造成出血。当肿瘤浸润直肠前壁时，切除的层面应在邓氏筋膜前方，以确保环周切缘阴性（图 17.13B）。

为了更好地牵拉和暴露，2 号臂和 3 号臂上的器械可随时更换。由于达芬奇机器人系统完全消除了生理性震颤，因此术者可以用左手

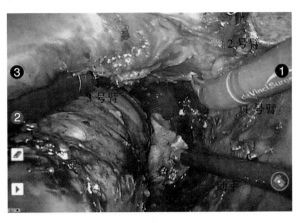

图 17.12　在侧方解剖时，各个机械臂的位置

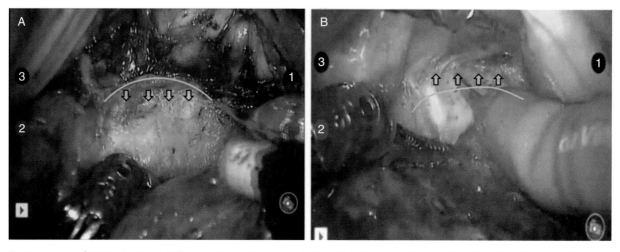

图17.13　A.在邓氏筋膜后方的解剖平面（黄线所示），在该平面内操作是为了保护在筋膜前部的神经血管丛。B.当肿瘤浸润直肠前壁时，解剖平面选在邓氏筋膜前方（黄线所示），以保证环周切缘阴性

进行解剖。超声刀可以换到 3 号臂进行游离，尤其是在左侧的时候。

当电刀接触到底部的肌纤维出现收缩时，说明已经游离至盆底。这时可以通过直肠指诊来明确游离的范围。

行括约肌间切除时，需要先明确两个解剖标志：后方的肛尾韧带（图 17.14A）和两侧的耻骨直肠肌韧带（图 17.14B）。将肛尾韧带切开以进入括约肌间层面，并尽量向下游离。

在游离狭小的盆腔时，视野很容易受限。由于镜头可以旋转，初学者往往会分不清方向。我们建议时常将镜身退出盆腔并在总体上进行观察，不断重新调整方向。另一个技巧是在控

制台观察镜头的商标，一般位于屏幕顶部的中央，通过它可以了解镜头的水平和方向。

17.5　低位前切除时离断直肠

盆腔的解剖完成后，可移除床旁机械臂系统，应用传统的腹腔镜手术方法切除直肠。最近达芬奇系统添加了安装在机械臂上的切割缝合器，但在撰写本章时，我们中心还没有应用。将右下腹 Trocar 换成 12mm 规格，同时用腹腔镜切割缝合器离断远端直肠。若是碰到狭窄而操作困难的盆腔，可将机械臂系统部分移除，

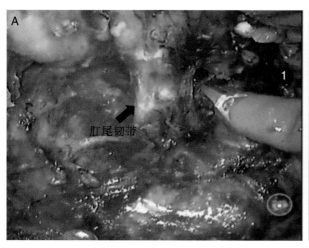
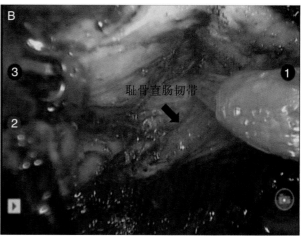

图 17.14　Trocar 的定位需满足两个操作：A.括约肌间切除术时，需离断肛尾韧带。B.辨别并离断耻骨直肠肌韧带

留下镜头以便观察远端直肠，留下 2 号臂将盆腔前部挡开，移除 1 号臂和 3 号臂。再将右下腹 Trocar 换成 12mm 规格后进行如上所述的切除操作（图 17.15A、B）。

17.5.1　标本的取出

标本可通过左髂窝或脐部的切口取出。通常情况下，我们优先考虑左下腹刺孔，因为文献报道该处发生切口疝的概率最低。在取出标本时可以使用切口保护膜。肠管和系膜切除的长度和方向通常根据 IMA 的位置决定。结扎肠系膜血管，并在结扎边缘动脉前阻断并评估其血供是否充足。随后使用肠钳和刀片常规切断近端结肠。

17.5.2　吻　合

应用标准双排钉吻合器。在近端结肠使用不可吸收缝线进行荷包缝合，将环形吻合器的钉砧头置入并固定。将结肠放回腹腔并重新建立气腹，可将切口保护膜套上手套或旋转后用肠钳夹住。当通过脐部切口取出标本时，可以剪开手套的一根手指并将镜头置入，通常用缝线固定保证气密性。

将肠管从盆腔中牵出，以便看清远端直肠的钉合线。在术者的直视和指挥下，助手将吻合器通过肛门置入直肠残端内。调整好位置后旋转吻合器，使穿刺钉穿出直肠残端。吻合器

钉砧头与穿刺钉对合，保证听到表示对合成功的"咔哒"声，同时手上也会有同样的感觉。随后旋转吻合器使两端进行吻合，直到看见绿色的标志出现在指示区。激发吻合器前，必须注意检查肠管的方向以避免肠系膜扭转，一般可以通过观察结肠带的方向进行判断。我们的经验是保持姿势固定至少 15s 后，再去掉吻合器保险并激发。接着轻柔地打开吻合器并退出肛门，通常将吻合器轻微地左右晃动以便脱离肠管组织。吻合器取出后检查抵钉座上环状黏膜的完整性，并进行充气试验：将盆腔中注入生理盐水，用抓钳按压近端结肠，同时助手用注射器向直肠中注入空气。若盐水中出现气泡则说明试验阳性，表示吻合口存在问题。

17.6　括约肌间切除

当进行括约肌间切除时，可采用拖出的方式取出标本，并进行结直肠的手工吻合。该术式不使用机器人进行直肠或结肠的离断，但使用机器人处理左结肠动脉，以便将标本从肛门内拖出。取高截石位摆放患者，将肛门间断外翻缝合（图 17.16）。

从会阴侧完成括约肌间切除后，将直肠和近端结肠由肛门拖出。结扎肠系膜血管后，用直线型切割吻合器离断近端结肠。优先考虑肠

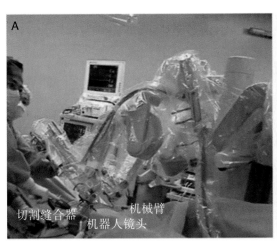
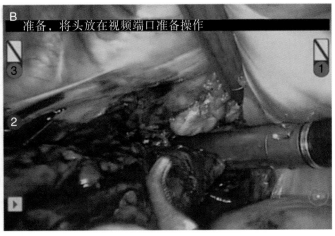

图 17.15　A. 离断直肠时的外部图像。B. 离断直肠时的内部图像

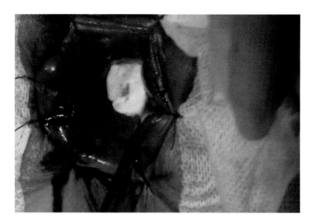

图 17.16　间断缝合肛门以准备会阴部的操作

管的端侧吻合，可以用可吸收线间断缝合加固钉合线。在结肠对系膜缘上距断端3cm处切开肠管，使用3-0可吸收线将结肠全层与括约肌和肛门黏膜缝合。

17.6.1　预防性回肠造口术

在我们中心，直肠前切除时并不常规行预防性回肠造口术。

· 预防性回肠造口术的手术指征包括：

—接受过新辅助放疗。

—接受括约肌间切除术及手工结肠肛管吻合术。

—超低位前切除术（距齿状线1cm内的双排钉吻合）。

—抵钉座上环状黏膜不完整或充气试验阳性等。

如果需要，一般选择右下腹穿刺孔行回肠造口术。在刺孔位置向下行环状切除直至肌筋膜表面，切开筋膜并钝性分开腹直肌，接着切开腹膜，将回肠襻从切口拖出。通过腹腔镜判断回肠的方向，并在关闭包扎了所有腹壁切口后再完成回肠造口的开放。

17.6.2　关闭切口

用常规方法关闭手术切口。对于取出标本的切口，我们推荐用间断缝合逐层关闭。在12mm Trocar的位置，注意关闭肌筋膜。

17.7　技术要点

· 标准化手术流程，每次手术的步骤尽量一致。

· 良好的暴露有助于手术的成功。

· 在机器人对接前，尽量使患者处于头低脚高位，以便小肠远离术区。

· 与助手的沟通相当重要，可以提高牵拉和更换器械的效率。

· 手术开展初期最常见的两个难点是设备在外部的碰撞和内部术野的暴露。

· 正确的Trocar定位可最大限度地减少外部碰撞，并充分发挥机器人设备的人体工程学优势。

· 机械臂的肩部和肘部需要扇形展开以避免外部碰撞。大多数的碰撞可通过重新调整机械臂的肘部得到解决。

· 掌握远程操作的概念。目标器官和操作孔之间足够的距离可使患者体外设备的活动幅度减小，避免了外部设备之间的碰撞。

· 合理使用主离合器避免控制台操作器械的碰撞。有经验的术者会更多地使用主离合器来保证双手之间足够的工作空间。

· 可以采用卸掉多余的机械臂或其他策略以减少碰撞。

· 术区视野较差的主要原因为小肠进入术区或牵引/反牵引力不足。

· 应灵活地使用海绵或纱布帮助暴露，这是防止小肠进入术区的一种有效方式。

· 充分利用助手来改善术区的暴露。助手需将小肠从术野中移开或辅助术者将其移开。

· 应牢记：机器人盆腔手术有"6双手"：4个术者的机械臂（包括镜头臂）和2个助手的辅助臂。

17.8　总　结

一般来说，共有3种机器人直肠癌手术方

式，即：联合术式、单次对接术式和双次对接术式。从 2007 年 7 月我们中心开始将机器人系统应用于直肠癌的外科治疗，我们一直致力于完善单次对接术式的标准化流程。

一些系统性回顾分析称机器人手术是一种安全可行且取得了满意临床与近期疗效的手术方式，然而，这些数据有一定的异质性且大多数为非随机试验[6-8]。我们报道了 200 例连续入组的机器人直肠癌手术，肿瘤至肛缘的中位距离为 6cm。分析结果显示了较低的并发症发生率（7.5%）、较低的环周切缘阳性率（CRM）（2.5%）和较为满意的 Ⅲ 期患者生存率（5 年生存率 88.6%）[9]。我们仍需要设计良好的随机对照试验来验证机器人的治疗效果，但就目前取得的结果来看，机器人系统在中下段直肠癌和盆腔狭小空间中的局部操作上具有更多的优势。

另一个将机器人应用于直肠癌手术中的重要问题是：如何避免自主神经损伤从而更好地保留生殖和排便功能。

腹腔镜本身并不是神经损伤的诱发因素，Jayne 等的研究结果称腹腔镜直肠切除术对膀胱功能并没有不利的影响，但在 MRC 和 CLASICC 的临床试验中，腹腔镜直肠手术有降低男性性功能的趋势，该结果被认为可能源于腹腔镜比开腹手术的 TME 比例更高[10]，同时他们发现中转开腹是术后男性性功能障碍的独立影响因素[10]。机器人直肠手术的有效数据暂时较少，但现有的一些报道称机器人手术的中转开腹率较低[4, 5, 8, 11]。我们期待未来有更多的结果能够证明机器人手术的有效性。

尽管现有研究显示出了机器人直肠手术巨大的前景，但仍需设计良好的临床试验来证明其安全性、有效性以及长期的功能学和肿瘤学获益。另外，我们必须努力开展更好的临床培训课程，同时解决机器人手术费用高昂的问题。

参考文献

[1] Heald RJ, Husband EM, Ryall RD. The mesorectum in rectal cancer surgery-the clue to pelvic recurrence. Br J Surg, 1982, 69(10): 613-616.

[2] Arezzo A, Passera R, Salvai A, et al. Laparoscopy for rectal cancer is oncologically adequate: a systematic review and meta-analysis of the literature. Surg Endosc, 2014, 29(2): 334.

[3] Choi DJ, Kim SH, Lee PJ, et al. Single- stage totally robotic dissection for rectal cancer sur-gery: technique and short-term outcome in 50 consecutive patients. Dis Colon Rectum, 2009, 52(11): 1824-1830.

[4] Kwak JM, Kim SH, Kim J, et al. Robotic vs laparo-scopic resection of rectal cancer: short-term outcomes of a case-control study. Dis Colon Rectum, 2011, 54(2): 151-156.

[5] Patriti A, Ceccarelli G, Bartoli A, et al. Short- and medium-term outcome of robot-assisted and traditional laparo-scopic rectal resection. JSLS, 2009, 13(2): 176-183.

[6] Mak TW, Lee JF, Futaba K, et al. Robotic surgery for rectal cancer: a systematic review of current practice. World J Gastrointest Oncol, 2014, 6(6): 184-193.

[7] Scarpinata R, Aly EH. Does robotic rectal cancer sur-gery offer improved early postoperative outcomes. Dis Colon Rectum, 2013, 56(2): 253-262.

[8] Xiong B, Ma L, Zhang C, et al. Robotic versus laparoscopic total mesorectal excision for rectal can-cer: a meta-analysis. J Surg Res, 2014, 188(2): 404-414.

[9] Hara M, Sng K, Yoo BE, et al. Robotic-assisted surgery for rectal adenocarcinoma: short-term and midterm outcomes from 200 consecutive cases at a single institution. Dis Colon Rectum, 2014, 57(5): 570-577.

[10] Jayne DG, Brown JM, Thorpe H, et al. Bladder and sexual function following resection for rectal cancer in a randomized clinical trial of laparoscopic versus open technique. Br J Surg, 2005, 92(9): 1124-1132.

[11] Baik SH, Kwon HY, Kim JS, et al. Robotic versus laparoscopic low anterior resection of rectal cancer: short-term outcome of a prospective comparative study. Ann Surg Oncol, 2009, 16(6): 1480-1487.

第四部分
挑战和培训

第 18 章　机器人手术的并发症

Robert K. Cleary

摘要：外科医生在使用机器人系统进行结直肠手术时，可以获得更加清晰的视野、更加精准的器械和更加舒适的坐姿，这些优势改善了腹腔镜手术的一些缺陷，最终可能会使更多的患者有机会接受微创手术，尤其是需要进行全直肠系膜切除的中低位直肠癌患者。结直肠外科医生和其他机器人手术室的工作人员应掌握机器人系统的不同特点，给予患者充分的术前准备和积极的术中干预，最大限度地确保患者的安全和最佳疗效。本章介绍并推荐了一些与机器人结直肠手术相关的特殊并发症的处理方法。

关键词：腹腔镜；机器人；机器人手术；结直肠

18.1　引　言

机器人手术的围手术期并发症与开腹和腹腔镜手术大致相同。和腹腔镜手术一样，机器人手术的特点是在腹壁切开小的穿刺孔，注入 CO_2 形成气腹，完成部分或全部结直肠的切除并取出手术标本。尽管研究显示机器人和腹腔镜手术的并发症发生率相似，但这方面的报道结果并不一致。Halabi 等对 2009—2010 年美国住院患者数据库的回顾性研究显示，机器人与腹腔镜结直肠手术相比，并发症、吻合口瘘和肠梗阻的发生率相似[1]。相反，2008—2009 年美国住院患者数据库的分析显示，与腹腔镜和开腹结直肠手术相比，机器人结直肠手术的并发症发生率和死亡率都较低[2]。其他对此数据库的分析显示，与腹腔镜结直肠手术相比，机器人手术的术后感染、肠瘘和血栓等并发症更为常见，而吻合口瘘、肠梗阻和肺炎等并不常见[3]。

只有 45% 的结肠择期手术和 10% 的直肠择期手术是由腹腔镜手术完成的[1]。据估计，腹腔镜手术的学习曲线为 50~70 例，而机器人手术的学习曲线为 20~32 例（即使没有腹腔镜手术经验）。具有关节结构的机器人器械能在最佳角度进行更精确的操作，同时不需要有经验的助手提供稳定的视野和牵拉，这些优势都有助于缩短机器人手术的学习曲线[4-7]。

许多评估学习曲线的研究都将手术时间和中转开腹率作为评估指标。这些数据可能不是最好的方法，因为一旦有了更多的经验，外科医生可能会接触更为复杂的病例，因此手术时间和中转开腹率不会出现明显的降低。有研究比较了不太熟悉腹腔镜技术（<30 例）和具有

R. K. Cleary, M.D. (✉)
Department of Surgery, St Joseph Mercy Hospital
Ann Arbor, Division of Colon & Rectal Surgery,
5325 Elliott Dr, MHVI #104, Ann Arbor,
MI 48106, USA
e-mail: Robert.Cleary@stjoeshealth.org

© Springer International Publishing Switzerland 2015
H. Ross et al. (eds.), *Robotic Approaches to Colorectal Surgery*,
DOI 10.1007/978-3-319-09120-4_18

丰富腹腔镜手术经验（>300 例）的新手机器人术者，结果显示，两者实施的机器人手术围手术期和肿瘤学结局并没有显著差异，说明常规实施开腹手术的外科医生可能可以直接过渡到机器人手术，而不需要精通腹腔镜技术[7]。另一项研究表明，机器人手术量越多，手术并发症越少，住院时间更短，住院费用更低。一项关于腹腔镜与机器人手术学习曲线的系统性回顾研究显示，当前的各种研究描述的是一个多角度和定义不明确的学习曲线，这项研究的作者总结道，像累积总和分析方法（cumulative sum analysis methodology, CUSUM）这样可以预测满意结局的多维度的手术技巧评估方法，应该在未来的研究中评价临床实际中的学习曲线[9, 10]。

目前机器人系统是外科医生坐在控制台前操作的一种主从平台。该系统缺乏触觉反馈，同时术者也无法坐在患者的手术台旁，因此必须依靠视觉来限制内脏牵引和挤压伤的风险[4]。保持所有器械都在视野内，以免损伤肠管、血管和其他结构[11, 12]，特别是在学习的早期，此类意外更容易发生[5]。必须使用摄像头寻找视野外的器械，而不是盲目地将器械带回视野中。当所有的器械都在视野内，触觉反馈的缺乏在某种程度上可以被机器人技术的高清视觉所克服。

通过对视觉线索和感官整合的研究，人们对机器人手术触觉反馈缺乏的补偿进行了探索。研究显示，视觉可以影响并补偿缺乏的触觉信息[13]。基于人类的知觉原理，用于模拟虚拟物体上的触觉感受（例如摩擦、硬度和纹理等）技术已经通过了测试，并被称作伪触觉反馈[14]。机器人器械触碰到腹腔内结构时获取的视觉信息被称为手术联觉[5, 13, 14]。

18.2　Trocar 损伤和疝

腹腔镜和机器人手术都有可能发生 Trocar 相关损伤，二者的 Trocar 定位是基本相似的。一项研究比较了直接放置 Trocar、气腹针建立

气腹和开放式放置 Trocar 三种方式，其中开放式方法对肠管和血管的损伤较小（开放式 0，直接放置 Trocar 2.9%，建立气腹 0.6%）[15]。放置第一个 Trocar 时最容易导致损伤，因为剩下的 Trocar 都可以在腹腔镜的直视下放置。大部分研究 Trocar 损伤的文献来自妇科和泌尿外科的腹腔镜领域[16, 17]。在对 40 例腹腔镜肠道损伤的回顾性研究中发现，第一个 Trocar 的放置是导致肠管损伤最常见的原因。Hasson 开放技术并没有完全消除这种并发症。未能及时发现这类损伤是后期发生纠纷赔偿的主要原因。

有人对肥胖患者的 Trocar 定位进行了优化。 Schwartz 建议在肥胖患者的左上腹放置气腹针以减少 Trocar 损伤的风险[18]，还有人推荐使用可视 Trocar[19]。Trocar 定位与减少肠切除和其他内脏损伤风险的相关性研究尚无明确进展。

Trocar 定位还涉及发生疝的可能，其发生率从 0.65% 到 5.4% 不等，各研究报道中这种并发症的临床影响各不相同[19, 20]。我们认为 Trocar 相关疝的发生情况可能被低估了，因为许多是临床并未发现的无症状疝。已报道的导致 Trocar 疝的危险因素包括慢性阻塞性肺疾病（COPD）、吸烟、肥胖、较大的 Trocar、腹中线穿刺点、不完全的筋膜缝合、手术时间长和带刃 Trocar 等。然而在多因素分析中，以上这些情况都没有最终证明会直接导致 Trocar 疝。86% 的 Trocar 疝发生在穿刺孔 ≥ 10mm 的部位，而当穿刺孔 ≤ 8mm 时疝的发生率只有 2.7%。伴有症状的 Trocar 疝患者可能合并小肠嵌顿或绞窄，此时需要通过手术切除小肠进行修复，当然也会伴随相关的风险。

在对 624 例接受腹腔镜减肥手术而没有关闭 Trocar 穿刺孔筋膜的肥胖患者进行回顾性分析显示，1.6% 的患者平均 15 个月后出现了 Trocar 疝，无患者发生肠梗阻或其他与疝相关的并发症[20]。一项研究对 647 例接受腹腔镜结直肠手术的患者进行回顾性分析，结果显示 1.23% 出现了 Trocar 疝，这些患者均伴

有临床症状，并都需要通过手术修复。以上这些研究的作者建议对 ≥ 10mm 的 Trocar 穿刺孔进行基本的缝合[19]。Medline 进行了一项对 11 699 例腹腔镜手术的检索（其中包括 477 例结直肠手术），证实 1.47% 的患者在术后平均 71.5 个月中发生了 Trocar 疝，文章中也建议对 ≥ 10mm 的 Trocar 穿刺孔进行基本的缝合[21]。

另外一些研究发现，通过影像学检查随访患者时，Trocar 疝的发生率更高。在一项纳入接受 Roux-en-Y 胃旁路手术的肥胖患者（102 例腹腔镜和 48 例机器人手术）的研究中，39.3% 的腹腔镜手术和 47.9% 的机器人手术发生了 Trocar 疝，大部分是通过超声检查而非体检或临床表现得到诊断的，只有 2 例腹腔镜组患者需要进行手术干预[22]。一项包含 498 例机器人前列腺切除术的回顾性研究中发现了 2 例 Trocar 疝，均位于脐上 12mm 的 Trocar 部位，在这项研究中，常规穿刺孔包括 2 个 12mm、3 个 8mm 和 1 个 5mm，只有中线脐上 12mm 的 Trocar 穿刺孔的筋膜被缝合关闭。

据报道中线切口疝的发生率，尤其是脐部切口，高达 10%~15%，高于其他部位，例如耻骨上横切口和其他不在中线的切口，疝的发生率低于 5%。根据这些数据，一些研究者提出不用关闭非中线上 12mm Trocar 的筋膜缺损[23, 24]。针对机器人 8mm 的 Trocar 穿刺孔，就疝的大小和位置而言，各报道的结果不一[25]。虽然关于发生率和预防 Trocar 疝的结论有所不同，但大多数外科医生会关闭所有尺寸超过 8mm 的 Trocar 穿刺孔。重要的是，应该清楚即使关闭了 Trocar 的筋膜层，疝也可能发生[23]。

18.3　术中肠损伤

机器人手术中非 Trocar 引起的肠管损伤并不常见，主要见于泌尿外科和妇科的研究中[26]。机器人前列腺切除术的直肠损伤发生率为 0.17%，较开腹和腹腔镜前列腺切除术更

有优势[27]。结直肠外科医生应该熟悉这种并发症，因为他们可能会被咨询该如何进行修复。如果在术中发现损伤，单纯缝合小肠和结肠通常是安全有效的。对于接受机器人直肠切除术的溃疡性结肠炎患者，利用机器人在骨盆深处对病变直肠进行修补就可以得到最佳的效果，而不是立即中转腹腔镜或开腹手术。

18.4　中转开腹

机器人手术的中转开腹率低于腹腔镜手术[1, 28-35]。COLOR Ⅱ 随机对照试验比较了腹腔镜和开腹直肠癌手术，该研究中均由腹腔镜技术熟练的外科医生进行手术，但即便如此，其腹腔镜中转开腹率也高达 17%[36]。在一个大型的美国国家数据库研究中，与腹腔镜相比，机器人腹部手术的中转开腹率降低 59%，盆腔手术的中转开腹率降低 90%[1]。在一项比较机器人和腹腔镜直肠切除术的研究中，Patrit 报道腹腔镜手术的中转开腹率为 19%，而机器人手术为 0。以上这样的差异是很有意义的，因为实施机器人手术的大部分患者有腹部手术史，或为需要术前放化疗和全直肠系膜切除的低位直肠肿瘤[28]。

4 项随机对照试验的 meta 分析比较了机器人和腹腔镜结直肠手术，结果显示，机器人结直肠手术的中转开腹率为 1.8%，而腹腔镜为 9.5%[33]。Tam 等对一个大型的区域外部审计数据库进行分析显示，机器人盆腔手术的中转开腹率为 7.8%，而腹腔镜为 21.2%（$P<0.001$），机器人腹部手术的中转开腹率为 9.0%，而腹腔镜为 16.9%（$P=0.06$）[34]。在手术早期，而不是发生术中出血或肠管损伤时再中转开腹，手术的并发症相对较少[37, 38]。

一般很少出现因术中出血或肠管损伤等需要中转开腹的情况。在进行乙状结肠或低位前切除术时，解剖肠系膜下动脉时可能会出血，这时需要术者权衡和思考，冷静选择控制出血还是紧急解除机械臂转为开腹手术。通常出血

的血管可以先用有孔双极钳或马里兰钳夹闭，然后使用血管夹或血管封闭设备进行止血。如果失血不严重并已经止血，手术就可继续按计划进行。如果出血已被暂时控制，但是用夹子或能量设备未能完全止血，则可以通过辅助孔的腹腔镜器械代替机器人器械，同时解除机械臂转为开腹手术控制止血。还可以留下控制出血的机器人器械，而松开其他器械并将机械臂从 Trocar 中解除。虽然在这种情况下协助止血的机器人机械臂仍然在手术台上，但通常会留下足够的空间用于开腹止血。可以将六角扳手连在机器人上，以便在适当的时候将器械从血管上松开。

将出血的血管充分游离并确保不会损伤其他结构，如输尿管等。不要解剖因为出血而不容易看清的结构，这可能也是促使术者转为开腹手术的重要原因。重要的是不要一直纠结在明显的出血点上，因为出血可能因为图像放大的原因而显得很严重。如果有任何的不确定，及时拆除机器人转为开腹手术控制出血都是较为稳妥的选择。一定要确保开腹器械随时待命以备在微创手术时出现如出血等紧急并发症。

另一种严重的出血是全直肠系膜切除术时的骶前出血。虽然有时用能量器械即可控制，但最好不要坚持，而是先用小块吸收性明胶海绵或止血材料覆盖，并用机器人器械或吸引器压住出血点。一旦出血被控制，建议保持压迫5~10min，然后再评估是否已经止血。如果出血的血管（通常是撕裂的静脉）已经被海绵压迫住，有时可以先继续别处的手术操作，过后再评估止血的情况。通常耐心等待后，出血会自发停止。如果无法控制出血，或通过以上方法不能良好止血，这时中转开腹可能是较好的选择。

中转开腹时需要在直视下解除机器人器械，将机械臂从 Trocar 中取出，将机械臂系统从手术床边移开，提供开腹器械，进行开腹手术等一系列程序，这是一个耗时的过程，如果是因为出血而开腹，则显然会导致大量失血并

出现血流动力学损害。配备一名巡回护士、洗手护士或技术人员，以及专业的机器人麻醉护理团队，熟悉术前准备、故障处理和手术操作等，尽管不是每个机构都有这样的条件，但确实会降低紧急事件的发生率。对所有手术室相关人员进行角色扮演式的训练，并对中转开腹的紧急情况进行模拟，也有利于预防这种情况下并发症的发生。

18.5　气腹不足

二氧化碳（CO_2）气压不足会使腹部手术的视野不良，并可能进一步导致器官的损伤。应考虑气腹不足的几种可能原因，包括穿刺孔处 CO_2 气体泄露、气腹管道脱落、Trocar 缩回到皮下或完全脱离腹壁、供气不足等，以及很少出现的肌肉松弛不足。手术中出现视野不佳时应暂停操作，并考虑是否是气腹不足的原因。应逐步排除上述因素直至解决气腹不足的问题，然后再重新安全地开始手术[5]。对于肥胖患者，可以使用第二个机器人 Trocar 进气来解决该问题，因为手术视野不佳，也有很小的可能需要中转为开腹手术。

18.6　难以将小肠牵出盆腔

在直肠高位和低位前切除术的早期，以及在彻底探查腹腔之后，将小肠置于右上腹可以使术野开阔，便于识别相关解剖结构并利于手术的实施，一般通过头低脚高位和手术台的右倾来协助完成。末端回肠、末端回肠系膜、盆腔结构和盆腔侧壁之间的自然融合平面，以及之前盆腔手术或阑尾切除术的粘连都可能使这一操作变得困难，肌肉松弛不足有时也会妨碍术野的拓展。如果头低脚高位和充分的麻醉肌松不能将小肠保持在右上腹区域，则先采用腹腔镜技术松解腹腔粘连往往可以起到一定的作用。此外，这类粘连也可以在对接机械臂后使

用机器人器械进行松解。不过，术者应该相信助手能够将小肠从盆腔中牵出，而不是再加用机械臂进而耽误手术的进度。术者也可暂停手术用机械臂协助术野的暴露。

在直肠高位和低位前切除术中，脂肪较厚的大网膜也可能使小肠从盆腔向右上腹的牵拉变得困难，进而妨碍了解剖结构的辨认。最好将大网膜翻至横结肠上，但常常难以做到。将大网膜与侧腹壁和降结肠的粘连分开，充分利用头低脚高位，以及床旁助手通过辅助 Trocar 操作腹腔镜器械等，可以使大网膜的摆放更加容易。

18.7　难以牵拉的肥胖或固定直肠

全直肠系膜切除术是中低位直肠癌根治手术的关键部分，其质量影响环周切缘的癌残留和肿瘤的局部复发。务必在直肠筋膜和骶前筋膜之间的层面内进行解剖，以确保完整地切除肿瘤和含有淋巴结的全直肠系膜，从而使患者获得最佳的肿瘤学预后。对于肥胖或固定的直肠而言，这可能是相当大的挑战。

使用机器人的 3 号臂抓钳持续牵拉直肠，可充分改善手术视野。床旁助手通常还需要提供头侧和侧向的牵拉辅助。将织物带或其他类似的结构绑在直乙交界处，让助手夹住并向头侧牵拉，这样可使直肠的牵拉更加方便。助手 Trocar 通常位于右上腹，大小为 5mm 或 12mm，这取决于吻合器的使用位置。对于较为困难的盆腔操作，熟练的助手可通过两个助手 Trocar 提供很大的帮助，有时可以避免中转开腹。如果术者的选择包括将机械臂从肋下 8mm Trocar 换至左下腹 8mm Trocar 进行盆腔的解剖，则肋下的 8mm Trocar 就可以作为第 2 个助手 Trocar。如果第 2 个 8mm Trocar 不能用于助手的操作，那么只需为此增加一个 5mm 的 Trocar。

18.8　头高脚低位的并发症

坡度较大的头高脚低位和长时间的 CO_2 气腹可导致脑血管、呼吸道和血流动力学的改变。一些相关的潜在并发症包括皮下气肿、面部和喉部水肿、静脉气体栓塞、臂丛神经损伤、周围神经病变和视觉障碍等[39,40]。

18.8.1　CO_2 浓度升高

用二氧化碳（CO_2）充气建立气腹，以便在腹部微创手术时观察腹腔的解剖结构。CO_2 气腹产生的压力抬高了膈肌，并可降低功能残气量、潮气量和肺的顺应性。乙状结肠切除和直肠低位前切除术中所需的大坡度头高脚低位，以及肥胖和基础心肺疾病（特别是 COPD）都会加重这些肺功能的异常。CO_2 通过腹膜表面被迅速吸收入血，最终从肺脏呼出。高碳酸血症可能对心脏和肺功能产生不利影响。在全身麻醉的过程中，患者无法利用过度通气和呼出 CO_2 的平衡机制，因此高碳酸血症可能在没有适当干预的情况下持续存在。

CO_2 充气引起的高碳酸血症可能导致酸中毒。麻醉护理团队应随时做好准备，根据呼气末 CO_2 水平来增加呼吸频率和（或）潮气量，并与动脉血气检查进行对比，应了解呼气末 CO_2 水平可能低于动脉 CO_2 水平。为了评估肺功能障碍患者手术过程中的各项重要指标，术前进行动脉血气和肺功能的检查是必要的。术中麻醉医生和术者之间的沟通至关重要。如果增加每分通气量仍然效果不佳，可将 CO_2 气腹压力降低至 10~12mmHg，可能会减轻肺功能的不利影响。暂停手术操作并解除器械和 Trocar，释放气腹，将患者置于头高脚低位 5~15mim，可能使呼气末 CO_2 恢复，有助于手术继续进行。如果这些干预措施都不能改善 CO_2 浓度的升高，这时可能需要考虑中转开腹[41]。

18.8.2　皮下气肿

皮下气肿是建立 CO_2 气腹的相关并发症，

在长时间手术（≥ 200min）的老年患者及呼气末CO_2浓度≥ 50mmHg的患者中可能更为常见。腹腔镜和机器人手术的这种并发症通常不会危及生命，并会在解除气腹后得以解决。皮下气肿可延长高碳酸血症的持续时间，所以机械通气应持续到高碳酸血症消退，以减少恢复室内患者自主呼吸的负担。皮下气肿罕见可能导致气胸、纵隔气肿和心包积气[39]。

18.8.3 静脉气体栓塞

在血流动力学状态不明原因地恶化时，应考虑是否发生了静脉气体栓塞。此时呼气末CO_2通常会有较明显的变化。如果怀疑出现了气体栓塞，应将患者置于左侧卧位和头低的体位，通过将流出道置于右心室的下方使空气从流出道内溢出，从而改善右心室血流的空气阻塞。在机器人前列腺切除术中有静脉气体栓塞的病例报道。在机器人结直肠手术中这种情况可能很少见，但外科医生应随时意识到这种可能会危及生命的并发症[39, 42]。

18.8.4 缺血性视神经病变

另一个需要考虑的严重并发症是由眼内压增高和局部缺血引起的视神经病变，这种并发症可能导致患者失明。一项对142例患者的系统性回顾研究显示，在长时间的机器人手术之后，患者出现了因缺血性神经损伤导致的视觉丧失，并呈双侧的特点。另据描述，3例患者在长时间头低脚高位的腹腔镜结直肠手术后出现了视力丧失。所有这些患者都经历了持续时间超过6h的结直肠手术[43]。最可能的病因是由低血压、中心静脉压升高、系统性血管阻力增加和头低脚高位引起的眼压升高等一系列情况联合导致的。同时，CO_2气腹也可能导致眼球灌注压降低和视神经的供氧减少。青光眼患者上述并发症的发生率可能会更高[40]。

除了缺血性视神经病变之外，还可能发生结膜水肿，进而阻碍眼睑闭合并导致角膜的暴露和磨损，其发生率在机器人前列腺手术中为0.3%~13.5%[39, 40]。一些研究者建议术前对患者进行眼科评估，术中限制液体量并将过度的头低脚高位间歇性地复位，以预防结膜水肿的发生[43, 44]。使用过度头低脚高位和CO_2气腹的机器人手术可能会增加眼部并发症的发生率，因此机器人结直肠手术的术者应警惕这类并发症的可能性。

18.8.5 周围神经病变

接受长时间腹腔盆腔手术的患者可能会出现下肢的神经病变，发生率为0.3%~3.0%。长时间在头低脚高位进行的盆腔手术可能会导致下肢骨筋膜室综合征和上肢神经病变。这类损伤可能需要几个月的时间才能恢复，也可能留下永久残疾，患者可能需要接受长时间的物理治疗，并严重影响生活质量。截石位、耻骨上横切口、微创手术、手术时间较长和肥胖可能是神经病变的危险因素。Velchura等在一项前瞻性研究的回顾分析中发现，在接受微创手术的患者中，发生周围神经病变的唯一独立危险因素是肥胖。该研究中机器人直肠切除术的周围神经病变发生率约为3.6%，这可能是因为这些患者的手术时间比腹腔镜和开腹手术更长，大多数患者的神经病变在术后很快得以恢复，但有1例患者的症状持续了1年之久[45]。

预防周围神经病变的措施包括托垫肢体，间歇性地将患者复位，以及避免长时间过度倾斜手术台。

18.9 机器人故障

机器人系统比腹腔镜系统更加复杂，因此在手术过程中可能更容易发生故障[46, 47]。这些系统故障可能与机器人机械、机械臂、光学系统、电源和机器人控制台等有关。Buchs等回顾了526例腹部机器人手术，发现系统故障的发生率为3.4%，引用其他文献中的结果为0.4%~4.5%。一半的故障与器械有关，均为超声刀头的问题，其中一次中转开腹是由于光源故障，操作系统有一次死机的情况，通过系统重启得以解决，并且没有影响手术的进程。除器械故障外，机器人系统的故障率为 1.7%。无患者发生与系统故障有关的并发症或死亡，由系统故障导致的中转开腹率为 0.2%。2011 年以前发生机器人故障的比例（4.2%）高于 2011 年以后（2.4%）。研究者由此得出结论：随着系统的发展和改良，机器人的故障率和意外发生率均在下降[46]。

机器人手术团队应掌握系统故障时的解决方法。这些方法包括如果系统不服从指令或无法从机械臂上拆卸器械时按下停止按钮。类似于飞行员检查驾驶舱的仪表盘，在每次手术前也应对机器人系统进行彻底的逐步检查和测试。

当机械臂在患者体外发生碰撞时，器械可能无法正常使用，一般可以让床旁助手拆下并重新连接器械解决该问题。如果在重新安装器械后仍存在问题，则可能需要更换新的器械。如果术者感觉摄像头和器械控制不佳，可能是因为摄像头控制按钮被激活，器械上的闪烁指示灯会提示这一点，按下此按钮将暂停离合器，并使术者重新控制摄像头和器械。无法控制某一特定器械通常意味着该器械上的离合器按钮被激活并闪烁，按下按钮暂停离合器并使术者重新进行控制。

如果术者无法正常松开夹持组织的机器人器械，可以使用六角扳手手动打开器械的钳口，将扳手插入位于患者床边相应器械的孔座中即可完成。

通常情况下难以明确原因的系统故障可以通过重新启动系统来解决。制造商提供了排除故障的流程图，以帮助解决视频和连接等方面的问题。

随着机器人系统的不断改良，以及更多经验丰富的手术室人员进行系统准备、设置和器械操作，系统故障的发生率会持续下降。迄今为止的研究表明，机器人系统故障的发生率较低，并随着机器人技术的迭代更新进一步下降，且这些故障通常都可以安全地得到解决[46, 47]。

18.10　总　结

当前对微创手术的需求是较短的学习曲线和良好的治疗效果，同时能满足外科医生对人体工程学的需求。机器人在结直肠手术中的应用正在迅速普及，在光学系统、精密器械和人体工程学平台方面的持续发展均具有显著的优势，并使术者的操作更加舒适。随着机器人技术在结直肠外科中的广泛应用，外科医生必须熟悉该系统特殊的潜在并发症，以确保手术的质量和患者的安全。

18.11　要　点

• 类似于腹腔镜手术，机器人手术的并发症也包含因 Trocar 穿刺和建立气腹所导致的意外。

• 机器人系统比腹腔镜系统更加复杂，并且这种复杂系统的并发症有其特殊之处。

• 熟悉机器人系统的特殊并发症将有助于保障患者的安全和治疗效果。

参考文献

[1] Halabi WJ, Kang CY, Jafari MD, et al. Robotic-assisted colorectal surgery in the United States: a nationwide analysis of trends and outcomes. World J Surg, 2013, 37: 2782-2790.

[2] Salman M, Bell T, Martin J, et al. Use, cost, complications, and mortality of robotic versus nonrobotic general surgery procedures based on a nationwide database. Am Surg, 2013, 79: 553-560.

[3] Tyler JA, Fox JP, Desai MM, et al. Outcomes and costs associated with robotic colectomy in the minimally invasive era. Dis Colon Rectum, 2013, 56: 458-466.

[4] Peterson CY, Weiser MR. Robotic colorectal surgery. J Gastrointest Surg, 2014, 18: 398-403.

[5] Ramamoorthy S, Obias V. Unique complications of robotic colorectal surgery. Surg Clin North Am, 2013, 93: 273-286.

[6] Kim YW, Lee HM, Kim NK, et al. The learning curve

for robot-assisted total mesorectal excision for rectal cancer. Surg Laparosc Endosc Percutan Tech, 2011, 22: 400-405.

[7] Kim I, Kang J, Park YA, et al. Is prior laparoscopy experience required for adaptation to robotic rectal surgery: feasibility of one-step transition from open to robotic surgery. Int J Colorectal Dis, 2014, 29: 693-699.

[8] Keller DS, Hashemi L, Lu M, et al. Short-term outcomes for robotic colorectal surgery by provider volume. J Am Coll Surg, 2013, 217: 1063-1069.e1.

[9] Melich G, Hong YK, Kim J, et al. Simultaneous development of laparoscopy and robotics provides acceptable perioperative outcomes and shows robotics to have a faster learning curve and to be overall faster in rectal cancer surgery: analysis of novice MIS surgeon learning curves. Surg Endosc, 2015, 29: 558-568.

[10] Barrie J, Jayne DG, Wright J, et al. Attaining surgical competency and its implications in surgical clinical trial design: a systematic review of the learning curve in laparoscopic and robot-assisted laparoscopic colorec-tal cancer surgery. Ann Surg Oncol, 2014, 21: 829-840.

[11] Cundy TP, Gattas NE, Yang GZ, et al. Experience related factors compensate for haptic loss in robot-assisted laparoscopic surgery. J Endourol, 2014, 28(5): 532-538.

[12] Simorov A, Otte RS, Kopietz CM, et al. Review of surgical robotics user interface: what is the best way to control robotic surgery. Surg Endosc, 2011, 26(8): 2117-2125.

[13] Tewari AK, Patel ND, Leung RA, et al. Visual cues as a surrogate for tactile feedback during robotic-assisted laparoscopic prostatectomy: posterolateral margin rates in 1340 consecutive patients. BJU Int, 2010, 106: 528-536.

[14] Lécuyer A. Simulating haptic feedback using vision: a survey of research and applications of pseudo-haptic feedback. Presence (Camb), 2009, 18: 39-53.

[15] Shayani-Nasab H, Amir-Zargar MA, Mousavi-Bahar SH, et al. Complications of entry using direct trocar and/or Veress needle compared with modified open approach entry in laparoscopy: six-year experience. Urol J, 2013, 10(2): 861-865.

[16] Vilos GA. Laparoscopic bowel injuries: forty litigated gynaecological cases in Canada. J Obstet Gynaecol Can, 2002, 24(3): 224-230.

[17] Bishoff JT, Allaf ME, Kirkels W, et al. Laparoscopic bowel injury: incidence and clinical presentation. J Urol, 1999, 161(3): 887-890.

[18] Schwartz ML, Drew RL, Andersen JN. Induction of pneumoperitoneum in morbidly obese patients. Obes Surg, 2003, 13(4): 601-604.

[19] Moran DC, Kavanagh DO, Sahebally S, et al. Incidence of early symptomatic port-site hernia: a case series from a department where laparoscopy is the preferred surgical approach. Ir J Med Sci, 2011, 181: 463-646.

[20] Pilone V, DiMicco R, Hasani A, et al. Trocar site hernia after bariatric surgery: our experience without fascial closure. Int J Surg, 2014, 12: S83-86.

[21] Owens M, Barry M, Janjua AZ, et al. A sys-tematic review of laparoscopic port site hernias in gastrointestinal surgery. Surgeon, 2011, 9(4): 218-224.

[22] Scozzari G, Zanini M, Cravero F, et al. High incidence of trocar site hernia after laparoscopic or robotic Roux-en-Y gastric bypass. Surg Endosc, 2014, 28: 2890-2898.

[23] Park MG, Kang J, Kim JY, et al. Trocar site hernia after the use of 12-mm bladeless trocar in robotic colorectal surgery. Surg Laparosc Endosc Percutan Tech, 2011, 22: e34-36.

[24] Samia H, Lawrence J, Nobel T, et al. Extraction site location and incisional hernias after laparoscopic colorectal surgery: should we be avoiding the midline. Am J Surg, 2013, 205: 264-267.

[25] Lim SK, Kim KH, Hong SJ, et al. A rare case of interparietal incisional hernia from 8 mm trocar site after robot-assisted laparoscopic prostatectomy. Hernia, 2014, 18: 911.

[26] Hung CF, Yang CK, Cheng CL, et al. Bowel complication during robotic-assisted laparoscopic radical prostatectomy. Anticancer Res, 2011, 31(10): 497-501.

[27] Wedmid A, Mendoza P, Sharma S, et al. Rectal injury during robot-assisted prostatec-tomy: incidence and management. J Urol, 2011, 186(5): 1928-1933.

[28] Patriti A, Ceccarelli G, Bartoli A, et al. Short- and medium-term outcome of robot-assisted and tradi-tional laparoscopic rectal resection. JSLS, 2009, 13: 176-183.

[29] Baik SH, Kwon HY, Kim JS, et al. Robotic versus laparoscopic low anterior resection of rectal cancer: short-term outcome of a prospective comparative study. Ann Surg Oncol, 2009, 1480-1487.

[30] deSouza AL, Prasad LM, Marecik SJ, et al. Total mesorectal excision for rectal cancer: the potential advantage of robotic assistance. Dis Colon Rectum, 2010, 53: 1611-1617.

[31] Bianchi PP, Ceriani C, Locatelli A, et al. Robotic versus laparoscopic total mesorectal excision for rectal cancer: a comparative analysis of oncological

safety and short-term outcomes. Surg Endosc, 2010, 24: 2888-2894.

[32] D'Annibale A, Pernazza G, Monsellato I, et al. Total mesorectal excision: a comparison of oncological and functional outcomes between robotic and laparoscopic surgery for rectal cancer. Surg Endosc, 2013, 27: 1887-1895.

[33] Liao G, Zhao Z, Lin S, et al. Robotic-assisted versus laparoscopic colorectal surgery: a meta-analysis of four randomized controlled trials. World J Surg Oncol, 2014, 12: 122. doi: 10.1186/1477-7819-12-122.

[34] Tam MS, Kaoutzanis C, Franz MG, et al. Conversion rates are lower with robotic than with laparoscopic colorectal resection: a population-based study. Dis Colon Rectum, 2014, 57: E237-238.

[35] Papanikolaou IG. Robotic surgery for colorectal cancer: systematic review of the literature. Surg Laparosc Endosc Percutan Tech, 2014, 24: 478.

[36] van der Pas MH, Haglind E, Cuesta MA, et al. Colorectal cancer Laparoscopic or Open Resection II (COLOR II) study group. Lancet Oncol, 2013, 14(3): 210-218.

[37] Caputo D, Caricato M, LaVaccara V, et al. Conversion in mini-invasive colorectal surgery: the effect of timing on short term outcome. Int J Surg, 2014, 12: 805-809.

[38] Yang Y, Wang F, Zhang P, et al. Robot-assisted versus conventional laparoscopic surgery for colorectal disease focusing on rectal cancer: a meta-analysis. Ann Surg Oncol, 2011, 19: 3727-3736.

[39] Gainsburg DM. Anesthetic concerns for robotic-assisted laparoscopic radical prostatectomy. Minerva Anestesiol, 2011, 78: 596-604.

[40] Kan KM, Brown SE, Gainsburg DM. Ocular complications in robotic-assisted prostatectomy: a review of pathophysiology and prevention. Minerva Anestesiol, 2014 [Epub ahead of print].

[41] Deveney KE. Pulmonary implications of CO_2 pneumoperitoneum in minimally invasive surgery // Whelan RL, Fleshman JW, Fowler DL, editors. The SAGES manual of perioperative care in minimally invasive surgery. New York: Springer, 2006: 360-365.

[42] Coulter TD, Wiedemann HP. Gas embolism. N Engl J Med, 2000, 342: 2000-2002.

[43] Mizrahi H, Hugkulstone CE, Vyakarnam P, et al. Bilateral ischaemic optic neuropathy following laparoscopic proctocolectomy: a case report. Ann R Coll Surg Engl, 2011, 93: e53-54.

[44] Gkegkes ID, Karydis A, Tyritzis SI, et al. Ocular complications in robotic surgery. Int J Med Robot Comput Assist Surg, 2014. doi: 10.1002/rcs.1632.

[45] Velchura VR, Domajnko B, desousa A, et al. Obesity increases the risk of postoperative peripheral neuropathy after minimally invasive colon and rectal surgery. Dis Colon Rectum, 2014, 57: 187-193.

[46] Buchs NC, Pugin F, Volonté F, et al. reliability of robotic system during general surgical procedures in a university hospital. Am J Surg, 2014, 207: 84-88.

[47] Agcaoglu O, Aliyev S, Taskin HE, et al. Malfunction and failure of robotic systems during general surgical procedures. Surg Endosc, 2011, 26: 3580-3583.

第19章 机器人手术在肥胖患者中的应用

Ajit Pai, Slawomir J. Marecik, John J. Park, Leela M. Prasad

摘要：肥胖在发达国家是一个迅速增长的社会问题，接受结直肠手术的肥胖患者占有相当大的比例。肥胖患者具有较高的恶性肿瘤发病率，此类患者的腹腔镜手术也较为困难，一些研究显示，肥胖患者具有较高的中转开腹率和较差的肿瘤学预后。机器人手术平台提供了良好的视野、稳定的操作和极佳的器械灵活性等，提高了肥胖患者微创手术的成功率。机器人手术的最大优势在于肥胖患者远端直肠癌全直肠系膜切除术的操作。

关键词：结直肠手术；机器人手术；微创手术；结肠切除术；消化系统

A. Pai, MD, FACS
S. J. Marecik, MD, FACS, FASCRS
Division of Colon and Rectal Surgery, Advocate
Lutheran General Hospital, Park Ridge, IL, USA

University of Illinois at Chicago College of Medicine,
Chicago, IL, USA

J. J. Park, MD, FACS, FASCRS (✉)
Division of Colon and Rectal Surgery, Advocate
Lutheran General Hospital, Park Ridge, IL, USA

Associate Professor of Surgery, Chicago Medical
School at Rosalind Franklin University of Medicine
and Science, Chicago, IL, USA
e-mail: jpark18@aol.com

L. M. Prasad, MD, FACS, FASCRS
Department of Surgery, Advocate Lutheran General
Hospital, Park Ridge, IL, USA

University of Illinois College of Medicine at
Chicago, Park Ridge, IL, USA

Division of Colon and Rectal Surgery, Advocate
Lutheran General Hospital, Park Ridge, IL, USA

19.1 引　言

肥胖是西方国家最常见的慢性、可预防性疾病，美国的肥胖人群正在迅速增长。肥胖是憩室疾病和癌症的危险因素，因此成为结直肠外科医生需要经常面对的一个重要问题。由于肥胖患者的比例非常高，事实上在结直肠疾病中，肥胖已经成为外科医生最习以为常的情况之一。

腹腔镜结直肠手术包括肿瘤、憩室病和炎症性肠病等手术，目前公认与开腹手术相比在安全性、可行性及肿瘤学预后方面表现相当[1, 2]。而腹腔镜技术在改善围手术期并发症方面有更多的优势，包括胃肠功能早期恢复、肺功能改善、术后疼痛减少、伤口感染发生率降低及住院时间缩短等，这些结果均已在大型的随机临床试验、系统回顾和meta分析中得到了证实[3-5]。肥胖在传统的结直肠手术中是不良的影响因素，包括手术时间、出血量、伤口感染、筋膜裂开、切口疝和吻合口瘘等[6]，这类不良影响在腹腔镜良性和恶性结直肠手术中也有所体现，表现为手术中转开腹率和术后复发率的增加[7, 8]。

肥胖患者的机器人手术所面临的挑战，有一些和腹腔镜类似，也有一些为其特有。由于大多数结直肠外科医生的机器人手术是基于腹腔镜的经验，且初期采取了很多腹腔镜和机器人联合的术式，因此术者对患者的体位、视野暴露和标本取出等共同的问题往往比较熟悉[9]。

然而，一旦确定术野并建立了腹腔的手术空间，机器人平台的独特优势包括视野放大、稳定和高效的牵拉暴露等，将降低对助手的依赖并最大化操作的自由度。肥胖患者是机器人手术的理想人选，尤其是男性直肠癌患者。

本章将讨论外科手术团队在处理肥胖患者时所面临的一些普遍问题，包括手术方式的改进，手术技巧和窍门，以及使用机器人进行结直肠手术时面临的挑战等。对右半结肠切除术、左半结肠切除术、直肠癌低位前切除或腹 – 会阴联合切除时进行的全直肠系膜切除（TME）的具体手术方法和具体细节进行了详细的阐述。由于大肠良恶性疾病之间的手术策略差异较小，本章未做明确区分，读者需要参考特定章节来进一步了解基于特定疾病的手术方法。

19.2 肥胖的定义

世界卫生组织（WHO）对肥胖的定义是体重指数（BMI）≥ 30kg/m²。按照这个标准，估计有 35.7% 的美国人可以确诊肥胖。在 2009—2010 年的美国全国健康和营养调查（NHANES）中，成年男性的年龄调整肥胖率为 35.5%[95% CI（31.9%，39.2%）]，成年女性为 35.8% [95% CI（34.0%，37.7%）][10]。然而该方法具有一定的局限性，主要为 BMI 评估的是整个体重而不区分身体部位，即肌肉、内脏脂肪、皮下脂肪、骨骼和体液等，无法区分腹壁脂肪肥厚者和网膜或内脏脂肪过多者。腰

臀比和腰围是一些简单的定义肥胖的测量值，尤其是腰臀比，与内脏脂肪增加和臀肌相对缺乏的关系更加密切[11]。

19.3 术前准备

19.3.1 优化治疗方案

肥胖患者，特别是患结直肠癌或憩室病的老年人，经常伴随多种基础疾病，包括冠心病、高血压和 2 型糖尿病，以及围手术期深静脉血栓（DVT）和死亡风险的增加等[12]。

我们建议对该类患者进行完善详细的术前检查。一个简单而有效的措施是患者减掉一定体重后再择期进行良性疾病的手术治疗，以减少围手术期并发症的发生率和手术难度。

19.3.2 肠道的准备

肥胖是肠道准备不足的独立预测因素，并且由于内脏脂肪的增加会进一步减少腹腔内的操作空间[13]。适当的强化肠道准备能使肠道松弛并塌陷，增加了操作空间，使解剖层次更加清晰，而且更容易在术中借用重力辅助暴露术野。在术前 24h 采取流质饮食和聚乙二醇进行肠道准备的标准可能无法充分排空肥胖患者的肠道。推荐应用低渣饮食 8d，并在手术前 2d 开始使用聚乙二醇制剂，该方案已被证实效果良好，可以临床应用[14]。

19.3.3 预防静脉血栓栓塞

所有结直肠疾病（尤其是癌症）患者，深静脉血栓的风险增加，尤其是在微创或机器人手术时，肥胖又进一步放大了该风险[15]。在术前静脉应用普通肝素或皮下注射低分子肝素预防血栓的同时，我们还推荐在术后首日早晨即继续开始血栓的预防。外科医生经常在麻醉前到患者出院期间应用下肢气压泵来预防血栓，但研究已证实机械抗栓联合药物预防比单用其中一种效果更好；同时也可以考虑为 DVT 高危患者（DVT

和肺栓塞前期、BMI>60kg/m^2、高凝状态等）放置下腔静脉滤器。

19.3.4 胸段硬膜外镇痛

我们常规留置硬膜外导管进行术后镇痛。硬膜外镇痛可增加下肢循环，减少凝血倾向，促进纤维蛋白溶解，减少因允许性低血压而导致的失血，从而降低了输血需求[16]，所有这些都可以减少血栓栓塞的发生。只有机器人右半结肠切除的患者没有进行硬膜外镇痛，在这类患者中，我们没有发现局部麻醉镇痛和患者自控镇痛泵联合用药的额外益处，而硬膜外镇痛也不会促进患者的肠道功能更早恢复。

19.4 手术注意事项

19.4.1 患者的体位和手术室布局

标准手术台可承受最重 450 磅（约 204kg）的患者；对于较重的患者，推荐使用可承重 1 000 磅的特制手术台（MAQUET, Surgical Tables Inc., Steris, Magnatek）。一台成功的机器人手术，腹腔镜和机器人器械的无障碍使用极为重要，因此无论怎样重视患者的体位都不为过。必须妥善固定患者以防在体位变化时发生滑动，患者躺在凝胶垫上，而凝胶垫置于豆袋垫（Vac-Pac®, Olympic Medical Corporation, Seattle, WA, USA）上方。豆袋垫内填充了聚苯乙烯小颗粒，内抽真空使颗粒聚合，当患者躺上时可塑型成躯干的形状。合适尺寸的豆袋垫应足够患者的躯干全长，在两侧能支撑双臂，并于头侧卷起挡住和固定患者的肩膀。凝胶垫进一步被用来托起患者的手臂，垫起手腕并保护表浅神经和骨性突起以免损伤。另外在患者肩上放置泡沫垫紧密包裹豆袋垫，并使用 "C" 形软肩垫防止患者在头低脚高位时滑动，同时也可降低臂丛神经损伤的风险。过去使用硬肩带时曾因压迫锁骨和斜角肌水平的肋骨导致臂丛神经损伤[17]，因此目前在倾斜时一般使用额外的胸部绑带来固定患者（图 19.1）。

行右半结肠切除时患者仰卧，手臂收于两侧。左半结肠和直肠手术则应用改良截石位，将臀部置于手术台边缘，双腿用马镫垫架高，

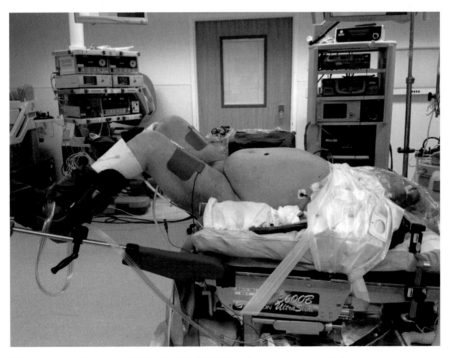

图 19.1　机器人直肠手术患者的体位和固定（Lloyd-Davies 位）

尽量减少臀部的弯曲，以保障机器人机械臂无限制地移动。

19.4.2　患者的体位与周围神经病变

即便有足够的预防措施，肥胖作为一个独立的风险因素也会增加结直肠微创手术后周围神经病变的可能。但是大多数神经病变是暂时性和自限性的，且应用上述方法可以将发生率降至最低[18]。在我们既往的研究中，结直肠微创手术的周围神经病变总发生率约为2%，而机器人手术为3.6%（均为截石位手术）。我们的数据分析表明，患者向一侧倾斜更容易导致神经损伤，特别是在右半结肠切除时的左侧神经轴或左半结肠手术时的右侧神经轴损伤，因此，理论上通过个体化地填充保护患者的倾斜侧，将会进一步减少神经损伤的可能。

19.4.3　进入腹腔和建立气腹

应用气腹针建立气腹后进入腹腔对于肥胖和病态肥胖患者而言是最为快速有效的方法。针对病态肥胖患者偶尔需要用额外的长针（150mm）替换120mm的标准气腹针。我们通过一个2mm的穿刺口插入气腹针或使用两个布巾钳夹起腹壁后在脐上插入气腹针。"Palmer点"是另一个用于病态肥胖患者的气腹针插入点，相比于脐周部位，这类患者在该位置有更少的脂肪。也推荐使用可视 Trocar 系统；VISIPORT（Covidien, Norwalk, CT）和 Optiview（Ethicon Endo-surgery, Cincinnati, OH）是两种美国 FDA 批准的市售设备，它们可以做到直视下将 Trocar 安全地插入腹腔[19]。患者有既往手术史尤其是中线切口时，可利用在左肋缘下区域的 Palmer 点或用可视 Trocar 系统在外侧腹部放置第一枚 Trocar。一旦建立了入路，可使用高通量热气腹机（Insuflow, Lexion Medical, St. Paul, MN, USA）将加热到35℃和95%相对湿度的 CO_2 气体注入腹腔，迅速建立压力为14~15mmHg 的气腹。使用加热和加湿的气体可防止低体温和组织脱水，进而减少腹部和肩部的疼痛[20]。接着通过扩大最初的穿刺孔或在另

一个单独的切口位置置入摄像头 Trocar。理论上推荐在两个 Trocar 处进行充气以维持病态肥胖患者的气腹，但我们从未在实践中用到这种方法。直接切开法在病态肥胖患者中通常较为困难，且难以在 Trocar 周围形成密闭的组织包裹，故在本文涉及的患者中很少使用。

19.4.4　Trocar 的定位和操作：标准 Trocar 位置的调整

肥胖改变了躯干的正常尺寸和体表标志的空间方向。有研究显示，相较于体重不足的患者，肥胖患者的躯干长度会增加10~11cm，躯干周长会增加12~13cm[21]。与通常的观点相反，肚脐相对于躯干的位置并不是固定的。在正常体重的个体，脐部大致位于剑突和耻骨连线的中点，而随着 BMI 的增加，脐部逐渐偏向足侧（图19.2）[22]。因此，基于脐的 Trocar 定位可能是错误的。一个较好的做法是先用5mm Trocar 入腹进行探查，然后在直视下将其他的机械臂和助手 Trocar 置于距手术目标适当距离的位置，而不是通过预先标记的位置来放置 Trocar。当切除左、右半结肠放置外侧的 Trocar 时，应定位在距探查 Trocar 固定的距离，通常是侧方10~12cm，同时使患者的腹围不至于太靠外侧，以便术中能够操作对面的结肠。这是由于实际的肌肉躯干大小在大多数肥胖者中变化不大，而将 Trocar 置于侧方太远则可能会切向而不是垂直进入腹腔（图19.3A~C）。

直肠低位前切除术中，全部 Trocar 均应下移接近盆腔，以便术中进行低位盆腔和盆底的操作（图19.4A、B）。

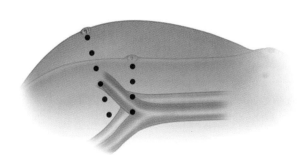

图 19.2 肥胖患者脐部向尾侧的移位

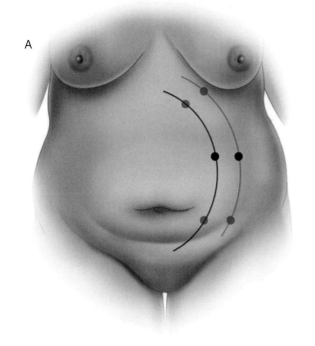

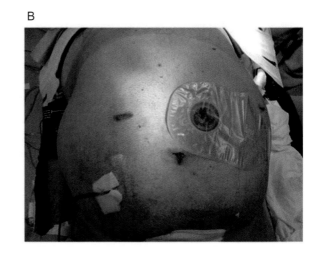

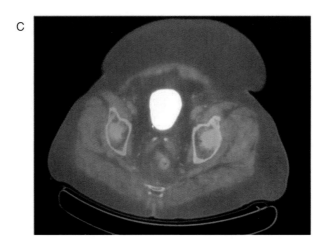

图 19.3　A. 右半结肠切除术中相对于脐部正确（紫线）和不正确（绿色线）的 Trocar 位置。B. 机器人经腹会阴联合低位直肠切除术后的典型患者，可见躯干中央较为集中的 Trocar 位置。C. 对同一患者进行 CT 扫描后发现，尽管存在病态肥胖，但该患者的躯干相对偏小（与正常人一样）

　　骨盆长度也是一个重要的考量因素，每一例患者都应该通过 CT 扫描来进行评估。尤其是高大肥胖的男性会有一个很长的骨盆，而置于标准位置的 Trocar 会使机械臂难以达到盆底。在器械达不到盆腔深部的情况下，需将机器人重新对接，在靠近目标的位置放置新的 Trocar 然后继续操作。随着经验的增长，我们认为 Trocar 应定位在较低的腹部，以便更加接近解剖目标。

19.4.5　机器人的对接

　　病态肥胖患者对接机器人系统时有一些特殊的难点。在所有的结直肠手术中（除了在游离肝区或脾区时），通常需要将患者摆放至一个大角度的头低脚高位，以便利用重力辅助暴露术野。腹壁脂肪的堆积导致患者前后径的大幅增加，尽管手术台下降到最低位置，机械臂也可能得不到足够的空间来对腹壁进行操作（图 19.5）。一种替代方案是减少患者头低

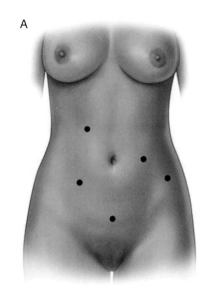
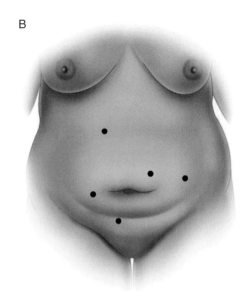

图 19.4　机器人直肠低位前切除术在正常（A）和肥胖（B）患者中的 Trocar 位置（注意肥胖患者的 Trocar 更靠近盆腔，但与向尾侧移动的脐部位置无关）

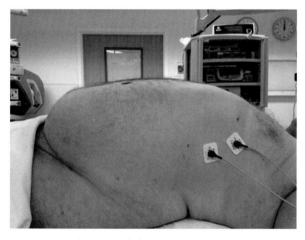

图 19.5　病态肥胖患者躯干前后径的大幅增加

的程度，同时助手积极协助拨开小肠以暴露足够的空间，使机械臂能够到达操作区域。或者使用肥胖患者的专用手术台，它能使患者头低脚高位的角度更大，整个手术台的最低高度设置为 25in（1in ≈ 2.54cm）。而标准手术台为 32in。

19.4.6　创造手术空间和视野暴露

在机器人结直肠手术中，尤其是对于肥胖患者，重力是暴露视野最重要的辅助工具。利用大角度的头低脚高位和右侧倾斜（直肠低位

前切除术、左半结肠切除术）或左侧倾斜（右半结肠切除术）是必不可少的。为了使小肠从手术区移开，必须尽量松解所有相关的粘连。行左半结肠切除时，Treitz 韧带通常需要被松解，以便将小肠移向右结肠旁和结肠上区等处。大网膜也经常需要切除，给肠管留出足够的空间摆放。用显影纱布遮挡固定小肠的位置也是一种实用的技巧。脂肪含量多的肠系膜容易撕裂，通常稳妥的做法是直接钳夹肠壁或将肠道牵出盆腔放至上腹部。有些术者推荐使用摄像头的杆部来固定或移动小肠，但我们认为没有必要这样做。

19.4.7　标本的取出和吻合

肥胖患者伤口感染和筋膜裂开继发疝的发生率增加，因此应认真考虑体外吻合及标本取出的位置。结肠切除的标本往往由于脂肪丰富、堆积大块网膜和肠系膜而体积巨大。

19.4.7.1　右半结肠

体外吻合及标本取出的首选位置是脐上切口，可将摄像头 Trocar 刺孔向上延伸 4~5cm（依标本大小调整）。虽然腔内吻合对标本取出的部位没有限制，但也应权衡该方法在操作回肠

肥厚脆弱的肠系膜时潜在的出血和血流阻断风险。我们强烈建议进行体外吻合，鉴于肥胖患者吻合口瘘的风险增加，这是一种更为安全的做法。但是即使实施体外吻合，也推荐对肥胖患者进行体内的血管结扎；体外结扎可能非常困难，因为肥厚的系膜使标本难以完全取出[23]。肥胖患者的小肠和结肠的系膜通常较短，肠道提出时撕裂的风险较大。标本取出前最好将大块的网膜完全离断，切除癌组织时即可将网膜和肠道肿瘤组织分别取出。与下腹部相比，脐上区域的脂肪通常较少，因此是较好的标本取出部位。对于内脏脂肪特别少的特殊患者，随着术者经验的增加，可以尝试体内消化道的重建，此时耻骨上切口可以作为标本取出的位置。

19.4.7.2 左半结肠和前切除术

对于左半结肠及其远端的肠管切除，在位于耻骨联合上缘 2~3 指处做 5cm 的耻骨上切口是我们首选的标本取出位置。将皮肤及皮下组织横向切开，在中线分离肌肉，并将腹膜垂直打开。放置切口保护器（Alexis 切口保护器，Applied Medical，Rancho Santa Margarita，CA，USA）以便安全取出标本而不污染腹部伤口。我们的经验显示，在行耻骨上切口后，切口疝的发生率为 0，而中线切口的切口疝发生率为 16%[24]。

19.5 特殊的手术流程

19.5.1 机器人右半结肠切除术

通常情况下，机器人技术非常适合结肠手术时内侧至外侧的解剖，因为其精准和灵活的性质使回结肠血管束能够充分裸化，并直至肠系膜上血管的右侧。然而，在肥胖患者中，肥大的结肠系膜和大量的血管周脂肪使这项操作变得非常困难。

一种改进的方法是：从尾侧到头侧（从下到上）的入路将更加安全有效，该入路包括切

开回盲部的系膜皱褶，利用气腹的充气效应进行解剖，然后向上往十二指肠的方向推进，注意侧方应沿着 Toldt 线进行解剖。实际上手术的方向是从下外侧到上内侧（图 19.6）。一旦十二指肠和胰头与升结肠系膜分离，即可继续转向内侧至外侧的解剖。助手向上抬起回盲部，术者切开血管束两侧的腹膜，向外侧清扫脂肪和淋巴结，以便安全结扎并离断回结肠血管的根部。

需要注意的是，肥胖患者的升结肠往往较重，难以用两个机械臂牵拉和展开。相较于抓持腹膜边缘，应将有孔抓钳的整个杆部平行地挡在结肠系膜上，以便拨开整个结肠（图 19.7）。

最好使用两个机器人抓钳完成结肠上部的游离，左季肋区 Trocar 使用双极有孔器械，左髂窝 Trocar 使用 Cadiere 钳，分别向下牵拉横结肠并向上牵拉肥厚的大网膜。床旁助手通过左侧腹部 Trocar 将以上结构分开，进入小网膜囊并用能量器械松解结肠肝曲。我们的首选是

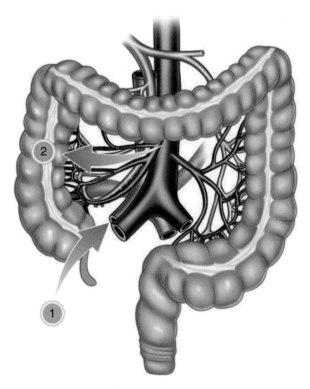

图 19.6 右半结肠切除术的解剖路线。第一步：由下向上；第二步：由内向外

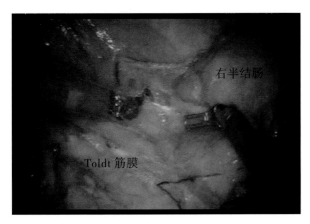

图 19.7　机械臂器械杆部的有效使用，便于右半结肠切除术中的结肠牵引

直头的 Enseal 凝闭装置，可同时用于无创钳夹、解剖游离和血管凝闭。

使用腹腔镜直线切割缝合器通过左下腹 Trocar 将体内的末段回肠离断，这样可通过脐上的小切口轻松地将肠管断端取出。在取出之前，助手在体内抓紧末段回肠，以便将其引向脐上切口进行下一步的吻合。一般采用功能性的侧侧吻合方式进行消化道的重建。在肠系膜短而厚的患者中，有时取出肠管是非常困难的。这时可以通过机器人 Trocar 使用腹腔镜吻合器进行体内的吻合[25]。

19.5.2　机器人左半结肠和乙状结肠切除

完全机器人左半结肠切除和乙状结肠切除通常适用于恶性肿瘤。由于需要多次变换机器人的位置，左肩和左髋关节处的机械臂都需要进行调整，因此手术过程往往较为困难[26, 27]。由于技术难度较高，机械臂系统固定的手术方法一般很难实现。肥胖患者的几个独有的解剖特征导致手术难度增加，包括：

（1）较大、较重、脂肪丰富的大网膜。

（2）乙状结肠系膜与小肠系膜间的粘连。

（3）肥厚的乙状结肠与降结肠。

（4）内脏脂肪堆积引起的肠系膜下动脉（IMA）根部较为隐匿。

（5）由于内脏脂肪影响视野导致边缘动

脉损伤的概率升高。

（6）腹膜较脆，令移动标本时较为困难。

此外，如今的机器人系统并未专门设计用于安全无损地抓取肥厚脂肪或结肠系膜等，这都使左半结肠切除和乙状结肠切除的操作变得更加困难。

一个技巧是打开结肠系膜后使用绑带或显影纱布扎紧肠管，钳夹带结以便抓取和操控结肠。

我们将标准的动脉优先方式改为静脉优先。肠系膜下静脉（IMV）通常没有脂肪覆盖，位于结肠中和结肠左血管之间的裸区。因此，即使是对最肥胖的人，沿着该静脉解剖也可以将术者引入 Toldt 筋膜和结肠系膜之间的正确间隙。此时裸化左结肠动脉并离断（左半结肠切除时）或保留左结肠动脉后向外侧游离到直肠上动脉并离断（乙状结肠切除时）。游离肠系膜下动脉（inferior mesenteric artery, IMA）和直肠上动脉血管束的两侧，有助于在离断血管时显露并保护自主神经。

相对于 BMI 较低的患者，肥厚的脂肪使 Toldt 筋膜与横结肠系膜之间的游离更加容易，但进入正确的解剖层面仍是一项挑战。为了完成全部的游离，常常需要结合外侧至内侧和内侧至外侧的方法。肠系膜下静脉下方的头侧入路是最容易进入正确层面的方法，这是另外一种静脉优先法的优势。

在左半结肠切除术中选择正中小切口或左上腹切口，在乙状结肠切除术中选择耻骨上横切口，均是进行肠切除和肠吻合的安全方法。

19.5.3　腹腔镜联合机器人直肠低位和超低位前切除术

联合术式中使用腹腔镜进行血管束的游离和离断，以及淋巴结清扫和左半结肠、乙状结肠及脾曲的松解。完成上述步骤后，对接机器人系统进行全直肠系膜切除术。我们首选这种联合术式，由于机器人系统仅用于完成术中最关键和困难的部分（图 19.8）[28]，因此提高了手术效率，也减少了操作时间。该方法仅进行

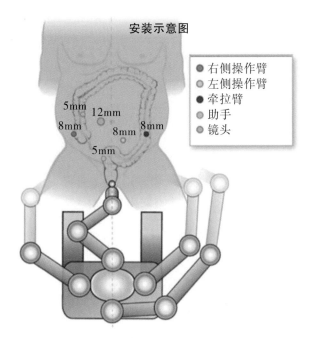

图 19.8 联合机器人直肠低位前切除术，单次对接的示意图

Baik 及其同事发现在淋巴结清扫、远端或环周切缘阳性率方面并没有显著的差异[29]。他们发现，接受联合术式患者的住院时间低于完全机器人术式 [联合法 8.4d（s=4.3），完全机器人法 10.8d（s=7.3）；P<0.001]。此外，联合术式的并发症发生率也低于完全机器人术式（16% vs. 27.2%）。虽然这项研究是基于 BMI 相对较低的患者，但预计肥胖人群的差异应该更为明显。

19.5.4 完全机器人直肠低位和超低位前切除术

在左半结肠和乙状结肠切除术中，左半结肠以标准的方式进行游离。向近端游离肠管至结肠中血管的位置，将左半结肠从结肠中血管的左侧到骶骨岬上方全部松解。用血管闭合器或能量器械可以安全地将肠系膜下动脉在其根部 1cm 处进行离断。肥胖患者的动脉通常粗、厚并伴有动脉粥样硬化，血管闭合器可以安全地闭合和离断这种类型的血管。床旁助手使用腹腔镜血管闭合能量器械或术者使用机器人能量器械将结肠系膜分离至计划的肠管切除部位。

了一次机器人的对接（双腿之间或左侧臀部），使手术的总时间进一步缩短。联合术式非常适合肥胖患者，因为左半结肠和乙状结肠体积庞大且脂肪肥厚，使机器人的操作变得耗时且单调。在病态肥胖患者中，选择 7cm 的耻骨上切口进行手辅助操作可以提供额外的帮助，且该切口也可用于标本的取出和肠道吻合。

与联合术式相比，完全机器人的术式并没有特别的优势。事实上通过比较这两种方法，

进行盆腔操作的 Trocar 定位如图 19.9 所示。将 1 号臂和 2 号臂分别连接机器人单极电钩和双极抓钳。将 3 号臂连接长组织抓钳，它

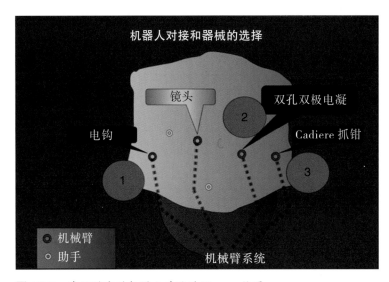

图 19.9 直肠游离时机器人系统的 Trocar 位置

有一个更大和更长的钳体，便于更好地抓住肠管或对腹膜进行暴露。床旁助手于右侧肋下 Trocar 使用无损伤抓钳提供额外的反向牵引，经耻骨上 Trocar 进行吸引。肥胖患者的乙状结肠须尽可能向远端游离，以便结肠残端的处理。对于乙状结肠巨大的患者，如前所述，使用绑带或显影纱布扎紧结肠，3 号臂钳夹带结操控乙状结肠，并获得额外的张力（图 19.10）。

手术开始时，先用 3 号臂向前方和头侧抬起肠管。进入骶骨岬正上方 Toldt 筋膜和乙状结肠系膜之间的无血管间隙，并在直肠脏壁筋膜之间继续解剖进入骨盆。需要注意的是，Toldt 筋膜向前倾斜，环形包绕直肠和乙状结肠的后半部份。熟悉此环形结构（图 19.11）对

于进入 Heald 描述的"神圣平面"是必不可少的[30]。而在肥胖患者中，该处会遇到大量的骶前脂肪，区分骶前和直肠内脂肪并进入正确层面可能是十分困难和耗时的工作。一旦进入"神圣层面"，则尽可能地向远端进行游离，然后以标准的方式进行直肠两侧系膜和盆腔内筋膜之间的剥离。值得注意的是，肥胖患者侧盆壁的大量脂肪也会增加游离的难度，这些患者的外侧游离常常会过深（图 19.12）。一个技巧是先开始直肠前方的解剖，并在直肠系膜两侧拐角处连接前后平面。肥厚的直肠系膜往往非常脆弱，需非常温和地牵引以免系膜撕扯和出血。我们的做法是只抓住腹膜的皱褶进行牵引，并使用类似 St. Mark 抓钳的杆部或整个尖端挡住组织来进行暴露（图 19.13A、B）。床旁助手此时非常重要，须确保一个无烟的术野，并拨开盆腔侧壁以协助术者快速和细致地解剖。

在解剖直肠前方时，可使用带 Keith 针的 2-0 尼龙线将沉重而肥厚的女性子宫或男性膀胱悬挂在前腹壁。直肠往往体积较大，因此前方的解剖较为困难；将摄像头切换到 30° 向下的视角，助手提供向头侧和后侧的牵引（如同在开放式解剖中的手一样）将直肠拉直拉平，协助术者完成这部分的游离。我们推荐使用电钩进行盆腔的解剖，因为它比单极电剪更加灵活，其尖端可用于精细的解剖，电钩的弯曲外

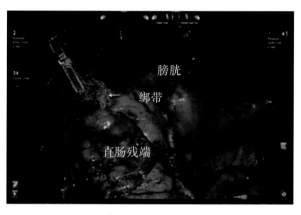

图 19.10　使用绑带扎紧并悬吊直乙交接处

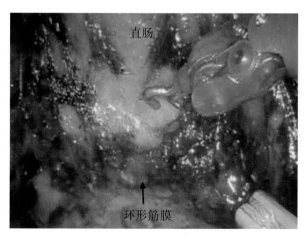

图 19.11　机器人全直肠系膜切除术开始时直肠上段包绕的环形筋膜

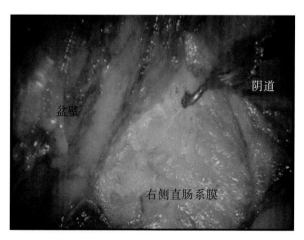

图 19.12　肥胖患者骨盆内的过多脂肪

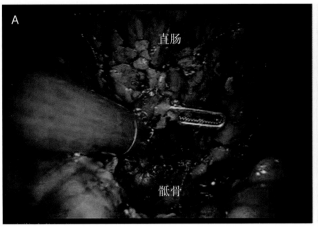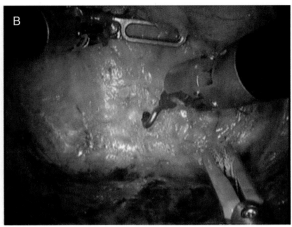

图 19.13　A.St. Mark 双极抓钳在直肠后方游离中的作用。B. 直肠侧方解剖时使用有孔抓钳或 Cadiere 钳进行辅助牵引

缘解剖时也更加快速，同时，对于准备进行吻合的直肠而言，电钩可以安全地钩起并离断直肠的环周筋膜。

直肠筋膜的裸化、直肠的离断和吻合已在其他章节中详细阐述。唯一需要注意的是标本的取出和吻合，最好通过耻骨上的小切口来完成，这样可以安全地重建消化道的连续性，并且防止相关的并发症。由于标本体积较大，经自然腔道直接取出（经直肠或经阴道）几乎是不可能的。

19.5.5　完全机器人腹会阴联合直肠癌切除术

使用如上所述的方法到达盆底，并保留肛门括约肌。现在的标准大多是进行肛提肌外经腹会阴联合切除术（extralevator APR，ELAPR），以避免环周切缘阳性、直肠系膜不完整和医源性穿孔。我们使用机器人从腹部柱状离断肛提肌，这样可以在直肠标本的周围切除更多的组织，以便经腹完成基本的肿瘤学切除[31]。继续离断部分耻骨直肠肌、髂尾肌和尾骨肌（包括尾骨尖水平的中缝），进入坐骨直肠窝的脂肪组织中。盆腔的解剖结构如图19.14 所示。对于男性患者，直肠前方的解剖应尽可能低。

在移开床旁机械臂系统后，通过腹腔镜器械协助造瘘，并游离大网膜组织以备下一步盆腔内的填充，然后将患者翻到俯卧位。

俯卧折刀体位对于肥胖患者的会阴部解剖非常重要。它提供了的良好视野暴露，并将手术转为两人操作，由于空间限制，实质上是单人在手术（图 19.15）。

前方解剖和分离坐骨直肠窝脂肪是机器人腹会阴联合切除术的最后步骤。避免了在开腹和腹腔镜手术中盲目离断肛提肌。标本取出后，由于肥胖患者的会阴皮肤较松弛且充足，皮肤闭合一般没有问题。然而，盆腔软组织的缺损可能较大，因此使用胃网膜左血管供血的游离大网膜蒂充分填充盆腔，可以减少会阴部伤口的相关并发症。

19.6　术后注意事项

结直肠手术后肥胖患者的护理与标准腹腔镜手术基本一致。具体包括：

（1）早期活动。

（2）积极的胸部理疗。

（3）硬膜外镇痛时使用普通肝素预防围手术期深静脉血栓（deep venous thrombosis，DVT），无法使用硬膜外镇痛的右半结肠切除时可使用低分子肝素。

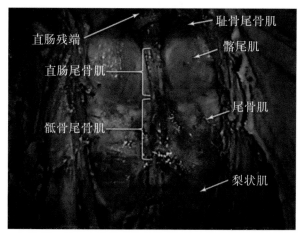

图 19.14　直肠标本离断后盆底解剖的术中图像

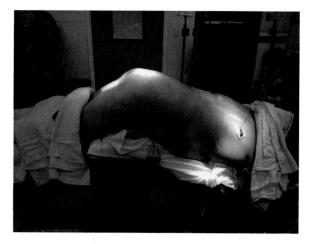

图 19.15　使用俯卧折刀位进行经腹会阴联合切除术中的会阴部解剖

19.7　肥胖患者的肿瘤学预后

目前比较肥胖和非肥胖患者接受机器人结直肠手术治疗恶性肿瘤的相关文献较少。我们已在肥胖患者直肠癌 TME 手术方面积累了相当多的经验，我们的数据（Prasad LM，Marecik SJ，Park JJ，2013. 未发表的数据）显示，两组人群的围手术期、短期和长期的肿瘤学结局基本相似（表 19.1）。肥胖组的手术时间较长，失血更多，但所有其他参数均相似。关于手术的中转开腹率，与一些作者所引用的44% 相比，我们的中转率几乎可以忽略不计。与腹腔镜手术相比，机器人直肠手术中转开腹患者的平均 BMI（41.5~44）也较高[7]。肥胖患者中男性和女性的比较也没有发现显著差异，这一点出乎意料，因为女性的骨盆更宽，在机器人手术时操作将更加容易（表 19.2）。这意味着机器人技术在直肠癌的外科治疗中具有重要的意义，且不受 BMI、性别和术前放化疗等的影响。实际上，这项技术消除了直肠癌微创手术中肥胖的负面影响。

19.8　总　结

对于肥胖患者，机器人手术在技术上是可行和安全的，可用于所有类型和所有部位的病变。如何进行患者的选择、体位摆放和合理安排腹部操作区域是常见的问题，可以采用为腹腔镜手术指定的标准方案。对于病态肥胖患者，尤其是直肠癌，鼓励联合使用腹腔镜技术或手辅助的方法。在开展肥胖患者的机器人手术之前，外科医生必须积累相当丰富的机器人手术经验。这项技术最大的优势在于肥胖男性患者

表 19.1　接受机器人全直肠系膜切除术的肥胖患者围手术期和短期肿瘤学结局

	肥胖患者 (n=30)	非肥胖患者 (n=72)	P 值
EBL(mL)	265.5 ± 211.3	188.14 ± 131.6	0.075[a]
TME 时间（min）	110 ± 35.4	92.94 ± 37.8	0.03[a]
OR 时间（min）	369.62 ± 73.2	327.4 ± 85.2	0.02[a]
住院时间（d）	6.6 ± 2.6	6.8 ± 4.9	0.8[a]
中转开腹 [n(%)]	3(10%)	2(2.8%)	0.15[b]
CRM 阳性 [n(%)]	1(3.3%)	1(1.39%)	1.0[b]
淋巴结清扫数目	12 ± 6.2	14.6 ± 7.8	0.08
吻合口瘘（n）	1(3.3)	6(8.3)	0.614

Prasad LM, Marecik SJ, Park JJ, 2013, 未发表数据
所有数据以平均数 ± SD 表示（如未特殊注明）
EBL: 估计失血量; TME: 全直肠系膜切除; OR: 手术室;
CRM: 环周切缘
a: 学生试验（Student t test）
b: 费希尔精确试验（Fisher's exact test）
c: Pearson χ^2

表19.2 机器人全直肠系膜切除术中男性和女性肥胖患者围手术期和临床病理结局的比较

项目	男性 (n=18)	女性 (n=15)	P值
BMI(kg/m^2)	34.1 ± 3.3	33.3 ± 3.5	0.495
EBL(mL)	227.8 ± 148.7	210 ± 163.9	0.746
TME 时间 (min)	110.2 ± 30.6	109.3 ± 40.5	0.947
LOS (d)	6.1 ± 2.4	6.7 ± 2.5	0.471
中转开腹 [n(%)]	1(5.6%)	0	1.000
CRM 阳性 [n(%)]	3(16.7%)	0	0.233
淋巴结清扫数目	14.4 ± 4.9	17.9 ± 9.1	0.233

Prasad LM, Marecik SJ, Park JJ, 2013, 未发表数据
所有数据以 mean ± SD 表示（如未特殊注明）
BMI：体重指数；EBL：估计失血量；TME：全直肠系膜切除；LOS：住院时间；CRM：环周切缘

中低位直肠癌骨盆内的解剖游离。在这种情况下，机器人技术可以抵消肥胖和非肥胖患者之间的差异，并有助于找到正确的解剖层面。

参考文献

[1] Jayne DG, Thorpe HC, Copeland J, et al. Five-year follow-up of the Medical Research Council CLASICC trial of laparoscopically assisted versus open surgery for colorectal cancer. Br J Surg, 2010, 97: 1638-1645.

[2] Fleshman J, Sargent DJ, Green E, et al. Laparoscopic colectomy for cancer is not inferior to open surgery based on 5-year data from the COST Study Group trial. Ann Surg, 2007, 246: 655-662.

[3] Guillou PJ, Quirke P, Thorpe H, et al. Short-term end-points of conventional versus laparoscopic-assisted surgery in patients with colorectal cancer (MRC CLASICC trial): multicentre randomised controlled trial. Lancet, 2005, 365: 1718-1726.

[4] Abraham NS, Young JM, Solomon MJ. Meta-analysis of short-term outcomes after laparoscopic resection for colorectal cancer. Br J Surg, 2004, 91: 1111-1124.

[5] Schwenk W, Haase O, Neudecker J, et al. Short term benefits for laparoscopic colorectal resection. Cochrane Database Syst Rev, 2005, (3): CD003145.

[6] Gendall KA, Raniga S, Kennedy R, et al. The impact of obesity on outcome after major colorectal surgery. Dis Colon Rectum, 2007, 50: 2223-2237.

[7] Singh A, Girivasan M, Pawa N, et al. Laparoscopic colorectal cancer surgery in obese patients. Colorectal Dis, 2011, 13: 878-883.

[8] Scheidbach H, Benedix F, Hügel O, et al. Laparoscopic approach to colorectal procedures in the obese patient: risk factor or benefit. Obes Surg, 2008, 18: 66-70.

[9] Makino T, Shukla PJ, Samuels JD, et al. Identifying specific surgical tools and methods for laparoscopic colorectal operations in obese patients. J Gastrointest Surg, 2011, 16: 2304-2311.

[10] Flegal KM, Carroll MD, Kit BK, et al. Prevalence of obesity and trends in the distribu-tion of body mass index among US adults, 1999-2010. JAMA, 2011, 307: 491-497.

[11] Moyad MA. Current methods used for defining, measuring and treating obesity. Semin Urol Oncol, 2001, 19: 247-252.

[12] Patel NM, Patel MS. Medical complications of obesity and optimization of the obese patient for colorectal surgery. Clin Colon Rectal Surg, 2011, 24: 211-221.

[13] Borg BB, Gupta NK, Zuckerman GR, et al. Impact of obesity on bowel preparation for colonoscopy. Clin Gastroenterol Hepatol, 2009, 7: 670-675.

[14] Leroy J, Ananian P, Rubino F, et al. The impact of obesity on technical feasibility and postoperative outcomes of laparoscopic left colectomy. Ann Surg, 2005, 241: 69-76.

[15] Kuruba R, Koche LS, Murr MM. Preoperative assessment and perioperative care of patients undergoing bariatric surgery. Med Clin North Am, 2007, 91(3): 339-351.

[16] Modig J. Influence of regional anesthesia, local anesthetics, and sympathicomimetics on the pathophysiology of deep vein thrombosis. Act Chir Scand Suppl, 1989, 550: 119-124.

[17] Winfree CJ, Kline DG. Intraoperative positioning nerve injuries. Surg Neurol, 2005, 63: 5-18.

[18] Velchuru VR, Domajnko B, deSouza A, et al. Obesity increases the risk of postoperative peripheral neuropathy after minimally invasive colon and rectal surgery. Dis Colon Rectum, 2014, 57(2): 187-193.

[19] Sabeti N, Tarnoff M, Kim J, et al. Primary mid-line peritoneal access with optical trocar is safe and effective in morbidly obese patients. Surg Obes Relat Dis, 2009, 5: 610-614.

[20] Farley D, Greenlee S, Larson D, et al. Double-blind, prospective, randomized study of warmed, humidified carbon dioxide insufflation vs standard carbon dioxide for patients undergoing laparoscopic cholecystectomy. Arch Surg, 2004, 139: 739-744.

[21] Ambardar S, Cabot J, Cekic V, et al. Abdominal wall dimensions and umbilical position vary widely with BMI and should be taken into account when choosing port locations. Surg Endosc, 2009, 23: 1995-2000.

[22] Hurd WW, Bude RO, DeLancey JO, et al. The relationship of the umbilicus to the aortic bifurcation: implications for laparoscopic technique. Obstet Gynecol, 1992, 80: 48-51.

[23] Martin ST, Stocchi L. Laparoscopic colorectal resection in the obese patient. Clin Colon Rectal Surg, 2011, 24: 263-273.

[24] DeSouza A, Domajnko B, Park J, et al. Incisional hernia, midline versus low transverse incision: what is the ideal incision for specimen extraction and hand-assisted laparoscopy. Surg Endosc, 2011, 25: 1031-1036.

[25] Park SY, Choi GS, Park JS, et al. Robot-assisted right colectomy with lymphadenectomy and intracorporeal anastomosis for colon cancer: technical considerations. Surg Laparosc Endosc Percutan Tech, 2011, 22(5): e271-276.

[26] Choi DJ, Kim SH, Lee PJ, et al. Single stage totally robotic dissection for rectal cancer surgery: technique and short term outcome in 50 consecutive patients. Dis Colon Rectum, 2009, 52: 1824-1830.

[27] Park YA, Kim JM, Kim SA, et al. Totally robotic surgery for rectal cancer: from splenic fl exure to floor in one setup. Surg Endosc, 2009, 24: 715-720.

[28] Zawadzki M, Velchuru VR, Albalawi SA, et al. Is hybrid robotic laparoscopic assistance the ideal approach for restorative rectal cancer dissection. Colorectal Dis, 2013, 15: 1026-1032.

[29] Baik SH, Kim NK, Lim DR, et al. Oncologic outcomes and perioperative clinico-pathologic results after robot-assisted tumor-specific mesorectal excision for rectal cancer. Ann Surg Oncol, 2013, 20: 2625-2632.

[30] MacFarlane JK, Ryall RD, Heald RJ. Mesorectal excision for rectal cancer. Lancet, 1993, 341: 457-460.

[31] Marecik SJ, Zawadzki M, Desouza AL, et al. Robotic cylindrical abdomi-noperineal resection with transabdominal levator transection. Dis Colon Rectum, 2011, 54: 1320-1325.

第20章

机器人在炎性肠病中的应用

Konstantin Umanskiy

摘要： 机器人手术技术在炎性肠病的治疗方面有许多潜在优势，尤其是对于处于学习曲线早期的外科医生。一方面，炎性肠病手术不像恶性肿瘤那样具有严格的肿瘤切除标准（比如高位结扎系膜血管或全肠系膜切除等），可以给处于机器人技术适应期的术者留有一些余地；另一方面，炎性肠病的手术可能更加复杂且技术上更具挑战性，因为术野的炎症可能导致渗出或出血，组织也可能因为术前长期使用激素或抗生素导致脆性增加，进而导致解剖层面不清晰。虽然如此，机器人技术对患者来说仍有许多好处，特别是对于需要接受全结直肠切除加回肠储袋肛管吻合（ileal pouch-anal anastomosis，IPAA）的克罗恩病患者。本章将重点阐述最能体现机器人技术优势的低位盆腔手术技术。

关键词： 机器人手术；炎性肠病；克罗恩病；溃疡性结肠炎；直肠切除术；J型储袋

20.1 引 言

基于机器人平台的炎性肠病微创手术仍在不断发展。在结肠和回肠末端的炎性肠病中，目前应用最成熟的微创术式，比如节段性结肠切除术和全结肠切除术等，已经基本适应了机器人技术的操作方法[1, 2]，这在本书的其他相关章节中也有提到。相反，治疗克罗恩病时，腹腔镜直肠切除并J型储袋再造或直肠完全切除的手术方式仍未被广泛接受，原因是狭小深在的盆腔空间令直肠的暴露和处理十分困难，而机器人技术却具有克服这些困难的独特优势，因此，机器人技术可为计划行直肠切除术的炎性肠病患者提供一种有别于腹腔镜技术的合理选择。虽然对于良性疾病无须遵守全直肠系膜切除的原则，但是，由于可以在相对无血管的层面内进行解剖，所以机器人手术也常常沿着该层面进行游离。我们之前曾经报道过分期手术对于接受重建性大肠切除术的溃疡性结肠炎患者或接受全大肠切除的克罗恩病患者的益处[3]。在实践中，我们建议严重的溃疡性结

Electronic supplementary material: The online version of this chapter (doi: 10.1007/978-3-319-09120-4_20) contains supplementary material, which is available to authorized users. Videos can also be accessed at http://link.springer.com/book/10.1007/978-3-319-09120-4_20.

K. Umanskiy, M.D. (✉)
Department of Surgery, University of Chicago, Chicago, IL, USA
e-mail: kumanskiy@surgery.bsd.uchicago.edu

© Springer International Publishing Switzerland 2015
H. Ross et al. (eds.), *Robotic Approaches to Colorectal Surgery*,
DOI 10.1007/978-3-319-09120-4_20

肠炎或克罗恩病患者在腹腔镜全结肠切除术恢复后，再进行直肠切除术。而对于其他原因需接受全大肠切除的患者，我们建议采取先进行腹腔镜全结肠切除术，后进行机器人直肠切除术的联合手术步骤。我们先前报道了对克罗恩病患者进行机器人直肠切除（视频 20.1）J 型储袋再造或直肠完全切除的经验[4]。对于腔镜手术和机器人手术，我们注意到两者的功能学和术后结局基本相似，但机器人技术为术者提供了更佳的人体工程学结构和更加精确的盆腔内解剖。

本章将描述炎性肠病患者低位盆腔手术时的手术室布置和手术步骤。虽然克罗恩病患者的 J 型储袋再造和全直肠切除术基本相似，但在机器人系统的摆放方面有一些细微的不同，这将在本章进行阐述。

20.2 炎性肠病患者行机器人直肠切除术的手术指征

根据我们的经验，几乎所有考虑行直肠切除术的患者之前都接受了腹腔镜或传统开腹的全结肠切除术。分期手术可以提高患者直肠切除术前的生理功能储备，这既是技术需要，也是生理学的恢复过程。同时，直肠切除术应作为患者的一种选择，需要精心的术前准备，并考虑患者的愿望和预期。几乎我们所有的患者都进行了腹腔镜或腹腔镜联合手辅助的全结肠切除术，但腹腔内却没有或仅有少许的粘连，因此，我们发现在进行机器人直肠切除术时非常容易再次进入腹腔并建立气腹。分期手术的另外一个优点是，允许术者把机器人直肠切除术作为一个单独的手术来完成。将微创结直肠切除术（包括机器人直肠切除术）整体当作单一的手术可能是不明智的，尤其是对于处于早期实践阶段的机器人手术医生。术者可能会发现他们花费了好几个小时对接机器人部件，然后却在处理其他困难的重要步骤时感到疲惫和沮

丧。为了提高手术的适应性并预防紧急情况的发生，我们经常将机器人手术设计为腹腔镜 – 机器人联合方法。虽然一定程度上模糊了手术的界限，但却是一种在复杂情况下有效且安全的联合方法。另外，多数床旁助手作为住院医生可能对于机器人系统并不熟悉，而使用腹腔镜器械和设备时将更加得心应手。

进行重建性 J 型储袋再造直肠切除术或直肠完全切除术的手术指证已经得到了广泛的讨论和报道[5]。任何生理上适合并对微创手术没有禁忌的患者都可以将机器人直肠切除术作为选择之一。虽然机器人直肠解剖的优势还暂时没有明确的研究结果，但我们发现这项技术比腹腔镜或传统开腹手术更加精准，因为它的术野更清晰，解剖更精细，尤其是在上腹下神经周围、精囊和前列腺水平的直肠前壁和阴道直肠隔之间的解剖时。由于大多数进行储袋再造手术患者的年龄都较小，因此总有研究者担心克罗恩病的储袋再造和直肠切除术会影响生育功能[6]，然而这种情况多半是由于传统手术处理盆腔器官时的粗糙操作所导致。我们推测在术中应尽量减少对子宫、输卵管和卵巢的牵拉，并小心轻柔地操作，有可能会改善患者术后的生育功能。

满意的 J 型储袋再造的评价标准应是良好的储袋功能和消化道的连续性，同时保证直肠残端较低的炎症水平。这些都能通过精细的盆腔低位解剖得以实现，也使术者在尽量靠近肛提肌的位置离断病变直肠。机器人技术是在盆腔深部进行精细解剖的理想手段，特别是前方的游离，是完成直肠低位切除的关键。与腹腔镜手术相比，机器人手术在盆腔解剖的最后阶段体现出了明显的优势。腹腔镜手术中，随着解剖向盆底的深入，术者的动作也变得僵硬不便——然而这个区域最需要更加精细和可控的解剖操作。有了机器人技术，手术操作的精细程度将不会受到解剖层面的深度影响。事实上随着进入盆底，术者可以缩小动作的幅度，以便在直肠和前列腺之间或阴道 – 直肠隔内游离时，进一步提高解剖的精确度。

20.3　机器人直肠切除术

20.3.1　手术室的设置

手术室设置可以根据患者的情况和医生的选择进行微调，我们推荐选择较为宽敞的手术室，以便容纳机器人和腹腔镜设备。

我们推荐将腹腔镜设备摆放在患者一侧（我们习惯放在患者的右侧），机器人视频系统放在对侧（患者左侧）。我们一般将机械臂系统放在患者的两腿中间。

根据需要配备一或两位床旁助手，可在患者两侧协助手术。

20.3.2　患者的体位

使用马镫腿架将患者摆放为改良截石位，臀部稍微垫高使会阴部悬空，膝盖基本处于伸展位，而大腿保持水平。

双上肢使用中单收拢在身体两侧，这样已足够保证安全的固定，没有必要每次都将患者绑在手术台上，除非患者非常肥胖或预期需要大角度的倾斜体位。

20.3.2.1　Trocar 的定位

• 将 12mm Trocar 置于脐上位置（图 20.1）。在直视下切开脐的基底部筋膜。我们使用与机器人摄像头配套的 12mm 钝头 Trocar。

—手术开始时我们选择 10mm 的 30° 腹腔镜摄像头进行腹腔探查。

• 将 2 个 8mm 的机器人 Trocar 置于下腹部两侧锁骨中线上，距离脐部 Trocar 8 cm。

• 将 2 个 5mm Trocar 置于上腹部左右两侧供助手使用。

—对于直肠切除 J 型储袋再造的患者，我们先游离之前的回肠造瘘（我们几乎所有的患者之前都进行了腹腔镜全结肠切除术）。在打开的造瘘缺口上，我们放置一个 12mm 的气囊 Trocar，其余的 Trocar 位置同上。

—对于行全直肠切除的克罗恩病患者，放置 Trocar 时必须小心保护回肠造瘘。

• 应注意不要将机器人 Trocar 放置得太靠腹部外侧，因为随着直肠解剖深入盆底，机械臂的活动范围会受到限制，容易跟盆壁发生碰撞。

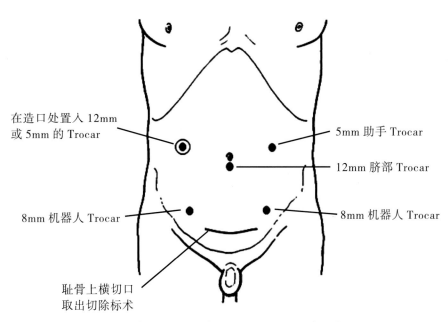

在造口处置入 12mm 或 5mm 的 Trocar

5mm 助手 Trocar

12mm 脐部 Trocar

8mm 机器人 Trocar

8mm 机器人 Trocar

耻骨上横切口 取出切除标术

图 20.1　机器人 IPAA Trocar 放置示意图。12mm 相机 Trocar 可以放在脐部上面或下面，右上象限 Trocar 可以通过回肠造口开口放置 IPAA，也可以放置在回肠造口旁边完成直肠切除术

• 有时机器人 Trocar 为了能更深入盆底，不得不向头侧或尾部移动。在置入 Trocar 前，术者可以拿一件机器人器械在腹壁外进行测量，确定穿刺孔和盆底目标区域之间的距离是否合适。

20.4　前期的腹腔镜操作

• 我们的手术由腹腔镜探查开始，必要时也需行腹腔粘连松解术。

• 对于较瘦的患者，常常可以直接看到后腹膜下的左侧输尿管。如果左侧输尿管不够清晰，切开右侧直肠旁沟的系膜，在直肠上动脉后方的无血管间隙内从右向左仔细地解剖，通常可以沿着盆壁找到左侧输尿管，这和直肠低位前切除术时内侧向外侧的解剖步骤基本一致。

• 当明确了左侧输尿管的走行并给予保护后，使用双极能量设备离断直肠上动脉。

• 在直肠切除 J 型储袋再造术中，我们使用腹腔镜将末端回肠系膜尽量游离得更长，以便在制作 J 型储袋时减小肠管的张力。

• 应用 Keith 针缝线穿过子宫底部向前腹壁悬吊子宫。

• 完成上述步骤后，即可开始对接机器人系统。

20.4.1　床旁机械臂系统的对接

• 将患者置于约 30° 的头低脚高位。

• 将机械臂系统放置于患者两腿之间。

—将 30° 向下的机器人摄像头插入脐部 Trocar。该摄像头能更好地观察盆腔后壁的解剖结构，尤其是向下经过骶骨岬时的上腹下神经干。随着盆腔解剖的深入，我们会换用 0° 摄像头。

20.4.1.1　器械的选择

• 术者右手一般使用单极电钩。

• 术者左手一般使用双极单孔抓钳。

—将器械的数量限制在两个以内，我们希望手术步骤越简单越好，避免频繁更换器械，同时这也可以减少机器人手术的费用。

—我们一般不会使用 3 号机械臂，因为由助手提供牵拉将更为灵活，而且可以使实习生们更多地参与手术操作，但是如果没有合适的助手，可使用 4 号机械臂，从左上腹的 Trocar 插入双孔肠道抓钳。

—我们通常在手术初始阶段使用机器人系统的默认图像缩放倍数，而在深部盆腔进行阴道 – 直肠隔或直肠 – 前列腺间隙的解剖时适当调整放大倍数。

• 助手通过左上腹 Trocar 用肠钳抓住直肠，向前向上提拉。同一个或另外一个助手使用腹腔镜吸引器从右上腹 Trocar 插入帮助排烟和进行必要的轻柔牵拉。

• 我们使用加热的 CO_2 气腹以减少镜头雾气的生成。

20.4.2　后方解剖

• 直肠的解剖一般从后方的间隙开始。我们习惯采用全直肠系膜切除的方法开始游离，因为可以提供相对无血管的解剖层面，并且是一个良好的解剖参考标志，便于向内侧或外侧的游离。

• 一个助手向前、向上提拉直肠，机器人单孔抓钳向前、向上轻轻提拉后方的直肠系膜。保持适当的张力，术者在直肠固有筋膜和直肠骶前筋膜之间可以看到一个棉花糖样的疏松组织间隙，使用电凝钩分离此 U 形间隙，直至骶直肠筋膜（Waldeyer's fascia）的水平。在此无血管间隙内向前解剖，随着向盆底的深入必须格外小心，否则可能会导致难以处理的骶前静脉出血。

• Pigazzi[7] 提出了一种应用于机器人的改良直肠后方游离技术。在这项技术中，先分离直肠右侧壁的组织，再弧形转至直肠后壁和左侧壁。这种倾斜角度的直肠游离可以给予术者极佳的术野，使直肠后方的解剖不再以一种"挖洞"的方式进行。在无血管间隙内以这种方法游离至直肠左侧，可使左侧壁的解剖安全地开展，因为此处直肠系膜和左侧输尿管的密切关系往往使游离的过程比较危险。

20.4.3 侧方游离

- 侧方的游离一般从更安全的直肠右侧壁开始。

- 机器人钳夹牵拉直肠接近90°，使直肠形成一个曲棍球柄的形状。

- 单极电钩从后向前匀速凝烧游离。应注意尽量避免出血，即使是看起来非常小的渗血都可能导致视野的污染、变暗。

- 当遇到直肠中动脉或静脉等时，必须使用双极电凝离断血管，同时用电钩挡住直肠系膜，暴露术野。血管凝闭后，可以使用电钩烧断。

- 在侧方解剖时，术者必须随时检查与直肠前壁的关系，明确前壁陷凹或前列腺的位置，避免超过预期的前壁解剖层面。

- 左侧的解剖从切开左侧直肠旁沟的腹膜开始，必须明确左侧输尿管的走行。如果直肠右侧和后方的游离始终位于正确的解剖间隙，那么需要离断的结构仅仅是一层腹膜和少量的侧方韧带。

20.4.4 前方游离

- 进行前方的游离时，左、右两侧的腹膜切口在直肠前方汇合。

- 手术进行到该阶段时，将摄像头换为0°镜。将向腹侧牵拉直肠换成向背侧牵拉，同时向头侧将直肠牵出盆腔。因为解剖直肠后方时已经松解了直肠系膜，因此前方游离的正确层面可以较为容易地牵拉出来。

- 术者需要找到直肠前部的乏血管区。轻轻地向背侧按压直肠即可充分显露该层面，然后钝性游离直肠前方，同时也应随时注意侧方和后方已经完成的解剖层面。

20.4.5 直肠环周的游离

- J型储袋再造术时盆底解剖的特殊性是

需要将直肠游离至盆底水平，有时还需要完成肛提肌复合体的一些解剖。这样可取得更短的直肠残端以便减少残端炎症的发生。

- 随着向盆底进行游离，术者应随着张力的变化在直肠后方、侧方和前方的层面内交替操作。例如，为了后方游离时的合适张力，术者可能需要事先将前方和侧方的解剖完成，这样直肠后方的层面可能就会更加容易分离。

- 到达盆底的标志是观察到肛提肌纤维随着电凝收缩和逐渐减少的直肠系膜。由于直肠在盆底变窄，使用一个机器人抓钳即可将其牵拉至所需的张力。

- 助手可能需要进行直肠指诊来评估游离的平面。一般来说，应该游离至距离肛缘2~3cm的水平。

- 一旦环周的游离全部完成，即可拆卸机械臂系统。

20.4.6 直肠离断和J型储袋吻合

- 虽然腹腔镜和机器人的切缝技术已经非常先进，但我们仍未找到能够满意完成体内直肠离断的切割缝合器，因此一般选择经耻骨上的横切口使用手持切割缝合器。

- 一些术者可能倾向于使用腹腔镜下的切割缝合器，而为了完成直肠的低位吻合，应该选择最短的钉仓。由于一次激发不一定能够完整地横断直肠，所以应尽量避免多次激发造成的切缝线重叠或交叉。

- 我们建议刚开展机器人直肠切除J型储袋再造的外科医生考虑使用小的耻骨上横切口，并使用切口保护套，这样可以保证突发情况时患者的安全。因为术者的手可以快速进入腹腔，按压出血的血管或填塞纱布进行止血。

- 克罗恩病患者接受直肠完全切除术时，括约肌间切除后可通过会阴部切口取出直肠标本。

20.5　机器人在炎性肠病中应用的临床证据

炎性肠病患者应用机器人手术的研究相对较少。但在私下交流时，许多机器人结直肠专家认可对炎性肠病患者进行机器人直肠切除。我们已经报道了克罗恩病和溃疡性结肠炎患者行重建性直肠切除术或直肠完全切除术的初始数据[4]。这些患者通过病例匹配与一项腹腔镜手术的队列分析进行比较，结果显示腹腔镜和机器人具有同等的预后。机器人技术表明了其安全性和有效性，重要的是在功能学预后和储袋功能方面与腹腔镜的效果近似。然而，机器人手术的时间比腹腔镜更长。理论上说手术时间将会随着团队经验的增长而缩短，Byrn 等的研究[8]也说明了这一点。即使文中没有设立对照组，研究者也证明了手术时间和手术花费会随着经验的增长而得到改善。这项队列研究的51 例患者中仅有 18 例炎性肠病患者。其他两个样本量较小的 Pedraza[9] 和 McLemore[10] 的研究阐述了他们对炎性肠病患者进行机器人手术的前期经验。现有的公开报道均针对的是炎性肠病的直肠切除术。

20.6　总　结

机器人手术对炎性肠病患者最大的益处体现在克罗恩病的直肠切除术或溃疡性结肠炎的重建性直肠切除 J 型储袋再造术中。低位盆腔的解剖离不开精细的组织处理，因此像其他机器人手术一样，机器人技术在盆腔深在、狭窄的空间内最具优势。炎性肠病的直肠解剖在许多方面与癌症患者的全直肠系膜切除术类似，直肠远端和肛提肌水平的解剖需求令机器人技术展现出其独特优势。我们发现，将克罗恩病的直肠完全切除术作为学习机器人直肠切除术的起点较为理想。另外应注意的是，回肠储袋肛管吻合术中机器人的操作风险较高，即使是

远端直肠微小的损伤都有可能导致术中难以处理的问题。

20.7　要　点

• 炎性肠病的机器人手术步骤应遵循腹腔镜或开腹手术的基本原则，但机器人手术需要更多的设备、更大的手术室和更复杂的准备流程，另外术者、助手和手术间其他工作人员均需要完成相应的学习曲线。

• 机器人技术在炎性肠病中大多数采用的是腹腔镜和机器人的联合术式。Trocar 定位和患者的体位应该同时满足腹腔镜和机器人手术的操作，以提高手术效率并避免机械臂之间的碰撞。

• 保持不变！尽量不要随意更改治疗流程、器械使用或患者体位的变化等细节，这样可以使手术团队和床旁助手更好地开展工作。

• 配备所有合适的设备，对手术人员进行意外或紧急情况的相关培训。当床旁助手操作机械臂系统遇到困难时，术者应能及时接替并处理突发情况。

参考文献

[1] Marcello PW, Milsom JW, Wong SK, et al. Laparoscopic total colectomy for acute colitis: a case-control study. Dis Colon Rectum, 2001, 44(10): 1441-1445.

[2] Milsom JW, Lavery IC, Bohm B, et al. Laparoscopically-assisted ileocolectomy in Crohn's disease. Surg Laparosc Endosc, 1993, 3(2): 77-80.

[3] Pandey S, Luther G, Umanskiy K, et al. Minimally invasive pouch surgery for ulcerative colitis: is there a benefit in staging. Dis Colon Rectum, 2011, 54(3): 306-310.

[4] Miller AT, Berian JR, Rubin M, et al. Robotic-assisted proctectomy for inflammatory bowel disease: a case-matched comparison of laparoscopic and robotic technique. J Gastrointest Surg, 2011, 16(3): 587-594.

[5] Michelassi F, Lee J, Rubin M, et al. Long-term functional results after ileal pouch anal restorative proctocolectomy for ulcerative colitis: a prospective

observational study. Ann Surg, 2003, 238(3): 433-441. discussion 42-45. PMCID: 1422709.

[6] Rink AD, Radinski I, Vestweber KH. Does mesorectal preservation protect the ileoanal anastomosis after restorative proctocolectomy. J Gastrointest Surg, 2009, 13(1): 120-128.

[7] Pigazzi A, Ellenhorn JD, Ballantyne GH, et al. Robotic-assisted laparoscopic low anterior resection with total mesorectal excision for rectal cancer. Surg Endosc, 2006, 20(10): 1521-1525.

[8] Byrn JC, Hrabe JE, Charlton ME. An initial experience with 85 consecutive robotic-assisted rectal dissections: improved operating times and lower costs

with experience. Surg Endosc, 2014, 28(11): 3101-3107.

[9] Pedraza R, Patel CB, Ramos-Valadez DI, et al. Robotic-assisted laparoscopic surgery for restorative proctocolectomy with ileal J-pouch-anal anastomosis. Minim Invasive Ther Allied Technol, 2011, 20(4): 234-239.

[10] McLemore EC, Cullen J, Horgan S, et al. Robotic-assisted laparoscopic stage II restorative proctectomy for toxic ulcerative colitis. Int J Med Robot, 2011, 8(2): 178-183.

第21章 机器人技术的培训

Elizabeth McKeown, Amir Loucas Bastawrous

摘要：实施机器人手术需要掌握一系列复杂的操作技能，而后者并不能完全依赖传统腹腔镜或开放手术的经验。虽然部分机器人手术的动作比传统腹腔镜更加自然，但对于大多数外科医生而言，手术平台、手术操作及手术方案都是陌生的。因此，"难以精通"是机器人手术的学习特点。为了更好地完成机器人手术培训，确保手术的安全实施，本章将介绍一种可靠、有效的分级培训方案。

关键词：训练；模拟；住院医师培训；评估考核

21.1 引 言

每当有医疗新技术或新设备投入临床使用时，都存在一个初始的适应阶段，从业者们首先需要学会如何正确地使用这些技术或设备。对于相对简单的设备或已使用产品的迭代更新，学习周期可能只需几分钟。但对于更复杂的新技术、新设备，例如伴有高风险或者完全采用新平台的技术或设备，临床医生的学习和培训过程就变得复杂了。使用 Intuitive Surgical 公司生产的达芬奇系统（Intuitive Surgical da Vinci® system，森尼维尔，加利福

尼亚）实施机器人手术显然属于后一种情况，临床医生想要使用此系统，必须接受系统的学习和培训。本章主要介绍一些有效的培训方法，针对学习者先前经验的不同，应用相应的培训方案和课程，最终使其掌握机器人手术的操作技术（表 21.1、21.2）[1-3]。

21.2 机器人手术培训

目前关于机器人手术的培训模式尚无统一或权威的标准，因此 Intuitive Surgical 公司出版了关于机器人手术培训的指导意见，创办了相应的外科杂志，并成立了专业协会。机器人技术在结直肠外科领域的劣势主要在于缺乏合适的手术器械、操作步骤复杂多变及手术过程风险较高，但其优势在于可吸纳先前开展泌尿外科和妇科手术的相关经验。这也为机器人结直肠手术的培训提供了很好的基础，培训模式可以参考其他拥有机器人手术培训经验的专业。

E. McKeown, M.D.
Swedish Colon and Rectal Clinic, 1101 Madison, Suite 510, Seattle, WA 98104, USA
e-mail: Bastawrous@gmail.com

A. L. Bastawrous, M.D., M.B.A. (✉)
Department of Surgery, Swedish Cancer Institute, Seattle, WA, USA
e-mail: Amir.bastawrous@swedish.org

© Springer International Publishing Switzerland 2015 257
H. Ross et al. (eds.), *Robotic Approaches to Colorectal Surgery*, DOI 10.1007/978-3-319-09120-4_21

表 21.1　机器人培训在住院医师、专科培训医师、主治医师之间的区别

	住院医师	结直肠专科培训医师	主治医师
腹腔镜经验	劣势	优势	优势 *
病例多样性	优势	劣势	劣势
时间和收益的投入	优势	优势	劣势
对机器人的兴趣和接受程度	优势	优势	优势 *
指导教师	优势	优势 *	劣势
了解解剖和基本手术流程	劣势	优势	优势
接触患者和接受培训的方便程度	劣势	优势	优势
实践机会	劣势	优势 *	优势 *
有经验的培训者	劣势	优势	劣势
有足够的时间学习	优势	优势	劣势

* 在一个有活力且有经验的合适团队里，这些都可成为优势

21.3　模拟训练

　　培训包括模拟控制台前的训练时间。机器人技术的数字特性使其能够利用机器人手术控制台实现现实世界的高度仿真。操作技巧的模拟练习有助于有效学习和掌握特定的达芬奇手术技能，如体内打结等（图 21.1）。这些练习可以无限次地执行，每次都进行打分，这样即提供了即时反馈以协助受训者设定目标，又可以比较不同受训者的受训结果，此外还可以激励受训者与其他学员之间的竞争。在实际操作之前进行模拟练习将有助于实习生或外科医生掌握机器人技术。研究表明，机器人模拟训练器可缩短该技术的学习曲线。

　　对现有可用的模拟训练器进行系统评估后——虽然目前还没有太多的研究能够明确哪一个是最好的——一个研究小组的结果显示，所有在外科医生进行体内操作之前进行的模拟器训练都是有益的 [4]。机器人技能评估得

表 21.2　机器人培训项目

	住院医师	专科培训医师	主治医师
线上学习	X	X	X
手术视频回顾	X	X	X
器械模型训练	X	X	X
动物模型训练	+/-	+/-	X
尸体训练	+/-	+/-	X
模拟器	X	X	X
床旁助手	X	X	+/-
指导监督下训练	-	-	X
双控制台操作	X	X	+/-

分（Robotic Skills Assessment Score，RSA-Score）在 2013 年得到验证，可以根据技能对操作者进行评分，评分项目包括安全性、严重错误、经济性、双手灵巧性和时间管理等 [5]。

　　一个多机构的"机器人手术基础技能"（Fundamental Skills of Robotic Surgery，FSRS）系统是基于达芬奇机器人系统的模拟课程，该系统已经开发并投入使用，已证实可以显著提高各专业医生的机器人基本操作技能 [6]。另一个系统则使用分步训练（即对接、定位、钝性切除、解离等）进行 23 个项目的机器人技术培训 [7]。Hasbro 公司 ® 推出的模拟游戏《手术》也已被用作进行模拟操作和实践之间的过渡手段 [8]。

21.4　流程和评估

　　制定培训流程是培训的必要条件。Intuitive Surgical 公司已经为手术医生、助手和手术室工作人员等出版了关于机器人手术培训的推荐流程（图 21.2）。专门针对结直肠外科住院医师的培训流程也正在进一步完善中。培训流程不仅起到重要的指导作用，而且对于发现需要改良的缺点也很重要。Intuitive Surgical 公司还建立了受训者评估体系，教员可以通过评估工具对受训者进行评价和评分，

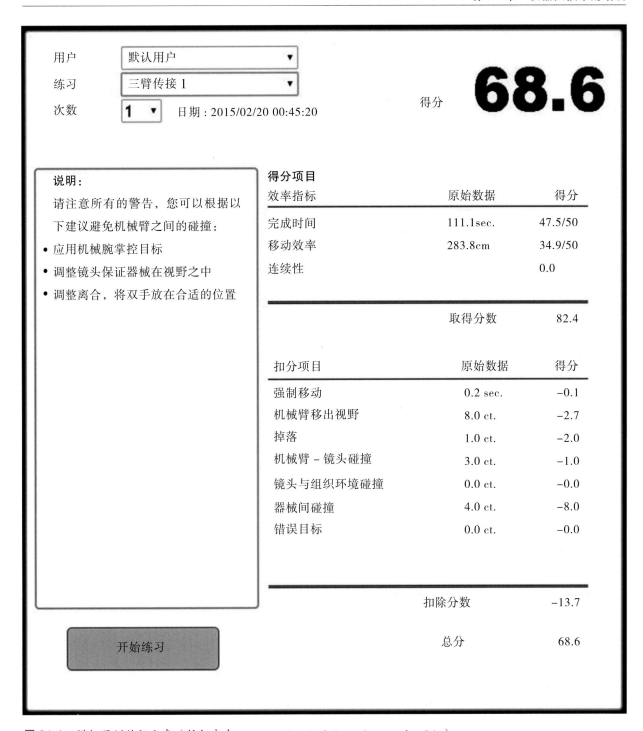

用户	默认用户 ▼		
练习	三臂传接 1 ▼	得分	**68.6**
次数	1 ▼ 日期：2015/02/20 00:45:20		

说明：

请注意所有的警告，您可以根据以下建议避免机械臂之间的碰撞：

• 应用机械腕掌控目标

• 调整镜头保证器械在视野之中

• 调整离合，将双手放在合适的位置

得分项目

效率指标	原始数据	得分
完成时间	111.1sec.	47.5/50
移动效率	283.8cm	34.9/50
连续性		0.0
取得分数		82.4

扣分项目	原始数据	得分
强制移动	0.2 sec.	−0.1
机械臂移出视野	8.0 ct.	−2.7
掉落	1.0 ct.	−2.0
机械臂 – 镜头碰撞	3.0 ct.	−1.0
镜头与组织环境碰撞	0.0 ct.	−0.0
器械间碰撞	4.0 ct.	−8.0
错误目标	0.0 ct.	−0.0
扣除分数		−13.7

开始练习

总分	68.6

图 21.1 模拟器训练评分表（授权来自 Intuitive Surgical, Inc., Sunnyvale, CA.）

从而给予必要的反馈（图 21.4）。

21.5 有经验的外科医生

当机器人技术在外科训练中完全普及时，我们就不再需要对外科医生进行专门的培训。如果机器人技术遵循腹腔镜手术（可以说是更简单、更低廉的技术）的发展和普及进程，那么将需要 10~20 年，甚至更长的时间，外科医生才能普遍熟练掌握机器人技术。而在那之前，仍然需要对已完成实习的外科医生进行相关的

达芬奇® 机器人培训流程
外科医生

学习任何新的医疗技术都需要外科医生和其团队接受指导和自我学习。以下文件概述了外科医生开展达芬奇技术前所必需的知识和技能。请记住，这里提供的建议只是学习过程的开始。掌握这项技术还需要不断地自主学习和实践。关于达芬奇手术的临床文献数以千计。达芬奇在线社区提供了具有代表性的高级别出版物。与外科使用的任何工具一样，达芬奇手术系统只有在满足了恰当的医院需求，并且保证安全的情况下才能开始使用。

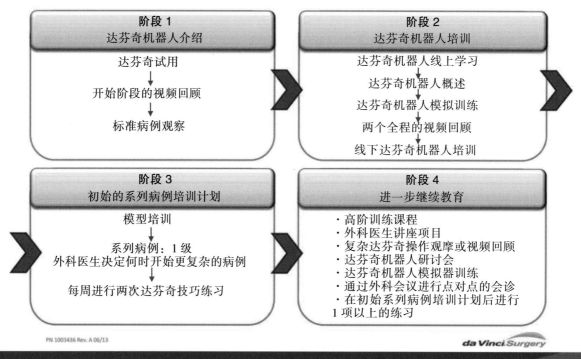

阶段 1
达芬奇机器人介绍

达芬奇试用
↓
开始阶段的视频回顾
↓
标准病例观察

阶段 2
达芬奇机器人培训

达芬奇机器人线上学习
↓
达芬奇机器人概述
↓
达芬奇机器人模拟训练
↓
两个全程的视频回顾
↓
线下达芬奇机器人培训

阶段 3
初始的系列病例培训计划

模型培训

系列病例：1 级
外科医生决定何时开始更复杂的病例

每周进行两次达芬奇技巧练习

阶段 4
进一步继续教育

· 高阶训练课程
· 外科医生讲座项目
· 复杂达芬奇操作观摩或视频回顾
· 达芬奇机器人研讨会
· 达芬奇机器人模拟器训练
· 通过外科会议进行点对点的会诊
· 在初始系列病例培训计划后进行
1 项以上的练习

PN 1003436 Rev. A 06/13

da Vinci Surgery

达芬奇® 机器人培训流程
外科医生

达芬奇® 技术培训计划不能取代医院有关手术认证的政策。Intuitive Surgical 公司仅培训其产品，包括达芬奇外科系统及其相关器械和附件的使用。Intuitive Surgical 公司不提供临床培训，也不提供评估手术或技术方面的培训和证书。因此，Intuitive Surgical 公司不负责手术操作的说明。培训期间关于如何使用该系统执行特定技术或操作的任何演示都不是 Intuitive Surgical 公司关于该技术或操作的推荐或"认证"，而仅仅是其他外科医生如何使用该系统进行这些技术或操作的信息共享。对第三方产品的描述并不意味着对安全性、有效性或指定用途的任何认可。在执行任何达芬奇手术之前，医生有责任接受足够的培训和监督，以确保他们能够充分保护患者的健康和安全。有关技术信息，包括使用达芬奇系统和第三方产品的全部注意事项和警告，请参阅产品手册。请仔细阅读所有说明。未正确遵循所用设备相关的说明、警告和危险信息可能会导致患者严重的损伤或并发症。设置手术器械能量时的疏忽可能会对患者造成严重的伤害或手术并发症。确保充分理解达芬奇外科系统的能量操作并在解剖关键部位时保持谨慎非常重要。虽然临床研究支持使用达芬奇外科系统作为微创手术的有效工具，但个别研究结果可能会有所不同。

©2013 Intuitive Surgical 公司。达芬奇为 Intuitive 公司的注册商标

PN 1003436 Rev. A 06/13

图 21.2 达芬奇机器人针对外科医生的培训流程（授权来自 Intuitive Surgical, Inc., Sunnyvale, CA.）

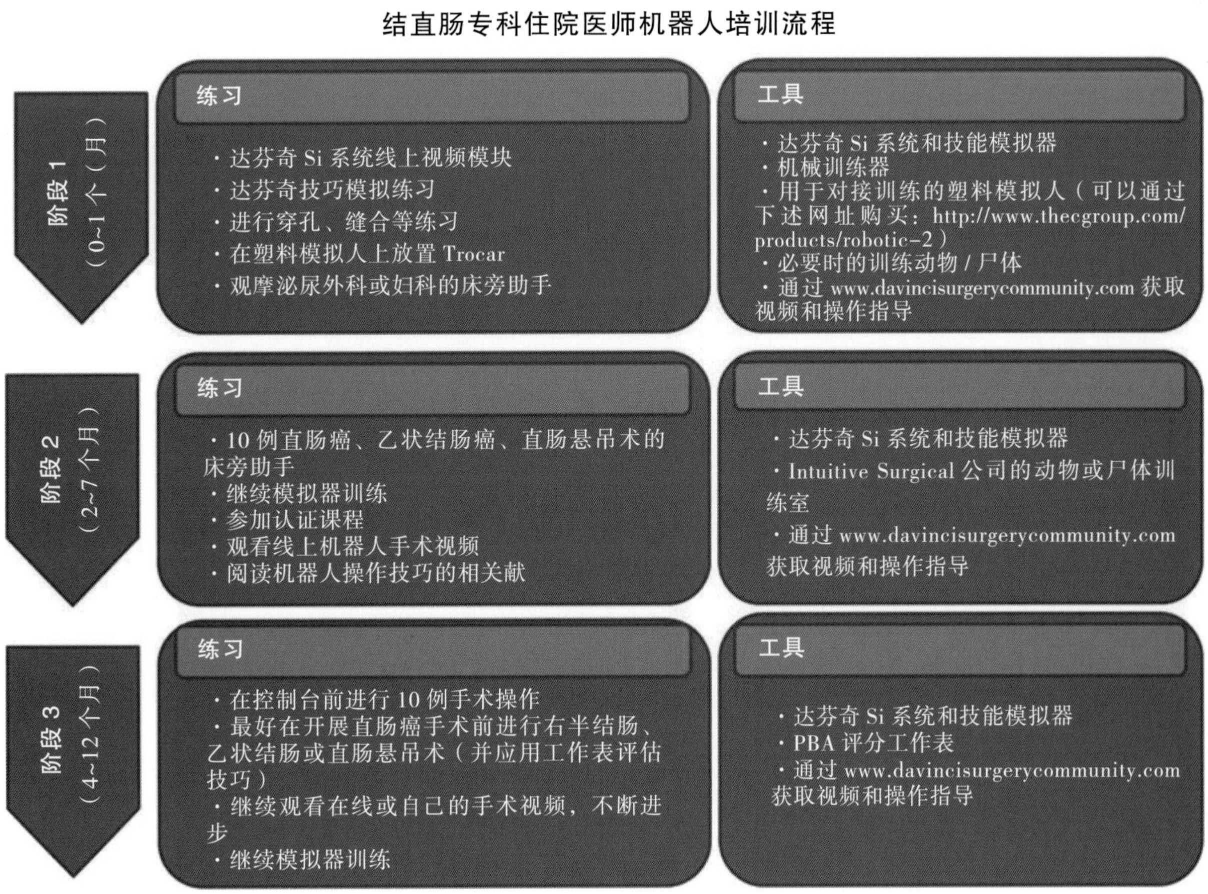

结直肠专科住院医师机器人培训流程

图 21.3　结直肠手术机器人的训练流程

培训。

有经验的外科医生接受培训时的障碍

- 不同的腹腔镜手术经验。
- 手术病例的多样性限制了技术标准化的可能。
- 投入的时间和收益。
- 缺乏兴趣或接受度（"没坏就不修"的心理）。
- 看不到或不相信技术的优越性。
- 通常没有积极的指导者。

有经验的外科医生接受培训时的优势

- 腹腔镜经验，对组织器官很熟悉。
- 决定学习机器人技术的人通常更为积极。
- 已经掌握了相关的解剖学及手术原理。
- 有机会接触更多的患者。

21.6　训练中的外科医生

21.6.1　住院医师

在实践中，相比于有经验的外科医生，培训初学者反而有一些优势，当然也存在一些特殊的困难。住院医师仍在学习手术的基础理论，包括开放手术和手术的解剖等。他们通常缺乏腹腔镜技术的一些经验，例如对手术深度的感知及手术时的触觉反馈，对腹腔镜独特的优点和局限性也感受不深。但是，在很多方面，他们更容易接受机器人技术的学习，因为还不需要将成熟的手术经验与另一种新技术进行比较和过渡。另外，与成熟的外科医生相比，美国

基于步骤的机器人右半结肠切除评估工具

患者识别号

手术时间　　　　　　　　　诊断

培训者　　　　　　　　　　受训者

评估细节	是 / 否 / 无法评估	需要进一步培训	实践计划
患者知情（包括机器人手术的优势、弊端及并发症等）			
患者术前评估及管理			
患者准备及体位摆放准确			
正确的 Trocar 定位，安全放置 Trocar			
机器人安装准确，正确使用器械			
手术配合的安全性			
控制台前的操作			
解剖及病理组织识别准确			
抓持组织力道合适			
有效使用机械臂			
机械臂或器械碰撞			
遵循事先计划的流程			
分离侧腹膜粘连带			
分离胃结肠韧带			
中间向侧方的游离			
结肠肝曲的游离			
识别回结肠血管及游离平面			
安全离断血管蒂			
手术流程准确，解剖游离安全			
腹部切口缝合准确			
相关文件及手术记录准确			

病例复杂程度　　　　简单　　　　困难　　　　非常困难

训练结果 / 建议

受训者签名　　　　　　　　　培训者签名

图 21.4　结直肠专科住院医师的评价工具

对住院医师的手术培训具有时间上的优势，他们可以有 5 年或更长的时间在提高开放手术、内镜技术和腹腔镜技术的同时进行机器人技术的训练。

　　培训普通外科住院医师时可以借鉴妇科和泌尿外科的经验，他们更早地采用了机器人技术的培训项目。妇科肿瘤学家评估培训是否充分的两个指标是手术时间和淋巴结的清扫数目[9]。他们发现，在应用机器人技术 4 年后，越来越多的专科培训医生成为机器人控制台前的主力术者，他们的手术时间和淋巴结清扫数目与编制内的正式医生没有明显的差别。此外，从实习到实践的转换是外科医生面临的另一个挑战。泌尿外科的相关文献显示，机器人前列腺切除术是目前最常见的机器人手术之一。一位外科医生回顾了他处于培训期及之后前 100 例前列腺癌患者的预后，结论认为，导师制的教学模式和早期实践是成功的关键[10]。

21.6.1.1　住院医师接受培训时的障碍

- 高昂的成本（最高达 200 万美元）将减缓该技术的普及。
- 缺少专业的机器人外科医生作为培训者。
- 进行机器人训练的外科医生仍处于学习曲线的初期。
- 不同专业住院医师的培训课程基本一致。
- 病例的多样性。

21.6.1.2　住院医师接受培训时的优势

- 无不良习惯。
- 训练时间相对充裕。
- 可以学习多种手术方式。
- 有相对固定的指导教师。

21.6.2　结直肠外科住院医师（专科培训医生）

　　培训高年资住院医师（结直肠专科培训医生）是结合培训住院医师和成熟外科医生的独特过程。有相关经验的受训者有各自的一些优点和缺点。除非他们在一个专门的机器人团队，否则这些人通常只有额外的 1 年时间学习机器人技术和其他技术。比如，一个结直肠专科的高年资住院医师需要在 1 年内掌握结肠镜检查、直肠门诊手术、腹腔镜结直肠手术、开放手术以及多种肛门直肠良性疾病的手术。将时间用来学习机器人技术意味着可能将放弃其他学习内容，特别是在工作时间有限时。

21.6.2.1　结直肠外科住院医师（专科培训医生）接受培训时的障碍

- 高昂的成本（最高达 200 万美元）将减缓该技术的普及。
- 缺少专业的机器人外科医生作为培训者。
- 缺乏针对住院医师的机器人培训项目。
- 进行机器人训练的外科医生仍处于学习曲线的初期，可能不愿意或无法将患者完全交给受训者。
- 病例的多样性。

21.6.2.2　结直肠外科住院医师（专科培训医生）接受培训时的优势

- 可完成一定数量的实践操作。
- 有相对固定的指导教师。
- 固定的培训课程。
- 无不良习惯。
- 训练时间相对充裕。

　　在美国，机器人手术的培训刚刚被加入结直肠外科医生的专科培训中。操作的灵活性和机器人系统的适应性都是掌握机器人辅助手术的关键环节，也必须作为培训计划的一部分进行评估和改进。为了衡量实际操作的灵活性，一项泌尿外科的培训计划是让住院医师以开放、腹腔镜和机器人方式分别完成 5 项手术任务。他们发现住院医师的开放手术技术提高最明显，其次是机器人手术，最后是腹腔镜手术。该机构发现，最能衡量手术技术的两项操作是缝合打结和穿线环，因此他们在培训的初期就更加关注这些操作[1]。更为重要的是，对于那些非优势手操作困难的外科医生而言，达芬奇机器人可以弥补这一劣势[2]。也有数据表明，腹腔镜手术转换至机器人手术时并不像训练腹腔镜手术那样具有漫长的学习曲线，这有助于促进中等水平的住院医师更快地掌握机器人技术[3]。

21.7　团队培训

尽管达芬奇手术系统为微创外科医生提供了前所未有的控制力，但该技术的复杂性要求手术团队能够高效安全地进行操作。因此，对手术室相关人员和床旁助手的培训同样关键。建立和培训一个固定的手术团队，完成模拟训练，记录偏好和操作步骤，尽量减少不必要的变化，可以保证高质量的手术过程（图21.5）。

21.8　技能的认证和维护

目前，机器人技术的认证尚无统一标准。机器人使用资质和资质认证的要求在不同地区、机构和专业之间差异很大。一些机构要求每年至少完成 20 台机器人手术才能保有机器人手术的资质，而同一地区的其他机构可能只需要 10 台。今后随着国家或监管机构的指南和循证证据的发布，这些差异应该会逐渐消失。

来自美国华盛顿州塔科马的数据表明，与那些手术量较多的外科医生相比，每年完成机器人手术少于 20 例的外科医生的手术效果较差，手术出血量增加，手术时间更长[11]。虽然对于机器人手术的例数并没有硬性规定，但建

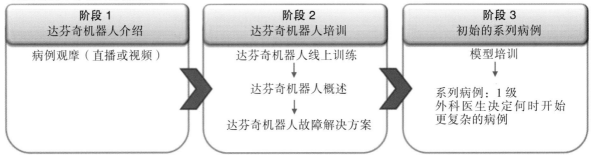

图 21.5　达芬奇机器人针对手术室团队的培训流程（授权来自 Intuitive Surgical, Inc., Sunnyvale, CA.）

议应每月至少完成 1~2 台机器人手术以保持技能的熟练[12]。

特别是结直肠手术，Jiminez-Rodriguez 等回顾了 43 例由专科培训医生完成的机器人手术，他们发现，前 9~11 例是技巧学习的阶段，随后的 12 例是手术能力巩固和提高的阶段，最后的 20 例则代表了机器人手术的"掌握"阶段[13]。Bokhari 等也证实了这些阶段存在于机器人辅助手术的学习曲线中[14]。有趣的是，一名腹腔镜手术相对不熟练的主治医生（13 例）能够在 20 例患者之内熟练操作机器人辅助的全直肠系膜切除术，而手术并发症并未增加[15]。另一项研究表明，使用机器人可能会缩短腹腔镜全直肠系膜切除术相关的学习曲线[16]。

21.9　要　点

机器人的培训策略将根据受训者的经验不同而有所区别。

机器人外科技术教学的组成部分：

- 线上学习。
- 手术视频回顾。
- 亲自在模型上训练。
- 模拟。
- 亲自诊察患者。
- 床旁协助。
- 观察他人操作，并查漏补缺。
- 双控制台操作。

客观评估培训的效果是质量评估的重要方面。拥有初步经验之后，重新参加高级课程或继续教育活动对掌握技术也很有帮助。

参考文献

[1] Menhadji A, Abdelshehid C, Osann K, et al. Tracking and assessment of technical skills acquisition among urology residents for open, laparoscopic, and robotic skills over 4 years: is there a trend. J Endourol, 2013, 27(6): 783-789.

[2] Mucksavage P, Kerbl DC, Lee JY. The da Vinci(®) surgical system overcomes innate hand dominance. J Endourol, 2011, 25(8): 1385-1388.

[3] Stolzenburg JU, Qazi HA, Holze S, et al. Evaluating the learning curve of experienced laparoscopic surgeons in robot-assisted radical prostatectomy. J Endourol, 2013, 27(1): 80-85.

[4] Abboudi H, Khan MS, Aboumarzouk O, et al. Current status of validation for robotic surgery simulators—a systematic review. BJU Int, 2013, 111(2): 194-205.

[5] Chowriappa AJ, Shi Y, Raza SJ, et al. Development and validation of a composite scoring system for robot-assisted surgical training—the Robotic Skills Assessment Score. J Surg Res, 2013, 185(2): 561-569.

[6] Stegemann AP, Ahmed K, Syed JR, et al. Fundamental skills of robotic surgery: a multi-institutional randomized controlled trial for validation of a simulation-based curriculum. Urology, 2013, 81(4): 767-774.

[7] Dulan G, Rege RV, Hogg DC, et al. Developing a comprehensive, proficiency-based training program for robotic surgery. Surgery, 2011, 152(3): 477-488.

[8] Falcone JL. Don't touch the sides: a fun and novel system for using Operation(®) for practicing open and robotic surgical skills. Am Surg, 2013, 79(5): 547-549.

[9] Soliman PT, Iglesias D, Munsell MF, et al. Successful incorporation of robotic surgery into gynecologic oncology fellowship training. Gynecol Oncol, 2013, 131(3): 730-733.

[10] Thiel DD, Chavez M, Brisson TE. Transition from resident robotic training program to clinical practice: robotic-assisted radical prostatectomy benchmark for perioperative safety. J Laparoendosc Adv Surg Tech A, 2013, 23(6): 516-520.

[11] Lenihan Jr JP. Navigating credentialing, privileging, and learning curves in robotics with an evidence and experienced-based approach. Clin Obstet Gynecol, 2011, 54(3): 382-390.

[12] Ben-Or S, Nifong LW, Chitwood Jr WR. Robotic surgical training. Cancer J, 2013, 19(2): 120-123.

[13] Jimenez-Rodriguez RM, Diaz-Pavon JM, de la Portilla de Juan F, et al. Learning curve for robotic-assisted laparoscopic rectal cancer surgery. Int J Colorectal Dis, 2013, 28(6): 815-821.

[14] Bokhari MB, Patel CB, Ramos-Valadez DI, et al. Learning curve for robotic-assisted laparoscopic colorectal surgery. Surg Endosc, 2011, 25(3): 855-860.

[15] Kim YW, Lee HM, Kim NK, et al. The learning curve for robot-assisted total mesorectal excision for rectal cancer. Surg Laparosc Endosc Percutan Tech, 2011, 22(5): 400-405.

[16] Akmal Y, Baek JH, McKenzie S, et al. Robot-assisted total mesorectal excision: is there a learning curve. Surg Endosc, 2011, 26(9): 2471-2476.

第 22 章 机器人辅助腹腔镜手术的费用与效果

Maher Ghanem, Anthony J. Senagore, Samuel Shaheen

摘要：1985 年 Erich Mühe 医生颠覆性地实施了腹腔镜胆囊切除术，标志着现代腹腔镜手术的新纪元。他在微创手术领域的独创性工作融合了手术器械和技术的大幅改良，在许多不同疾病的外科治疗中得以应用。减少 Trocar 数量、改变标本取出切口、尝试手辅助及使用单孔腹腔镜等，这些改良不仅可以降低手术的应激反应，还能改善术后的外观，其根本目的是使患者获得更高的手术质量和手术效果。

关键词：机器人手术；腹腔镜手术；手术效果；结直肠手术

22.1 引　言

1985 年 Erich Mühe 医生颠覆性地实施了腹腔镜胆囊切除术，标志着现代腹腔镜手术的新纪元[1]。他在微创手术领域的独创性工作融合了手术器械和技术的大幅改良，在许多不同疾病的外科治疗中得以应用[1]。减少 Trocar 数量、改变标本取出切口、尝试手辅助以及使用单孔腹腔镜等，这些改良不仅可以降低手术的应激反应，还能改善术后的外观[2]，其根本目的是使患者获得更高的手术质量和手术效果。

机器人辅助腹腔镜手术是目前较常见的微创手术方式。机器人系统的最大亮点是具有 EndoWrist 腕状结构器械，后者可进行 7 个方向的自由活动，并能滤除人手震颤的干扰。外科医生坐在控制台前，可显著降低生理疲劳；同时提供 3D 高分辨率的图像，实时进行影像的校正，使镜下的缝合操作变得更加简单[3, 4]。Hyung 认为将机器人应用于普通外科手术在技术上是安全可行的，它可以提高手术的灵活性，具有更好的视野并更加精准[5]。然而，缺乏触觉反馈和昂贵的费用限制了机器人技术的大规模应用[5]。目前市面上出现的 3D 腹腔镜镜头因其较低的价格，进一步降低了机器人系统的竞争优势。

机器人辅助腹腔镜手术已被应用于很多普通外科疾病的治疗，包括胆囊切除术、胃底折叠术、Heller 肌层切开术和 Roux-en-Y 手术等，而近来也被应用于结直肠手术中[5, 6]。达芬奇机器人系统因为应用 3D 成像技术而为术者提供了更加清晰的视野，同时消除了人手震

M. Ghanem , M.D. (⊠) • A. J. Senagore, M.D., M.S., M.B.A. • S. Shaheen, M.D.
Department of Surgery, Central Michigan University (CMU) College of Medicine, 912 S. Washington Avenue, Saginaw, MI 48601, USA
e-mail: maher.ghanem@cmich.edu

© Springer International Publishing Switzerland 2015
H. Ross et al. (eds.), *Robotic Approaches to Colorectal Surgery*,
DOI 10.1007/978-3-319-09120-4_22

颤[7]。现有的关于机器人辅助腹腔镜手术的数据表明，在使用机器人后，患者仍会获得微创手术的绝大部分益处，但花费将会比传统腹腔镜更多。

机器人辅助技术比传统腹腔镜缝合操作的学习曲线更短，因此已大规模地应用于泌尿外科和妇科手术中，此优势主要得益于机器人在狭小空间内的灵活性和 3D 成像。传统腹腔镜手术通过固定在体表的通道，在屏幕上操纵细长的器械，这样会导致触觉反馈减少、活动受限和人手震颤的增加，而且对手 – 眼协调的要求也极高[8]。目前对于 3D 腹腔镜效果的评估较少，但其相对于 2D 更加清晰立体的图像在很大程度上有利于缝合的操作。

尽管腹腔镜前列腺切除术和子宫切除术早在 20 世纪 90 年代就已开展，但一直未得到普及，直到机器人系统出现。导致这两种常见盆腔微创手术普及缓慢的原因主要是传统腹腔镜技术的难度较高，尤其是镜下的腔内缝合。然而，外科医生在无机器人辅助下也需要掌握必要的腹腔镜技术，因此在大力推广机器人技术之前，我们必须对使用该系统的性价比进行慎重的评估，并尽量缩短掌握机器人技术的学习曲线。

目前高成本仍然是机器人技术普及的一大障碍：机器人平台、一次性器械及每年的设备维护均需要大量的费用。每台机器人手术系统根据型号不同，售价在 100 万 ~230 万美元，而每年的维护费用为 10 万 ~17 万美元。同时，术者还必须参加由厂商提供的培训课程（3 000~4 000 美金），以及聘请专业人员进行 3~5 例的临床教学（3 000 美金 / 次）。尽管达芬奇机器人手术系统的购置成本较高（120 万 ~240 万美金），但医疗机构仍可从其他方面进行成本节约以抵消该项支出。但是，机器人系统一次性或限次使用的器械支出仍较大（如手术剪、持针器、抓钳、镊子等）：平均每种器械每 10 例手术的花费为 1 000~2 000 美元[9]，这比传统腹腔镜可循环利用器械的费用显著升高。根据目前的研究

结果分析，机器人手术相对于开腹或传统腹腔镜手术来说，需要更多的手术时间，因此手术室的使用和麻醉费用也显著增加，从而使节省手术花费的途径只剩下减少住院时间这一种可能。其他机器人辅助腹腔镜手术的劣势还包括缺乏触觉反馈[10]、设备笨重、设备连接后手术台不可活动、较开腹手术时间更长和暂时缺乏足够的临床预后数据等。

一些研究比较了机器人手术与开腹手术的花费，其中最大规模的研究是 Bolenz 等发表在 European Urology 上的一篇文章[9]。该研究对 643 例前列腺癌患者在接受机器人、传统腹腔镜或开腹根治性前列腺癌切除术时的手术花费进行了比较（不包括器械购置和维护费用）。分析结果表明，即使不计算器械购置和维护费用，机器人手术也比传统开腹手术的花费贵约 50% 以上。机器人手术的平均费用为 6 752 美元 / 例，传统腹腔镜为 5 687 美元 / 例，开腹手术为 4 437 美元 / 例（2007 年的美元标准）。机器人手术因其较长的手术时间，带来了更高的手术支持成本和手术室使用成本。机器人对于传统腹腔镜和开腹手术在费用上的唯一优势来自较短的住院时间（2d：1d）。然而，这并不能完全抵消机器人系统高昂的手术费用（即使不计算器械购置和维护费用）。同时，我们并不确定所有机器人手术和腹腔镜手术的术后治疗方案都相同。而将器械购置和维护费用均分到每例患者（假设系统可使用 7 年），机器人手术的费用应再增加 2 698 美元 / 例（假设 1 年进行 126 例手术）[9]。

一项由北卡罗来纳大学教堂山分校对 20 例机器人手术和 20 例开腹胆囊切除术的花费进行比较的研究指出：机器人手术的总花费（包括手术室使用、耗材、设备购置的 5 年分期付款及设备维护费用）比开腹手术高 1 640 美元 / 例（16 248 美元 vs.14 608 美元）。对手术花费进行具体分析发现，二者之间的差异主要来源于耗材以及设备购买和维护费用（假设每年进行 288 例机器人手术），而手术室使用费也因手术时间的延长而较高。

与对机器人前列腺切除术的分析类似，机器人胆囊切除术可因术后住院日和术后输血的减少而节省费用，但是这些节省的费用并不能完全抵消增加的手术费，有研究显示机器人较开腹手术贵 1 640 美元，该结论与机器人前列腺切除术的研究结果基本一致[11]。

虽然机器人辅助的腹腔镜手术快速普及并被积极地应用于各种外科实践中，然而医疗成本的增加成为评估其医疗价值的重要元素之一，成本效益变得越来越无法忽视。在目前的情况下，机器人辅助腹腔镜手术在花费预期上有优势的唯一争议是与开腹手术相比较少的住院时间。这也导致产生了一个很高的门槛，即我们必须与由训练有素的腹腔镜外科医生进行的腹腔镜手术进行比较。这一论点在 Satava 等[12]的研究中阐述得格外清楚，他们指出，机器人手术的全部成本收益是基于其应用机构通过进行其他手术来填补的。就目前而言，机器人手术系统并未给任何一家医疗机构带来实际的额外收益。

22.2 胆囊切除术

Intuitive Surgical 公司推出了一种新型的单切口胆囊切除术系统。该系统解决了现有单孔操作系统的很多技术问题，例如传统腹腔镜经单孔行两个方向的操作时双手需要不断交叉的问题。尽管这项技术很有前景，但其有限的潜在收益（单孔腹腔镜手术的实际意义及该术式有限的报销比例）引起了人们对该技术是否具有可持续性的担忧。遗憾的是，暂时没有相关的研究评估这类经济学方面的问题。

根据 Lucas 等的研究，单孔胆囊切除术较多孔手术的美容效果更好。女性、年龄 < 50 岁及良性病变患者通常更在意手术的美容效果。有趣的是，该研究并未调查患者是否愿意负担因美容效果而多出的费用[13]。这些结论仍需要进一步的验证，因为达芬奇机器人胆囊切除术比门诊腹腔镜胆囊切除术的花费

更高（2 383 美元 / 例 vs. 1 926 美元 / 例）。医疗机构是否可以仅通过更合理的医疗保险制度，抵消掉因选择单孔机器人胆囊切除术而多出的那笔费用，目前仍然并不清楚。

22.3 结直肠手术

自 2001 年第一例机器人辅助腹腔镜结肠切除术开展以来，尽管直接比较传统开腹和机器人辅助结直肠切除术的数据较少，但该术式的应用仍逐年增多。目前有少量研究比较了开腹与机器人两种技术在直肠切除术中的数据，包括正在进行中的直肠癌多中心随机临床试验[14, 15]。这些数据都证明了机器人全直肠系膜切除术的可行性，以及机器人技术灵活的操作角度和清晰的 3D 成像带来的获益。尽管机器人辅助结肠切除术的临床证据较少，但 Tyler 等的一项随访 15 个月的研究中仍显示了机器人技术在临床应用中逐渐增多的趋势[16]。该研究发现，机器人辅助和传统腹腔镜的结肠切除术在患者总生存率上并无显著差异。然而，机器人组的造瘘比例较大，这一点存在病例的选择偏倚——机器人技术大多应用于低位直肠切除，或无法确切地加固吻合口时。与其他报道一样，机器人手术较传统手术的时间长，且平均每例手术费用比腹腔镜多 3 424 美元。由 Fung 等进行的 15 例高质量病例分析表明，与传统腹腔镜相比，机器人辅助腹腔镜手术需要更长的操作时间和更高的花费[17]。

Huettner 等在 5 年内进行了 70 例机器人辅助腹腔镜结肠切除术。右半结肠切除所需时间如下：设备准备时间为 33.6min（s=12.1），范围为 20~64min，手术操作时间为 147.2min（s=44.4），范围为 53~306；总时间为 221.3min（s=43.7）；中位住院时间为 3d，范围为 2~27d。乙状结肠切除术所需时间如下：设备准备时间为 30.0min（s=9.8），范围为 10~57min；手术操作时间为 101.8min（s=25.3），范围为 67~165min；总时间为

228.4min（s=40.5），范围为 67~165min；中位住院时间为 4d，范围为 2~27d。在纳入的病例中，中转开腹率为 11%。尽管缺少标准腹腔镜手术作为对照组，但研究者仍认为机器人辅助的腹腔镜结肠切除术是安全可行的[18]。

Deutsch 等报道了比较机器人（79 例）和传统腹腔镜（92 例）结肠切除术的回顾性研究。结果显示，机器人和传统腹腔镜左/右半结肠切除术在住院时间、肠道功能恢复、患者拔除镇痛泵的时间方面，并无显著的统计学差异。机器人对比腹腔镜的总手术时间并未显著延长（右半结肠：135min vs. 140min；左半结肠：203min vs. 168min）。这项研究并未比较二者的花费[19]。

de Souza 等比较了 40 例机器人辅助和 135 例传统腹腔镜右半结肠切除术，均由同一医疗机构经验丰富的腹腔镜医生完成手术[20]，在手术质量评价和短期效果方面，二者并无显著差异。与前文提到的 Deutsch 报道不同的是，该研究中机器人辅助组的手术时间较传统腹腔镜组显著延长（158min vs. 118min）。另外，在住院时间相同的情况下，机器人辅助组比传统腹腔镜组的花费每例高 3 000 美元，两组患者的术后并发症无显著差异。研究者认为机器人辅助手术是一种较好的训练方式，但值得注意的是，机器人辅助组 40 例的手术实践并不足以使这些外科专家达到其使用腹腔镜的水平。

以上数据使医生们感到困惑，为什么理论上机器人辅助手术的显著优势不能转化为手术室中的切实获益？另外，机器人系统的支持者们需要在提倡大规模普及之前解决其高昂的手术费用问题。在随后的临床试验中，最好采用更多的客观参数直接比较机器人与传统手术方法的优劣，至少应在同等资源消耗的情况下比较二者的实际临床效果[20]。

22.4　肝脏和胰腺手术

胰腺切除是腹部手术中最复杂和最具挑战性的手术。即使是经验丰富的医学中心，胰腺手术相关的并发症发生率也为 30%~40%，死亡率大约为 2%[21, 22]。新的微创技术或许会降低并发症的发生率。因此，近年来腹腔镜技术逐渐成为开腹胰腺手术的一种替代选择。腹腔镜技术的潜在优势在于：可减少疼痛及出血，减少术后并发症，快速康复，以及缩短住院时间[15, 23]。早期的经验表明，腹腔镜胰腺手术对于特定患者是安全可行的，其并发症发生率为 16%~40%[24, 25]。尽管腹腔镜胰腺手术的相关报道逐渐增多，但该术式目前并未得到广泛的普及，其原因可能是有限的操作空间及术区的 2D 成像使操作变得较为困难。

机器人技术的应用或许会克服这些缺点。机器人辅助手术可提供高分辨率的 3D 视野，以及更加灵活的手术器械和人手震颤消除。与传统腹腔镜手术相比，机器人技术令术者的操作更加精准，或许在吻合方面将更加安全。

对于特定的接受胰十二指肠切除术的患者，机器人手术与开腹或完全腹腔镜手术的并发症发生率和死亡率相近。由于缺乏费用方面的数据，今后的研究应进一步评估机器人手术相比开腹和腹腔镜手术的性价比[26]。

肝脏的微创手术随着光纤成像系统和各种止血设备（止血钳、止血钉、电动或超声止血器械）的出现而逐渐兴起。已有证据表明，由经验丰富的医生进行腹腔镜下肝脏切除是安全可行的[27, 28]。之前的报道表明对于选定的患者，开腹与腹腔镜肝脏切除术在 5 年生存率方面基本相似[28, 29]。微创手术的优势已广为人知：更短的住院时间、更少的术后疼痛、更快的术后恢复、更小的创面及更低的肠梗阻发病率[27]。然而，腹腔镜肝脏手术仍有其自身的缺陷，例如狭小的操作空间，Trocar 的杠杆效应，人手震颤的放大，笨拙的人体工程学，以及 2D 视野等[4]。

机器人肝脏切除术开创了微创手术的新模式，但目前这种手术方式的效果还不明确。机器人手术或许有克服腹腔镜手术缺陷的潜力，但比较二者肝脏切除术效果的研究仍不多。Tsung 等的报道样本量较大，其结果显示，机器人肝脏切除术相对于腹腔镜手术来说，有较长的手术时间（中位数：253min *vs.* 199min）和手术室内总时间（中位数：342min *vs.* 262min）。但机器人技术增加了肝脏大部分切除时应用完全微创手术的概率（81% *vs.* 7.1%；*P*<0.05）[30]。

机器人和腹腔镜肝脏切除术有着相似的可行性和安全性。尽管大部分的机器人手术都是完全微创手术，但在术后效果的评价中与腹腔镜组并无显著差异[30]。机器人肝癌手术已被证实安全有效，同时有着不错的短期手术效果，但尚缺乏长期的随访数据[31, 32]。在肝脏局部切除的亚组分析中，与传统腹腔镜组相比，机器人手术组有相似的术中出血量、术后并发症发生率和死亡率，以及 R0 切除的比例。然而，机器人手术的手术时间更长（202.7min *vs.*133.4min）[31]。

有经验的外科医生进行机器人肝脏切除是安全可行的，手术中需要一位腹腔镜经验丰富的床旁助手进行辅助。腕状器械在很多操作中非常有用，比如牵引 Glissonian 蒂（尤其是在肝脏左侧）或缝合出血点时。手术的长期肿瘤学预后暂不明确，但在围手术期的短期效果方面机器人与传统腹腔镜并无显著差异[32]。

总之，微创手术具有诸多优势。在以后的研究中，应当评估 3D 传统腹腔镜和机器人辅助手术的外科治疗价值。应将学习曲线、适应证和技术复杂度作为衡量的标准，比较二者的性价比。将来若外科医生熟练掌握了机器人手术技术，就可以通过减少手术时间来节约医院和患者的成本，这样可以在同样的时间内完成更多的手术。另外，技术的精进还可以缩短术后住院时间，从而进一步减少患者的费用和增加医院的收入。

正如之前一样，机器人技术的成本会随着不可避免的市场竞争而降低，或许这样最终会为患者和医疗机构节省大量的资金，从而使更多人享受到微创手术的种种便利。

22.5　要　点

• 机器人手术的固定成本（设备和维护费用）和可变成本（器械和耗材）高于传统腹腔镜或开腹手术。

• 由于手术时间的延长，机器人的手术室内费用比开腹手术高（尽管不一定高于传统的腹腔镜手术）。

• 当数据分析显示机器人手术和开腹手术的住院总费用基本一致时，一般是由于机器人手术显著缩短了患者的住院时间，从而降低了总费用。

• 传统腹腔镜手术与机器人手术有基本类似的微创优势，且由于较低的可变成本而花费更低。然而，很多困难的手术操作由于学习曲线较长，使大部分医生都无法熟练地在腔镜下完成。今后还需要更具信服力的数据来证明机器人辅助腹腔镜手术比传统腹腔镜手术的学习曲线更短且更容易被广泛接受。

参考文献

[1] Reynolds Jr W. The first laparoscopic cholecystectomy. JSLS, 2001, 5(1): 89-94.

[2] Bucher P, et al. Randomized clinical trial of laparoendoscopic single-site versus conventional laparoscopic cholecystectomy. Br J Surg, 2011, 98(12): 1695-1702.

[3] Idrees K, Bartlett DL. Robotic liver surgery. Surg Clin North Am, 2010, 90(4): 761-774.

[4] Kitisin K, et al. A current update on the evolution of robotic liver surgery. Minerva Chir, 2011, 66(4): 281-293.

[5] Hyung WJ. Robotic surgery in gastrointestinal surgery. Korean J Gastroenterol, 2007, 50(4): 256-259.

[6] Antoniou SA, et al. Robot-assisted laparoscopic surgery of the colon and rectum. Surg Endosc, 2011, 26(1): 1-11.

[7] Falk V, et al. Influence of three-dimensional vision on surgical telemanipulator performance. Surg Endosc, 2001, 15(11): 1282-1288.

[8] Chen CC, Falcone T. Robotic gynecologic surgery: past, present, and future. Clin Obstet Gynecol, 2009,

52(3): 335-343.

[9] Bolenz C, et al. Cost comparison of robotic, laparoscopic, and open radical prostatectomy for prostate cancer. Eur Urol, 2010, 57(3): 453-458.

[10] Visco AG, Advincula AP. Robotic gynecologic surgery. Obstet Gynecol, 2008, 112(6): 1369-1384.

[11] Smith A, et al. Cost analysis of robotic versus open radical cystectomy for bladder cancer. J Urol, 2010, 183(2): 505-509.

[12] Satava RM. Robotics in colorectal surgery: telemonitoring and telerobotics. Surg Clin North Am, 2006, 86(4): 927-936.

[13] Lucas SM, Baber J, Sundaram CP. Determination of patient concerns in choosing surgery and preference for laparoendoscopic single-site surgery and assessment of satisfaction with postoperative cosmesis. J Endourol, 2011, 26(6): 585-591.

[14] Memon S, et al. Robotic versus laparoscopic proctectomy for rectal cancer: a meta-analysis. Ann Surg Oncol, 2011, 19(7): 2095-2101.

[15] Schwenk W et al. Short term benefits for laparoscopic colorectal resection . Cochrane Database Syst Rev, 2005(3): CD003145.

[16] Tyler JA, et al. Outcomes and costs associated with robotic colectomy in the minimally invasive era. Dis Colon Rectum, 2013, 56(4): 458-466.

[17] Fung AK, Aly EH. Robotic colonic surgery: is it advisable to commence a new learning curve. Dis Colon Rectum, 2013, 56(6): 786-796.

[18] Huettner F, et al. One hundred and two consecutive robotic-assisted minimally invasive colectomies—an outcome and technical update. J Gastrointest Surg, 2011, 15(7): 1195-1204.

[19] Deutsch GB, et al. Robotic vs. laparoscopic colorectal surgery: an institutional experience. Surg Endosc, 2011, 26(4): 956-963.

[20] de Souza AL, et al. Robotic assistance in right hemicolectomy: is there a role. Dis Colon Rectum, 2010, 53(7): 1000-1006.

[21] Winter JM, et al. 1423 pancreaticoduodenectomies for pancreatic cancer: a single-institution experience. J Gastrointest Surg, 2006, 10(9): 1199-1210; discussion 1210-1211.

[22] Kleeff J, et al. Distal pancreatectomy: risk factors for surgical failure in 302 consecutive cases. Ann Surg, 2007, 245(4): 573-582.

[23] Keus F, Gooszen HG, van Laarhoven CJ. Open, small-incision, or laparoscopic cholecystectomy for patients with symptomatic cholecystolithiasis. An overview of Cochrane Hepato-Biliary Group reviews. Cochrane Database Syst Rev, 2010(1): CD008318.

[24] Gumbs AA, et al. Laparoscopic pancreatoduodenectomy: a review of 285 published cases. Ann Surg Oncol, 2011, 18(5): 1335-1341.

[25] Gagner M, Palermo M. Laparoscopic Whipple procedure: review of the literature. J Hepatobiliary Pancreat Surg, 2009, 16(6): 726-730.

[26] Cirocchi R, et al. A systematic review on robotic pancre-aticoduodenectomy. Surg Oncol, 2013, 22(4): 238-246.

[27] Reddy SK, Tsung A, Geller DA. Laparoscopic liver resection. World J Surg, 2011, 35(7): 1478-1486.

[28] Nguyen KT, Gamblin TC, Geller DA. World review of laparoscopic liver resection-2, 804 patients. Ann Surg, 2009, 250(5): 831-841.

[29] Tranchart H, et al. Laparoscopic resection for hepatocellular carcinoma: a matched-pair comparative study. Surg Endosc, 2010, 24(5): 1170-1176.

[30] Tsung A, et al. Robotic versus laparoscopic hepatectomy: a matched comparison. Ann Surg, 2014, 259(3): 549-555.

[31] Lai EC, Yang GP, Tang CN. Robot-assisted laparoscopic liver resection for hepatocellular carcinoma: short-term outcome. Am J Surg, 2013, 205(6): 697-702.

[32] Ho CM, et al. Systematic review of robotic liver resection. Surg Endosc, 2013, 27(3): 732-739.

第 23 章

实事求是的态度：机器人手术适合每个人吗？

W. Conan Mustain, Bradley J. Champagne

摘要：尽管缺乏足够的证据来证明其临床获益，但手术机器人的应用正在显著增长中。达芬奇手术机器人的技术优势有利于在狭小的空间内进行复杂的操作，但其实传统的腹腔镜技术已经可以完成许多现有的术式了，比如腹腔镜下结肠部分切除术已经迅速成为了结肠良恶性疾病的标准治疗方法。达芬奇机器人系统可能会提高微创直肠切除术的成功率（尤其是针对某些特定的患者），但并不是每个人都适合接受机器人结直肠手术，这一点既针对患者，也针对手术医生。

关键词：机器人；结直肠；全直肠系膜切除；成本效益；学习曲线

23.1 保持客观

本书的作者用自己的知识和经验为读者提供了一部关于机器人结直肠手术（robotic colorectal surgery, RCS）的综合性指南。虽然与泌尿外科和妇科相比机器人在结直肠手术中的应用较晚，但本书的出版正说明了该技术在本领域内受到了越来越多的重视。所有亲自坐在达芬奇机器人系统（Intuitive Surgical®, Inc., Sunnyvale, CA）操作台前的医生都会赞叹其先进的技术优势，比如高清的 3D 视野、稳定的

摄像系统、灵活的传动设备和符合人体工程学的交互界面等。富有经验的机器人结直肠手术医生证明了其良好的临床预后和无可比拟的术者体验。因此无论是医生或患者，都逐渐倾向于选择机器人进行手术。

尽管机器人手术的技术优势有助于克服传统腹腔镜的一些缺点，但必须认识到腹腔镜的某些操作"局限"并不是新技术就可以解决的。机器人的优势主要体现在视野局限的狭小空间内，特别是需要精准移动和复杂操作时，比如打结和缝合，这也解释了该技术应用在前列腺切除术中的绝对优势。同样，机器人手术也在耳鼻喉外科和心脏外科等其他微创技术手段不尽如人意的情况下逐渐普及。在这些类似的手术中，昂贵、复杂的机器人系统使医生得以施展真正的微创操作。机器人结直肠手术的倡导者认为，全直肠系膜切除（TME）正是该术式的适应证之一，尤其是在狭窄的男性盆腔内更

W. C. Mustain, M.D. • B. J. Champagne, M.D.,
F.A.C.S., F.A.S.C.R.S. (✉)
University Hospitals—Case Medical Center,
11100 Euclid Avenue, LKS-5047, Cleveland,
OH 446, USA
e-mail: William.Mustain@UHhospitals.org

© Springer International Publishing Switzerland 2015
H. Ross et al. (eds.), *Robotic Approaches to Colorectal Surgery*,
DOI 10.1007/978-3-319-09120-4_23

是如此。相反，胆囊切除术、子宫切除术和部分结肠切除术等使用腹腔镜技术便可常规而高效地完成，同样具有很高的成功率和良好的临床预后。机器人在这些术式中越来越多地应用会使外科医生和医院管理者受到质疑，而在机器人 TME 的外科"权威"们试图证明机器人比传统腹腔镜结肠切除术更有优势时，这一情况变得更为复杂。这种草率的做法影响了医学界的声誉，进而可能打击外科医生尝试使用机器人完成复杂直肠切除术的热情，即使这项技术真的可以带来临床获益。

在提倡机器人结直肠手术的普及之前，我们应该明确一些客观事实。首先，近些年达芬奇机器人在许多手术领域得到了迅速普及，很大程度上来自于积极的商业营销。普通外科手术，包括结直肠手术，是机器人市场发展最快的领域之一。其次，与商业宣传和市场策略相反，机器人手术的各个方面——从系统本身到手术费用和器械——都非常昂贵。私人或政府机构不会支付使用机器人的额外费用，因此只能由医疗机构自己承担[1]。某些情况下，医疗机构的能力已不再允许开展一种不实用的手术方式，但通常这也只是"现代化"的代价而已。再次，结直肠的微创手术方式已经开展了20 余年[2]，腹腔镜结直肠手术（laparoscopic colorectal surgery, LCS）已经被证明可以减少住院时间和花费，且并发症的发生率也较低，与开腹手术的肿瘤学预后无明显差异[3-5]。在不同规模的社区及教学医院里，行腹腔镜结直肠手术的医生数量每年都在增长[6]。最后，至今仍然没有大型的临床试验证明机器人结直肠手术相较于腹腔镜可以取得更佳的临床获益。在直肠癌的治疗方面机器人手术可能具有一定的优势，最近的研究显示相较于传统腹腔镜，机器人 TME 的中转开腹率较低，且肿瘤学预后并无明显差异[7, 8]。然而，合格的微创外科医生必须能够抵抗新技术的诱惑以及来自行业和管理者的压力，明白达芬奇系统不适用于所有的结直肠切除手术。我们必须保持应有的客观。

23.1.1　机器人手术持续增加

过去 10 年以来，达芬奇机器人系统的销售量和机器人手术的数量大幅增长。截至 2013 年 12 月 31 日，Intuitive Surgical 公司已经在全世界超过 2 000 家医院内安装了 2 966 台达芬奇系统，其中美国有 2 083 台，欧洲有 476 台[9]。这一数字在 2007 年大约为 800 台[10]，短短几年便增长了 3 倍多。而仅仅是 2012 年和 2013 年，就卖出了 1 166 台。过去的 10 年间，全世界超过 150 万台手术由达芬奇机器人系统完成[11]。2013 年，约完成了 523 000 台机器人手术，较 2012 年的 450 000 台上升了 16%。考虑到自 2009 年以来的整体增长率（155%），这一数据被认为是适当的[9, 10]。

按以往的经验来说，机器人应用最普遍的领域是泌尿外科和妇科。根据 Intuitive Surgical 公司公布的市场数据，2011 年，机器人完成了美国 83% 的前列腺切除术[11]。自 2005 年达芬奇系统应用于妇科后，机器人已经成为子宫良性病变切除的常用手段。6 年内，美国每年进行的 60 万余台子宫切除术中已经有超过 1/4 是由机器人完成的[11, 12]。与之相比，同一时期内腹腔镜子宫切除术的比例却仍然保持在 35% 左右。最近几年，机器人在腹部外科中的应用也在稳步增长中，包括胆囊切除术、上消化道手术和结直肠手术。2013 年，普外科超越了泌尿外科成为美国实施达芬奇手术的第二大领域[9]。

Weber 等于 2002 年报道了第一台机器人辅助下的结肠切除术[13]。2007 年以前，只有 5 篇关于机器人部分结肠切除术的临床报道，一共仅 10 余名患者[14-18]。有关机器人结直肠手术现况的文献较少，但最近一项 Premier Hospital Database 的数据分析显示，在 2009—2011 年的微创部分结肠切除术（25 758 例）中，机器人手术占 548 例（21%）[19]。来自美国全国住院患者样本数据库（Nationwide Inpatient Sample, NIS）的分析显示，2010 年只有约 0.9% 的结肠部分切除术应用了机器人，但其数量正在呈指数级的增长[20]。从近年来发表文献的数量上来看，机器人直肠癌 TME 逐渐受到了比结肠切除术更多的关注。已经有超过 1 000 台机器人直肠癌盆腔内手术被报道，而从 2008 年开始，机器人直肠切除术的数量就超过了结肠切除术[21, 22]。机器人手术正在显著增加中，但必须时刻记住机器人是一种高度复杂和昂贵的设备，不是新鲜刺激的玩具，因此，并不是每台手术，每个手术医生，甚至每个医院都需要手术机器人。

23.1.2　机器人手术价格昂贵

可能现有的关于手术机器人的文献中最一致的结论就是其使用花费的显著增加。Turchetti 等最近发表了一篇对比 2000—2010 年机器人和腹腔镜手术花费的系统性回顾研究[23]，其中所有的引用数据显示，即使大部分研究都排除了购买和维护的费用，在 4 种不同疾病的 8 种术式中，机器人手术的花费仍比腹腔镜手术显著增高。关于机器人结直肠切除术，Juo 等最近报道了美国 NIS 中关于部分结肠切除术的数据[20]，机器人结肠切除术较腹腔镜结肠切除术的每日和总住院花费都明显增加（$3407 *vs.* $2617，$14,847 *vs.* $11,966）。另外，接受机器人手术的患者较腹腔镜或开腹手术的患者医疗保险更多，其家庭收入也更高。

机器人手术经济方面的考量必须包括设备成本、使用成本和对收入的影响。根据不同的型号和性能，达芬奇机器人手术系统的售价一般为 100 万~250 万美元[23]，该费用可以一次性支付，或在 3 000~6 000 台手术前分期支付。除了系统的直接费用以外，还要和卖方 Intuitive Surgical 公司签署一份每年 10 万~17 万美元的服务协议。这些成本对医疗机构的影响一般是基于手术量考虑的，每台机器人手术的成本等于机构的总支出除以手术数量。然而无论是政府医保还是私人保险，都不会因为机器人的使用而给予额外的补贴。一家医院使用机器人系统实施手术，不论是 5 台还是 500 台，都将在前 5 年承担每台约 300 万美元的成本。2010 年美国的 131 家医院拥有约 200 台达芬奇机器人[24]，而来自市场占有率或手术量的潜在增长不可能完全抵消这些设备的前期成本。

即使忽略了购买和维护的费用，耗材和手术费仍然直接提高了机器人系统的成本。达芬奇系统需要专用的一次性器械，后者并不包含在配套的服务协议中。根据 Intuitive Surgical 公司的报告，2013 年每台机器人手术的器械和配件平均为公司带来 1 980 美元的利润，而全年总额超过了 10 亿美元[25]，未来这部分利润将超过销售系统和配套服务的总和。机器人手术的使用成本较难计算，各方报道也差异较大，但大部分结论显示相较于传统腹腔镜手术，机器人手术增加了手术的总时间，主要用于操作系统的连接、撤离和各种器械的更换等[26-30]。机器人手术后患者的住院时间较开腹手术短，但与传统腹腔镜手术相比无明显差异[20, 31]。术后并发症和再入院率无明显变化[18, 32-34]。另外，必须同时考虑机器人手术对医疗机构收入的影响，包括医院规模、外科人才的招聘和保留、市场营销和社会舆论等，这些指标常常难以准确计算。

23.1.3　腹腔镜下结直肠微创手术已经非常成熟

多中心的随机对照临床试验已经证实了腹腔镜结直肠手术的安全性和有效性，且和开腹手术的患者相比短期预后更好。腹腔镜手术相比开腹手术的疼痛更轻、恢复更快、出血更少、淋巴结的清扫更彻底。因此，腹腔镜结直肠手术的术后并发症更少就不足为奇了[4]。此外，接受腹腔镜手术的患者住院时间更短，总的住院花费更低（虽然平均每日花费较高）[20]。腹腔镜结直肠癌根治术的肿瘤学预后与开腹手术无显著差异[35-37]。因此，腹腔镜技术现在已经成为了结肠良恶性疾病手术治疗的金标准。

虽然早期受到了一些抵制，但经过一段长时间的接纳过程后，腹腔镜下结直肠手术目前正在平稳地增加中。美国大学健康系统协会（University Health System Consortium, UHSC）2008—2011 年的数据显示，42.2% 的结肠切除手术使用腹腔镜完成，中转开腹率为15.8%。这期间腹腔镜结肠手术的数量持续增加，相反，中转开腹率和采取开腹手术的数量均持续下降[6]。2010 年，美国 NIS 的数据显示，48.3% 的部分结肠切除术是由腹腔镜完成的[20]。过去 10 年普通外科住院医师进行腹腔镜结直肠手术的数量也在显著增长[38]。在最近一项对结业的住院总医师的调查中，93% 的被调查者表示可以熟练地实施腹腔镜结肠切除术[39]。美国结直肠外科委员会和研究生医学教育鉴定委员会（ACGME）近期提高了对腹腔镜结直肠切除术的最低要求标准，但对疾病进程和切除术式的特殊考察却仍然相对不足。随着现在和未来的实习医生进入实际的临床工作，腹腔镜结直肠手术的数量将进一步增加。

腹腔镜结肠切除术的学习曲线已经有很多的研究报道，但结果却不尽相同。大部分研究者认为需要 50 例的手术操作才能完全熟练掌握[40-42]，这时术者的中转开腹率和术后并发症发生率才能达到一个稳定的水平，同时手术时间会随着经验的增长进一步地减少。应用手辅助器械可以缩短学习曲线，并提高腹腔镜在复杂困难手术中的使用率，从而达到微创的效果[43, 44]。同 20 世纪 90 年代在胆囊切除术中的应用一样，腹腔镜迅速成为部分结肠切除术的标准手术方式。在循证医学时代，用一种昂贵的新技术代替已经非常成熟的治疗手段必须有足够的证据表明确实获益才能允许实施。

23.1.4　机器人优于腹腔镜的临床证据不足

过去几年间关于机器人结直肠手术的相关研究文献迅速增长。从开始的少量单中心研究到后期的大型 meta 分析[45-47]、长期肿瘤学随访[8]和两项小型的随机临床试验[48, 49]，20 余项研究直接对比了机器人和腹腔镜下结直肠手术，只有一项研究的结果显示机器人手术的并发症发生率显著减少。Baik 等在该研究中共纳入 113 例直肠低位前切除患者（56 例机器人和 57 例腹腔镜），结果显示机器人组和腹腔镜组术后严重并发症的发生率分别为 5.4% 和 19.3%（$P=0.025$）。同时，机器人组的中转开腹率和直肠系膜标本不完整率较腹腔镜低（0 vs. 10.5%，$P=0.013$；7.1% vs. 24.6%，$P=0.033$）。如此低的中转开腹率引人瞩目，甚至有可能充分说明机器人在直肠低位切除术中的优势，但另外 19 项比较机器人和腹腔镜结直肠手术的文献却并未在中转开腹率方面描述显著的统计学差异[51]。另外在 Baik 的研究中，腹腔镜组将近 20% 的术后严重并发症发生率也令相关专家感到诧异。

在至今唯一的一项前瞻性随机临床研究中，Park 等比较了 70 例接受机器人或腹腔镜右半结肠癌切除术患者的短期预后[49]。在中转开腹率、术后疼痛、经口进食时间、住院时间、淋巴结清扫率、手术并发症等方面，研究者并未发现两组之间具有显著差异，但机器人手术会显著增加手术时间（195min vs. 130min，$P<0.001$）和总花费（\$12 235 vs. \$10 320，$P=0.013$）。因此研究者认为，机器人技术不应作为右半结肠切除术的常规选择。

23.2　机器人技术的正确定位

达芬奇系统的最大优势是在狭小空间内的清晰暴露和复杂操作，然而大部分结直肠微创手术是在多个腹腔内区域完成的，而且一般并不需要缝合打结等精细动作。因此，在大多数熟练掌握腹腔镜手术的外科医生看来，机器人技术并不具备明显的优势[52, 53]。只有男性盆腔内的低位直肠癌切除术可能是一个例外。与部分结肠切除术不同，在狭窄的男性盆腔中行腹腔镜 TME，即使对于熟练的外科医生来讲也具有很高的难度。在包括结肠和直肠切除术的CLASICC 试验中，直肠癌手术的中转开腹率大约为 35%，而男性和直肠癌都是手术中转开腹的危险因素[54]。在美国，很少有医疗机构拥有足够多的直肠癌病源和擅长腹腔镜的外科医生，难以长期保证在微创 TME 中做到较低的中转开腹率。而达芬奇机器人，特别是最新的 Xi 系统的技术优势，将有利于该手术的顺利进行，并在一些中转开腹可能性较大的困难手术中发挥重要的作用。任何有利于我们完成微创手术（尤其是较为困难的低位直肠癌）的技术，都应被充分利用。机器人技术可以改善低位直肠癌手术的相关数据可能暂时不多，但很可能在接下来的几年中陆续发表。

23.3　机器人技术适合所有人吗？

"机器人手术对我有意义吗？"这是患者、外科医生和医院管理者都会面临的困难问题。医院或医疗责任结构是否应该投资达芬奇机器人，这个关于卫生经济学方面的复杂讨论已经超出了本章的范围。在现在的医疗环境下（指美国——译者注），医生团队很少会考虑购买一台自己的机器人系统，而多数是使用医院购置的机器人来进行医疗活动。有机器人操作经验的外科医生更倾向于那些可以使用达芬奇系统的机构。由于医疗机构希望通过最大化机器人的使用来减少成本，因此外科医生常常被鼓励甚至被要求接受机器人的操作培训或开始使用机器人系统。在机器人结直肠手术方面，需要确保这项昂贵和专业的技术更加符合成本效益，将重点放在医疗质量上，而并非只是为了开展新技术。虽然医生的就业环境千差万别，但我们在此假设了 4 位准备开展机器人结直肠手术的普通外科医生，他们各自面临着不同的问题。这些"医生"同时掌握结肠和直肠的手术技巧，而不是专攻某一种术式。

23.3.1　经验丰富的机器人结直肠手术医生

如果一名外科医生已经可以熟练地运用机器人进行结直肠手术，那么他会更加充分地发挥该技术的优势。现在一些医学专科中心的肿瘤外科奖学金或结直肠疾病实习可以给予受训者很多机器人直肠癌 TME 的参与机会。受过类似训练的外科医生一般会寻找或被招聘进那些可以使用达芬奇系统的机构，之后便会在职业生涯的早期积累大量机器人直肠癌手术的临床经验。依靠曾经的训练，这些外科医生可以组建自己的专业团队、制订惯用的器械组套并建立起高效的工作流程。同样地，具有机器人直肠癌手术丰富经验的外科医生也可以在需要时将这些技巧传授给新的医疗机构，这个目的在已经拥有机器人系统的医院里显得非常现实。

虽然可能性很小，但在可以进行大量机器人 TME 的医疗中心，将机器人技术应用在部分结肠切除术中也是有可能的。当然，如果通过高效的工作体系能够简化机器人手术的整套流程，那么直接开展机器人结肠手术将比根据具体病例再更换为传统腹腔镜手术更加简单和有效。认识到机器人技术的成本更高，将使医疗机构进一步改良诊疗流程和使效率最大化。然而，由于前面列举的种种原因，我们发现那些经验丰富的腹腔镜手术医生很少会觉得机器人技术在常规结肠切除术中具有明显的优势。

23.3.2　经验丰富的腹腔镜结直肠手术医生

对于熟练掌握腹腔镜结直肠手术的外科医生来说，考虑开展机器人手术前需要进行充分的审核，因为腹腔镜结直肠手术在经验丰富的术者手中是非常安全和高效的。在现代腹腔镜技术经过许多改良后，达芬奇系统在腹腔镜手术专家那里并不具备切实的优势，而可能仅仅是提供了一些诱人的新功能。在这些专家看来，使用机器人可能安全有效且有趣、刺激，但对于他们熟练掌握的腹腔镜手术来说，机器人技术无疑在时间和金钱上的成本都更高。和那些使用机器人实施胆囊切除术的普外科医生类似，必须小心避免这种新"玩具"的诱惑使我们误入歧途，偏离已经运行良好的医疗规范。

但这并不表示腹腔镜手术医生不应该努力掌握机器人的使用方法，因为在困难的直肠切除术中机器人可能会更加实用。事实上所有的数据都显示，经验丰富的腹腔镜结直肠手术医生在学习机器人技术时会比新手更加轻松。这些医生对盆腔的解剖结构非常熟悉，因此可以很容易地在特定患者中实施机器人手术（如中转开腹率较高的肥胖患者的低位直肠癌手术）。另外，学习使用机器人系统可以使多脏器联合切除的微创手术更加完善，更好地配合泌尿外科和妇科手术医生，他们虽然具备娴熟的机器人技术，但往往缺乏更先进的腹腔镜操作经验。不论如何，与那些专攻机器人 TME 的医生相比，腹腔镜结直肠手术专家使用机器人技术实施常规手术的结果往往是增加了成本又无法带来更好的预后。

23.3.3 腹腔镜结肠手术医生行开腹直肠切除术

当腹腔镜结肠切除术迅速普及时，大部分直肠癌 TME 却仍然使用开腹低位前切除的术式。多中心的随机对照临床试验（multiple randomized controlled trial，RCT）已经证实了腹腔镜 TME 与开腹手术的肿瘤学预后无显著差异[55-57]，且术中失血、术区感染率和住院时间都相对减少[58]。然而美国接受腹腔镜直肠癌切除术的过程非常缓慢，绝大多数的 TME 仍采用开腹手术进行。许多盆腔操作非常娴熟的外科医生即使已经熟练掌握了腹腔镜下结肠切除术，也仍然会因为较高的难度而使用开腹的方式完成 TME。盆腔狭小的空间，传统腹腔镜器械的缺陷，以及助手配合的欠缺都可能使外科医生不能或不愿实施腹腔镜下 TME。对于这些医生来说，机器人可能是一种极其实用的工具，有利于实现盆腔微创手术的技术飞跃。机器人技术给予了直肠切除术之前无法达到的微创水平，进而帮助患者降低了术后疼痛，缩短了恢复时间，减少了围手术期并发症，同时通过提高住院周转率也可以使医院的成本降低。从这个角度来说，机器人可以补充外科医生已经掌握的开腹和腹腔镜技术，在特殊的需求下发挥重要的作用。我们相信这是机器人技术为

医疗行业提供最大效益的途径之一。

23.3.4 腹腔镜结肠切除术的初学者

专业进行开腹结肠切除术、缺乏盆腔内手术经验的外科医生可能将机器人技术视为转型至微创结肠手术的捷径之一。机器人技术在盆腔手术中的应用是为了克服狭小的空间、刁钻的角度和有限的视野，但微创结肠切除术则需要在较大的腹腔空间内进行大幅度的解剖游离。从这方面来看机器人技术具有很多局限性，尤其是触觉反馈的缺乏和远离床旁助手的配合，可能使该技术在缺乏经验的术者手中变得非常危险。除了昂贵和风险较大的机器人技术以外，那些希望开展微创结肠切除术的腹腔镜医生其实可以有许多其他的选择。每年美国都有许多腹腔镜结肠切除术的学习班和培训会。对于暂时未适应腹腔镜操作的医生来说，运用手辅助技术可以使其顺利地由开腹过渡至腹腔镜手术。手辅助技术可以提供更好的触觉反馈，缩短了腹腔镜结直肠手术的学习时间，同时相比传统腹腔镜手术可以减少中转开腹率和手术时间[59, 60]。除了一些特殊的技术领域，我们同意大部分研究者的意见，即在转型至机器人手术之前，外科医生应该首先熟练地掌握腹腔镜手术的技巧[61]。

23.4 学习的最佳时机

我们相信机器人技术主要适用于困难的直肠切除术，同时应该由熟练掌握开腹 TME 和腹腔镜手术的外科医生来完成。如果真的需要开展机器人结直肠手术，那么必须首先考虑学习该技术的对象和时间。研究显示，完成临床实习的普外科医生可以较好地掌握腹腔镜结直肠手术。当然，没有理由将腹腔镜技术仅仅局限在某些特定专业的临床培训中。普外科医生对腹腔镜结直肠手术全方位的掌握，总的来说有利于整个社会的医疗环境，可使更多的患者受益于该项实用的技术。相反，机器人结直肠

手术仅适用于某些特殊类型的患者和专攻复杂盆腔手术的外科医生。

普外科住院医师每周 80h 的工作时间限制，使他们必须尽一切努力地提高自己的手术经验。住院医师完成的手术量正在逐年下降，随之而来的是对复杂操作越来越低的掌握程度。许多亚专业培训制订整合方案以便于住院医师在早期就专攻某一项技术，尽量提高实习培训的"效率"。因此我们认为，在普外科住院医师培训期间并不应该进行专门的机器人结直肠手术培训。虽然对该技术的了解可以加强住院医师对重要解剖结构和手术步骤的掌握，但实习期间参与大量机器人结直肠手术会浪费很多宝贵的时间，结果很可能只是成为了一名缺乏实际手术经验的床旁助手而已。

1 年的结直肠手术实习期针对的是完成临床培训的普外科医生，指导他们对结直肠疾病进行综合、专业的诊断和治疗。基于许多先进技术的发展，比如腹腔镜、内镜、炎性肠病的生物治疗、高清肛肠镜等，在实习阶段完成上述目标已经被证实是可行的。结直肠手术的重点（高质量的 TME、炎性肠病的手术管理和复杂的肛肠疾病）与 30 年前并没有太大的区别，但现在必须在更短的时间内和许多新的治疗手段一起进行传授。不是每一位结直肠手术医生都要进行大量的机器人直肠癌手术，但都需要首先成为一名腹腔镜手术的专家。因此我们认为应该反对在实习期间强制进行机器人结直肠手术的训练。有一些需要进行大量机器人结直肠手术的实习计划正是来源于本书的某些作者，受训医生们可以从他们的指导中获益匪浅，但培训者也必须注意，对机器人技术的过分重视不应成为忽视其他重要技能的理由。

我们相信机器人结直肠手术训练的最佳时间是在住院医师完成结直肠疾病的实习期之后，那时他们已经在高质量的盆腔操作和腹腔镜结直肠手术上打下了坚实的基础。这时，那些认为机器人技术可以提高直肠微创手术水平的医生们会去寻找一些有关达芬奇系统的专业培训机会。Melich 等 [62] 在最近的文章中检测了一位外科医生的学习曲线，他在实习培训期间掌握了开腹和腹腔镜的手术技术，而在其职业生涯的开端转而采用机器人进行 TME。从这篇 Byung Soh Min 医生个人的详细记录里，我们可以了解一位熟练的结直肠手术医生学习机器人 TME 的具体过程。

在该医生治疗的前 10 例患者中，机器人 TME 比腹腔镜手术平均多耗费约 2h 的手术时间，主要被用来进行一些体外的操作（比如放置 Trocar、连接机械臂、肠管吻合和关腹）和缓慢的结肠脾曲游离。肠系膜下动脉（IMA）和盆腔的解剖时间只是在开始的阶段稍微有所延长，随着经验的增长，除了腹腔镜手术的体外操作时间无明显变化以外，两种术式的每一步操作都变得更加流畅。40 例患者之后，机器人 TME 的时间变得比腹腔镜手术更短，这得益于体外操作的时间减少了约 60%。肠系膜下动脉的解剖和结肠脾曲的游离在两种术式中变的基本相同，并且会随着经验的增长变得越来越娴熟。大约到 50 例患者时，机器人进行盆腔解剖的时间将显著缩短并保持稳定。另外，腹腔镜和机器人技术的中转开腹率都很低，且手术并发症方面并无显著差异。

并不是每个普外科医生或结直肠疾病专业实习都完全相同。不同医疗机构的医生有不同的专业兴趣和水平，这也会影响他们培训时的具体内容。随着接受机器人手术培训的外科医生数量的增加，参与机器人结直肠手术的机会也同样增多。然而，普外科和结直肠专业的住院医师需要在有限的时间内努力学会更多的"基本技能"，因此必须高效地安排培训计划，尽可能增加自己掌握的技术。我们认为在任何阶段的临床实习中，对机器人技术的过分重视都会牺牲受训者用来掌握重要基本技能的宝贵时间。我们相信的理想方案是，一位掌握了开腹 TME、有腹腔镜结直肠手术基础的外科医生在使用这些技术的同时帮助自己开展腹腔镜和机器人的微创直肠切除术，这样的外科医生将会获得更好的发展，在两种技术手段上都可以快速进步，同时熟练地掌握腹腔镜和机器人的手术技术，才可以真正达到恶性肿瘤微创手术的治疗目标。

23.5　总　结

达芬奇手术系统是一种技术先进的手术平台，可以在一些具有挑战性的解剖位置进行微创手术操作。尽管有如此专门的应用领域，这种复杂昂贵的设备却越来越多地被用于替代常规的腹腔镜手术。在结直肠手术中，机器人系统可以克服直肠癌腹腔镜 TME 的一些困难。鉴于当前机器人结直肠手术的开展情况，这种过分热衷机器人技术的现状必须得到缓解。实事求是地讲，机器人手术如此飞速地发展，很大程度上来自制造商积极的商业营销。达芬奇机器人非常昂贵，而且使用它进行任何手术都会显著增加成本。腹腔镜技术对于结直肠良恶性疾病已经非常安全有效，而且至今没有任何证据显示机器人手术可以改善现有的患者的预后。如果一位经验丰富的盆腔手术医生已经熟练掌握了腹腔镜的操作技术，即使他希望进一步提高其微创直肠切除术的水平，也应该限制过多地开展机器人结直肠手术。不是每个人都适合机器人技术。机器人部分结肠切除术，以及住院医师实习期间强制进行的机器人技术培训，至少在现在看来是不合适的。

23.6　要　点

• 机器人手术的使用在许多领域内迅速增加，尽管相较于传统的腹腔镜手术其成本显著提高，且缺乏足够的临床数据证明其优势。

• 腹腔镜结直肠手术应用广泛，且具有良好的临床和肿瘤学预后。手术机器人的使用并没有显示出临床预后的改善，同时又增加了成本。

• 在狭小空间内进行直肠癌 TME 的技术难度较高，达芬奇手术系统可能通过视野的改善和操作的精细程度克服这一困难。

• 在某些专业的医疗机构，达芬奇机器人的使用可能有利于直肠癌微创手术的开展，因为这些机构较大的手术量可以抵消机器人技术高昂的成本。

• 最好由专攻直肠癌微创手术的外科医生在结直肠疾病实习阶段中或之后进行机器人结直肠手术的专业培训。强制在住院医师实习期间进行机器人技术的培训现在看来是不合适的。

参考文献

[1] Lotan Y. Is robotic surgery cost-effective: no. Curr Opin Urol, 2011, 22(1): 66-69.

[2] Jacobs M, Verdeja JC, Goldstein HS. Minimally invasive colon resection (laparoscopic colectomy). Surg Laparosc Endosc, 1991, 1(3): 144-150.

[3] Clinical Outcomes of Surgical Therapy Study G. A comparison of laparoscopically assisted and open colectomy for colon cancer. N Engl J Med, 2004, 350(20): 2050-2059.

[4] Kennedy GD, Heise C, Rajamanickam V, et al. Laparoscopy decreases postoperative complication rates after abdominal colectomy: results from the national surgical quality improvement pro-gram. Ann Surg, 2009, 249(4): 596-601.

[5] Fleshman J, Sargent DJ, Green E, et al. Laparoscopic colectomy for cancer is not inferior to open surgery based on 5-year data from the COST Study Group trial. Ann Surg, 2007, 246(4): 655-662. discussion 62-64.

[6] Simorov A, Shaligram A, Shostrom V, et al. Laparoscopic colon resection trends in utilization and rate of conversion to open procedure: a national database review of academic medical centers. Ann Surg, 2011, 256(3): 462-468.

[7] D'Annibale A, Pernazza G, Monsellato I, et al. Total mesorectal excision: a comparison of oncological and functional outcomes between robotic and laparoscopic surgery for rectal cancer. Surg Endosc, 2013, 27(6): 1887-1895.

[8] Park EJ, Cho MS, Baek SJ, et al. Long-term oncologic outcomes of robotic low anterior resection for rectal cancer: a comparative study with laparoscopic surgery. Ann Surg, 2015, 261(1): 129-137.

[9] Annual Report 2013 [press release]. Intuitive Surgical,

Inc.

[10] Barbash GI, Glied SA. New technology and health care costs—the case of robot-assisted surgery. N Engl J Med, 2010, 363(8): 701-704.

[11] Available from http: //www.davincisurgery.com/facts. php.

[12] Dubeshter B, Angel C, Toy E, et al. Current Role of robotic hysterectomy. J Gynecol Surg, 2013, 29(4): 174-178.

[13] Weber PA, Merola S, Wasielewski A, et al. Telerobotic-assisted laparoscopic right and sigmoid colectomies for benign disease. Dis Colon Rectum, 2002, 45(12): 1689-1694. discussion 95-96.

[14] Giulianotti PC, Coratti A, Angelini M, et al. Robotics in general surgery: personal experience in a large community hospital. Arch Surg, 2003, 138(7): 777-784.

[15] Anvari M, Birch DW, Bamehriz F, et al. Robotic-assisted laparoscopic colorectal surgery. Surg Laparosc Endosc Percutan Techniq, 2004, 14(6): 311-315.

[16] DeNoto G, Rubach E, Ravikumar TS. A standardized technique for robotically performed sigmoid colectomy. J Laparoendosc Adv Surg Techniq Part A, 2006, 16(6): 551-556.

[17] Rawlings AL, Woodland JH, Crawford DL. Telerobotic surgery for right and sigmoid colectomies: 30 consecutive cases. Surg Endosc, 2006, 20(11): 1713-1718.

[18] D'Annibale A, Morpurgo E, Fiscon V, et al. Robotic and laparoscopic surgery for treatment of colorectal diseases. Dis Colon Rectum, 2004, 47(12): 2162-2168.

[19] Davis BR, Yoo AC, Moore M, et al. Robotic-assisted versus laparoscopic colectomy: cost and clinical outcomes. JSLS, 2014, 18(2): 211-224.

[20] Juo YY, Hyder O, Haider AH, et al. Is minimally invasive colon resection better than traditional approaches: First comprehensive national examination with propensity score matching. JAMA Surg, 2014, 149(2): 177-184.

[21] Baek SK, Carmichael JC, Pigazzi A. Robotic surgery: colon and rectum. Cancer J, 2013, 19(2): 140-146.

[22] Papanikolaou IG. Robotic surgery for colorectal cancer: systematic review of the literature. Surg Laparosc Endosc Percutan Techniq, 2014, 24(6): 478-483.

[23] Turchetti G, Palla I, Pierotti F, et al. Economic evaluation of da Vinci-assisted robotic surgery: a systematic review. Surg Endosc, 2011, 26(3): 598-606.

[24] Carreyrou J. Surgical robot examined in injuries. Wall Street J, 2010.

[25] Intuitive Surgical I. Investor Presentation Q3 2014, 2014.

[26] Morino M, Beninca G, Giraudo G, et al. Robot-assisted vs. laparoscopic adrenalectomy: a prospective randomized controlled trial. Surg Endosc, 2004, 18(12): 1742-1746.

[27] Heemskerk J, van Dam R, van Gemert WG, et al. First results after introduction of the four-armed da Vinci Surgical System in fully robotic laparoscopic cholecystectomy. Digest Surg, 2005, 22(6): 426-431.

[28] Morino M, Pellegrino L, Giaccone C, et al. Randomized clinical trial of robot-assisted versus laparoscopic Nissen fundoplication. Br J Surg, 2006, 93(5): 553-558.

[29] Rawlings AL, Woodland JH, Vegunta RK, et al. Robotic versus laparoscopic colectomy. Surg Endosc, 2007, 21(10): 1701-1708.

[30] Sarlos D, Kots L, Stevanovic N, et al. Robotic hysterectomy versus conventional laparoscopic hysterectomy: outcome and cost analyses of a matched case-control study. Eur J Obstet Gynecol Reprod Biol, 2010, 150(1): 92-96.

[31] Bolenz C, Gupta A, Hotze T, et al. Cost comparison of robotic, laparoscopic, and open radical prostatectomy for prostate cancer. Eur Urol, 2010, 57(3): 453-458.

[32] Park JS, Choi GS, Lim KH, et al. Robotic-assisted versus laparoscopic surgery for low rectal cancer: case-matched analysis of short-term outcomes. Ann Surg Oncol, 2010, 17(12): 3195-3202.

[33] Baek SJ, Kim SH, Cho JS, et al. Robotic versus conventional laparoscopic surgery for rectal cancer: a cost analysis from a single institute in Korea. World J Surg, 2011, 36(11): 2722-2729.

[34] Helvind NM, Eriksen JR, Mogensen A, et al. No differences in short-term morbidity and mortality after robot-assisted laparoscopic versus laparoscopic resection for colonic cancer: a case-control study of 263 patients. Surg Endosc, 2013, 27(7): 2575-2580.

[35] Lacy AM, Garcia-Valdecasas JC, Delgado S, et al. Laparoscopy-assisted colectomy versus open colectomy for treatment of non-metastatic colon cancer: a randomised trial. Lancet, 2002, 359(9325): 2224-2229.

[36] Veldkamp R, Kuhry E, Hop WC, et al. Laparoscopic surgery versus open surgery for colon cancer: short-term outcomes of a randomised trial. Lancet Oncol, 2005, 6(7): 477-484.

[37] Bonjer HJ, Hop WC, Nelson H, et al. Laparoscopically assisted vs open colectomy for colon cancer: a meta-analysis. Arch Surg, 2007, 142(3): 298-303.

[38] Alkhoury F, Martin JT, Contessa J, et al. The impact of laparoscopy on the volume of open cases in

general surgery training. J Surg Educ, 2010, 67(5): 316-319.

[39] Friedell ML, VanderMeer TJ, Cheatham ML, et al. Perceptions of graduating general surgery chief residents: are they confident in their training. J Am Coll Surg, 2014, 218(4): 695-703.

[40] Li JC, Hon SS, Ng SS, et al. The learning curve for laparoscopic colectomy: experience of a surgical fellow in an university colorectal unit. Surg Endosc, 2009, 23(7): 1603-1608.

[41] Li JC, Lo AW, Hon SS, et al. Institution learning curve of laparoscopic colectomy—a multi-dimensional analysis. Int J Colorectal Dis, 2011, 27(4): 527-533.

[42] Kayano H, Okuda J, Tanaka K, et al. Evaluation of the learning curve in laparoscopic low anterior resection for rectal cancer. Surg Endosc, 2011, 25(9): 2972-2979.

[43] Loungnarath R, Fleshman JW. Hand-assisted laparoscopic colectomy techniques. Semin Laparosc Surg, 2003, 10(4): 219-230.

[44] Yang I, Boushey RP, Marcello PW. Hand-assisted laparoscopic colorectal surgery. Techniq Coloproctol, 2013, 17(Suppl 1): S23-27.

[45] Memon S, Heriot AG, Murphy DG, et al. Robotic versus laparoscopic proctectomy for rectal cancer: a meta-analysis. Ann Surg Oncol, 2011, 19(7): 2095-2101.

[46] Lin S, Jiang HG, Chen ZH, et al. Meta-analysis of robotic and laparoscopic surgery for treatment of rectal cancer. World J Gastroenterol, 2011, 17(47): 5214-5220.

[47] Yang Y, Wang F, Zhang P, et al. Robot-assisted versus conventional laparoscopic surgery for colorectal disease, focusing on rectal cancer: a meta-analysis. Ann Surg Oncol, 2011, 19(12): 3727-3736.

[48] Baik SH, Ko YT, Kang CM, et al. Robotic tumor-specific mesorectal excision of rectal cancer: short-term outcome of a pilot randomized trial. Surg Endosc, 2008, 22(7): 1601-1608.

[49] Park JS, Choi GS, Park SY, et al. Randomized clinical trial of robot-assisted versus standard laparoscopic right colectomy. Br J Surg, 2011, 99(9): 1219-1226.

[50] Baik SH, Kwon HY, Kim JS, et al. Robotic versus laparoscopic low anterior resection of rectal cancer: short-term outcome of a prospective comparative study. Ann Surg Oncol, 2009, 16(6): 1480-1487.

[51] Kim CW, Kim CH, Baik SH. Outcomes of robotic-assisted colorectal surgery compared with laparoscopic and open surgery: a systematic review. J Gastrointest Surg, 2014, 18(4): 816-830.

[52] Pucci MJ, Beekley AC. Use of robotics in colon and rectal surgery. Clin Colon Rectal Surg, 2013, 26(1): 39-46.

[53] Satava RM. Robotics in colorectal surgery: telemonitoring and telerobotics. Surg Clin North Am, 2006, 86(4): 927-936.

[54] Thorpe H, Jayne DG, Guillou PJ, et al. Patient factors infl uencing conversion from laparoscopically assisted to open surgery for colorectal cancer. Br J Surg, 2008, 95(2): 199-205.

[55] Laurent C, Leblanc F, Wutrich P, et al. Laparoscopic versus open surgery for rectal cancer: long-term oncologic results. Ann Surg, 2009, 250(1): 54-61.

[56] Kang SB, Park JW, Jeong SY, et al. Open versus laparoscopic surgery for mid or low rectal cancer after neoadjuvant chemora-diotherapy (COREAN trial): short-term outcomes of an open-label randomised controlled trial. Lancet Oncol, 2010, 11(7): 637-645.

[57] Jayne DG, Thorpe HC, Copeland J, et al. Five-year follow-up of the Medical Research Council CLASICC trial of laparoscopically assisted versus open surgery for colorectal cancer. Br J Surg, 2010, 97(11): 1638-1645.

[58] Vennix S, Pelzers L, Bouvy N, et al. Laparoscopic versus open total mesorectal excision for rectal cancer. Cochrane Database Systematic Rev, 2014, 4: CD005200.

[59] Marcello PW, Fleshman JW, Milsom JW, et al. Hand-assisted laparoscopic vs. laparoscopic colorectal surgery: a multicenter, prospective, randomized trial. Dis Colon Rectum, 2008, 51(6): 818-826.

[60] Moloo H, Haggar F, Coyle D, et al. Hand assisted laparoscopic surgery versus conventional laparoscopy for colorectal surgery. Cochrane Database Syst Rev 2010(10): CD006585.

[61] Bokhari MB, Patel CB, Ramos-Valadez DI, et al. Learning curve for robotic-assisted laparoscopic colorectal surgery. Surg Endosc, 2011, 25(3): 855-860.

[62] Melich G, Hong YK, Kim J, et al. Simultaneous development of laparoscopy and robotics provides acceptable perioperative outcomes and shows robotics to have a faster learning curve and to be overall faster in rectal cancer surgery: analysis of novice MIS surgeon learning curves. Surg Endosc, 2015, 29(3): 558-568.